頻率對了，你的人生就對了！找出你身心靈的能量調音師

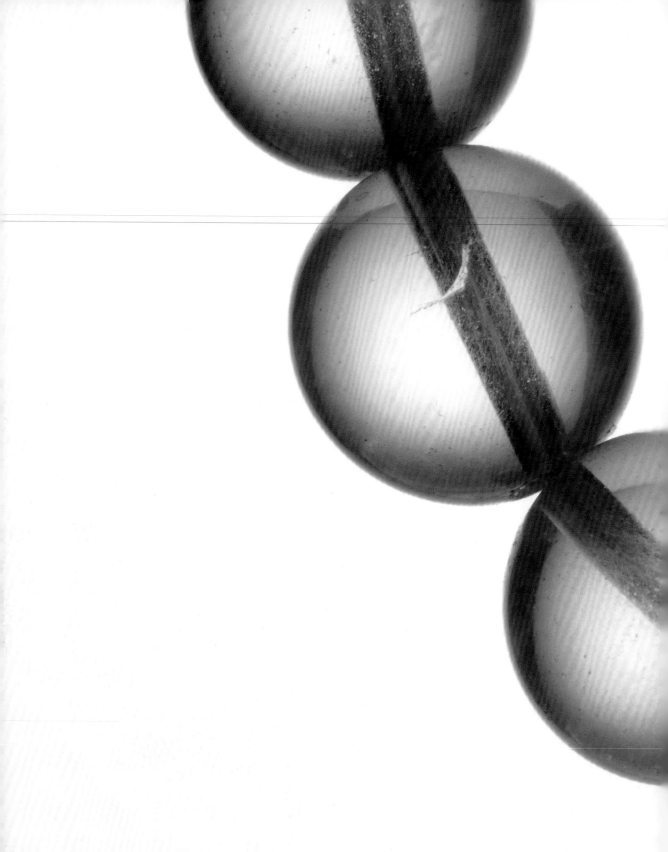

The Power of Healing Stones:
a Guide Book of 100 Crystals and Minerals for You

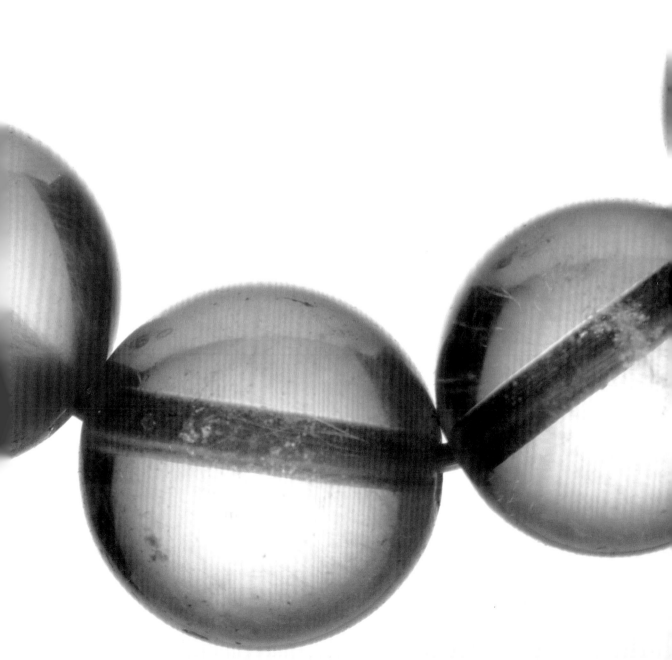

能量水晶療癒全書

目　錄

Contents

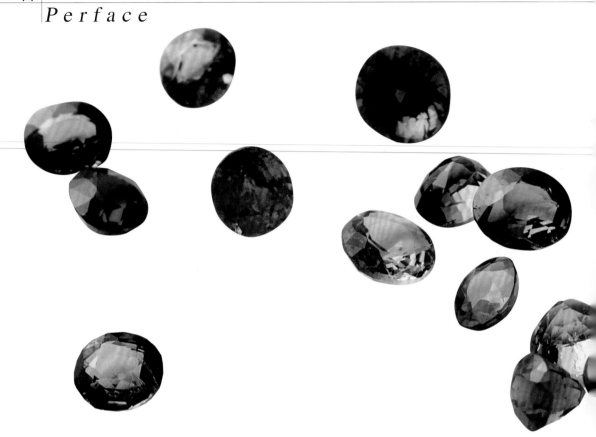

水晶與礦石在人類歷史中出現的時間極早。這些來自地底的美麗結晶讓人們見識到大地的美妙與深不可測，從顏色多彩濃郁到幾近透明，從堅硬如金剛到柔軟如絲綢，每一種水晶與礦石都有自己的特色。

在超心靈的層次以及神祕學的領域中，認為這些水晶礦石蘊藏了特殊的力量，而許多水晶與礦石也的確在科技、科學、生活應用中，都展現了自己的力量，甚至在醫學的領域裡也舉足輕重，中國傳統醫學裡面就提到了不少礦物藥石的應用，而現代西方醫療科技也少不了它們的幫助。

在我的生命經驗裡，我發現水晶礦石的確有它的能量，而在療癒他人的過程之中，也更加確定這件事情。在水晶與礦石的療癒力量下，我自己以及身邊的人們都藉此逐漸調整自己，讓生活更加美好。

相對於時下總是以色彩來將水晶的力量分類，我個人則認為，水晶與礦石的組成與結構才是它們振動頻率的來源，不同的晶體結構、色彩與化學成分，都會對水晶與礦石的能量特性與型態造成重大影響。因此在本書裡，

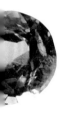
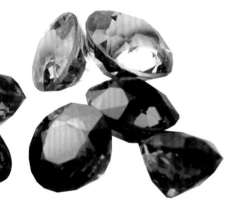
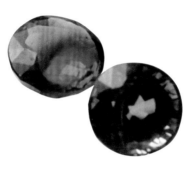
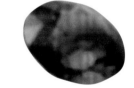

我特別將重點放在水晶與礦石的結晶系為何，這些差異如何影響各種礦石為人類帶來的振動能量，進而影響我們的身心靈。

舉例來說，同樣是綠色的礦石，單斜晶系的孔雀石所帶來的療癒力量主要在吸收痛苦以及帶來撫慰人心的力量，然而斜方晶系的橄欖石卻主要能夠強化內心的力量，增強自信以及肯定。我相信這來自於晶系結構所帶來的振動不同，而讓各種礦石的療癒力量有所差異。

透過這本書，希望能讓各位讀者用更寬廣的角度看待水晶礦石的療癒力量，打開心胸去感受來自地底王國的瑰寶，並且為自己挑選到最適合自己的美麗水晶礦石。

思逸
2013年初春於台北

認識
能量水晶與礦石

Introduction to the Healing Stones

從歷史看能量水晶與礦石的療癒應用

能量水晶屬於療癒石的一種。療癒石是所有能促進人們身心和諧，具有療癒力量的礦石統稱，包含了常見的石英（Quartz，也就是水晶）及各種礦石家族成員；它們擁有各種型態的身體，誕生於大地深處，當地殼變動或人類有幸開採到時，才能躍然於世間。這些能量水晶與礦石擁有療癒人類的能量及永恆不變的特性，自古就受到人類的喜愛與使用；因此追隨文明足跡前進時，就可以一覽各種療癒石伴隨歷史演進的痕跡。

在古老的薩滿傳說中，有關於創造世界的神話裏總有這麼一段：大地之母以自己的身體成就了地球，在寂靜無聲的世界之中，她開始創造生命。第一批孩子跟她最相似，是礦石族群，安靜沉穩；第二批孩子帶來綠意，是植物族群；第三批孩子能夠活動自如，是動物族群；最後一批孩子就是人類，沒有皮毛利爪，也不像植物能滋養其他生命，更沒有礦物族群的寧靜穩重。

然而人類能夠向其他族群學習生活的技能、智慧與奧秘：向動物借來毛皮取暖，學會尋找生存的洞穴；向植物借來樹葉、纖維遮蔽自己，並以之飽食、治病；而沉默卻有智慧的礦石族群，除了成為人類手上的工具之外，也被發現能夠用來療癒不同的身心失衡狀況。許多人相信能量水晶與礦石中所蘊藏的神秘力量不僅能夠療癒身心方面的疾病、緩解病痛，甚至能協助人類昇華、超脫，獲得全新的能量。舉例來說，土耳其玉（綠松石）便為北美洲巫師用來為族人醫治各種問題，是重要的靈藥；而某些美麗的礦石甚至因為其神秘力量以及特殊顏色，成為皇家貴族身分地位的象徵，平民不可擁有。

美麗的礦石能夠擁有這些不可思議的力量，當然需要大自然的能量來孕育；在地質環境、礦物含量及地熱壓力等條件都符合的狀況下，才能形成礦區。由於並非每一塊土地都有礦產，因此礦石盛產之處往往也就被祖先們認為是神聖的土地，擁有不同於他處的神奇魔力，自然而然形成人類聚居的重要城鎮。

正是因為文明與礦石的開採有不可分割的關係，每個古老文化都擁有象徵該文明的重要礦石：中國尊崇玉，美洲大陸追求土耳其玉與黃金，印度重視孔雀石與紅寶石，埃及則奉青金石為上天珍寶；不管歷史如何改朝換代，這些美麗的礦石卻因為文化傳承及其神祕療癒力量，始終永盛不衰。

或許也因為礦石族群隱藏在大地之中千萬年之久，跟隨大地之母經歷萬物生滅、日換星移依然保持不變，因此古老傳說裡總將美麗的礦石當作是某種神祕力量的象徵，或某種精神信念的代表；例如舊約聖經中，神便要求祭司的衣飾中要有一塊由十二顆寶石製作而成的胸牌，代表十二支族統一的信念。因此療癒石的使用往往也是人類文明演進的里程碑，標示著不同階段或文化開展延續的過程。

從何開始

療癒石的使用累積了許多先民們的智慧，善用療癒石的力量也等於善用了這些智慧的力量。

　　人類使用寶石、礦物的歷史已經無法追溯到真實年份，我們僅能從古老遺跡或是文獻中試著推敲各種可能性。約一百多萬年前的舊石器時代，人類就開始使用礦石製作砸碎食物或簡易切割的石器，歐洲的人類活動遺跡中甚至找到了石斧；到了中石器時代與新石器時代，人類還學會將不同礦石打磨成更銳利、更適合工作的器具。或許便是在這過程中，人類也發現了某些礦石的美麗，並在有限的加工技術下嘗試還原它們的美麗光彩；從新石器時代留下的人類遺址中，便已發現許多製作成首飾的石片與石牌，用於裝飾或顯示自己的身分地位，其中不乏許多至今仍然受人珍愛的美麗礦石。

　　這些礦石美麗的色彩從何而來，當時的人類無從得知，因此若以未知的力量來解釋，相信這些美麗的療癒石是上天的神力所致，便顯得合理了。隨著人類越來越重視美麗的礦石，加上信仰文化的抬頭，這些礦石逐漸成為祭祀時的重要元素，在人類社群中扮演非常重要的角色，象徵神靈或是天地間不可知的力量。

　　在古老文化中，以中國的玉文化傳承最為完整，從一萬八千多年前的新石器時代開始，便能在類似祭祀場所的遺址中發現完整的玉片；其他證據也顯示，玉石在古代中國的確有著重要的宗教地位。從這個時候開始，某些美麗礦石（寶石）似乎也象徵著某些特殊力量，許多文化除了將之當作重要的宗教信仰象徵，也認為寶石具有無與倫比的力量，可以達到療癒人類的作用；從這個時期開始，寶石的療癒能力也在人類文化之中成為重要的資產。

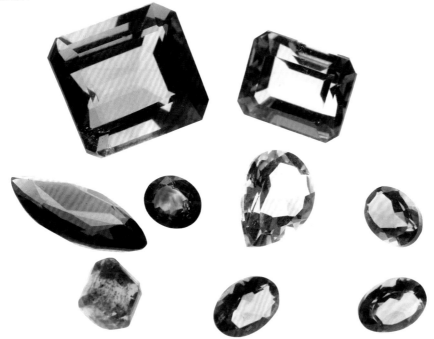

隨著文化發展與工藝能力的進步，人類除了將礦石使用在燃料與建築等領域，更意外地在廣大土地上發現某些礦石能散發出特殊光輝，並藉此獲取更高利潤；為此人類發展出各種研磨拋光的機械與技術，甚至不惜發動戰爭攻城掠地，就為了爭奪某些礦脈中蘊藏的美麗珍寶。在這些時代，寶石象徵著財富與地位，更帶有許多神秘傳說，不管是哪一部份都令人癡愛發狂。而隨著越來越多種寶石的出現，人們也更重視對礦石的研究，除了科學層面的探討，也不乏各種療癒的傳說，甚至將之使用在醫學研究上。

時至今日，寶石與礦物的美麗依然令人目眩神迷。隨著工藝的進步，人類將寶石的價值推上更高一層樓，但寶石也隨著時代變遷而走入尋常人家，成為情感表達或是特殊時刻的象徵，從自我肯定到結婚生子，寶石都不會缺席。因此我們可以說，人類使用能量水晶與礦石的歷史已經超過萬年，這其中累積了許多先民們的智慧，善用礦石的力量也等於善用了這些智慧的力量。

各種文化中的療癒石文化

古今中外都可見人們將療癒石應用在各種層面上；小至個人配戴、大到國家祭祀，療癒石的力量都深深影響著人類的文化。

傳說的大陸 ── 亞特蘭提斯

「亞特蘭提斯」一詞最早出現於在古希臘哲學家柏拉圖的《對談錄》中，據說這是一個擁有高度發展文明的海中大陸，卻遭到海嘯淹沒、沉入海底而滅絕。亞特蘭提斯原本被視為傳說，但近來史學家及科學家逐漸找到證據支持這塊沉沒大陸及其高度文明存在的可能性。

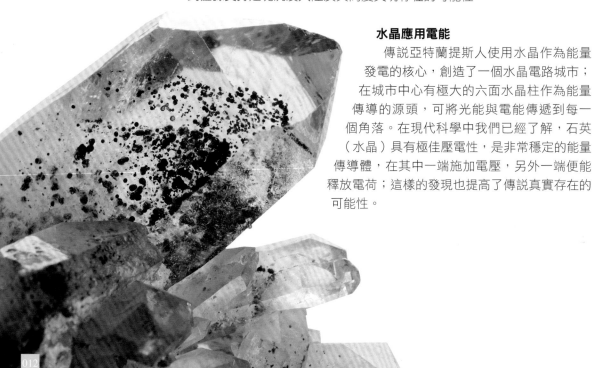

水晶應用電能

傳說亞特蘭提斯人使用水晶作為能量發電的核心，創造了一個水晶電路城市；在城市中心有極大的六面水晶柱作為能量傳導的源頭，可將光能與電能傳遞到每一個角落。在現代科學中我們已經了解，石英（水晶）具有極佳壓電性，是非常穩定的能量傳導體，在其中一端施加電壓，另外一端便能釋放電荷；這樣的發現也提高了傳說真實存在的可能性。

水晶光療

傳說亞特蘭提斯人也將水晶與礦石用在醫療上。他們將水晶與礦石放在特殊光源中，使其色光照射在人體上，利用各種色光的波長與頻率協助人體療癒身心靈各層面，甚至發展出水晶雷射的概念，並將之應用在醫學研究之中。

中國

文化大國之一的中國，早在七千多年前的河姆渡文化遺跡就出現了玉石文化的證據；人們刻意挑選美石磨製為裝飾品來佩戴，作為身分象徵。到了殷商時期，玉石文化更為蓬勃，玉雕工藝更是鬼斧神工，甚至以玉石作為安邦貿易的籌碼，可見當時玉石已經是相當高貴的珍寶。商朝則開啟了和闐玉的時代，不僅在當時象徵奠定一國之根本，至今和闐玉也依然是萬眾矚目的焦點，更能象徵中國文化的精神。

祭祀用神器

說文解字有云：「玉，石之美者，兼有五德。」這說明玉不僅是石頭中最美者，也象徵著中國人最重視的德行：溫潤的光澤代表「仁」，質地通透細緻代表「義」，聲音清脆悠遠代表「智」，堅硬不折代表「勇」，邊緣鋒利卻不傷人代表「潔」。玉既然最能夠代表中國文化的德之精神，自然成為統領天下的君王要佩戴的裝飾要件。

玉石也是中國古代巫師祭天禮地時不可或缺的神器。從考古證據及文獻之中可以了解，古代祭禮所使用的玉器都有嚴格規定，並須謹慎選材製作；因為這些玉器象徵天地，天人交感之後會影響國家運勢，且巫師們會以玉相擊的清脆聲音向上天傳達凡間的祈求，不可不慎。

護身符

除了將玉佩戴在身上顯示自己的德性之外，一般也相信美玉可以防禦邪氣入侵，並具有強健精神的效果；甚至在人往生之後，還要將玉塞在身體孔竅之中才能下葬，以防邪氣入侵屍體。

食玉文化

中國道家提倡煉丹之術，玉石或各種礦石則常被選作煉丹藥的材料。道家相信玉石中含有精氣，適當服用可以使身體變得輕盈，逐漸脫離凡人軀殼而羽化成仙；據傳八仙中的何仙姑即長期服用少量雲母。也由於中國醫藥的發展受到丹藥文化的影響，許多能量水晶與礦石都成了內服外敷的藥材，如魏晉時代曾流行服用以五種礦石研磨成粉的五石散提振精神，但因此方長期服用副作用大，唐代後逐漸見棄。

由上可知，中國使用礦石作為醫療用途由來已久，除了將礦石磨粉做藥，古時也會將礦石放在身上或進行針砭等醫療行為。

古埃及/巴比倫

中東一帶也十分相信礦石中所隱藏的神奇力量，而且將某些寶石列為重要皇族或祭司才能使用的聖物。舉例來說，巴比倫人將祖母綠裝飾在女神的眼睛之中，象徵神性以及療癒的智慧；祭司會佩戴綠松石以獲得更強大的天啟，甚至將寶石鑲嵌在眉間，據說可以看見神諭並且驅逐惡靈。

埃及人則會用金屬線將礦石綁在生病的部位來治療，祭司進行占卜、預言時更會將青金石綁在額頭上，以求獲得準確的答案。埃及的貴族則會將青金石研磨成粉末作為眼影，不僅彰顯皇族地位，也象徵智慧之眼。

古希臘/羅馬

在人類文明的重要源頭：希臘／羅馬，能量水晶與礦石也從來沒有缺席過。古希臘人認為，佩戴自己出生時的誕生石可以補充身體能量，醫生甚至會透過出生時的星象判斷患者應該使用的礦石顏色與種類。古希臘醫生也致力於使用各色礦石來進行治療，例如將之研磨成粉末塗抹在身上，甚至服用或配戴相對應的礦石。

而在古羅馬人的心中，每一位神靈都有屬於自己的聖物與聖石，因此佩戴上自己信奉的神靈所祝福的礦石，便能夠獲得該神靈的力量。舉例來說，古羅馬士兵上戰場時都會佩戴紅玉髓或是紅色石榴石，以避免自己受傷。

印度

身為礦產大國，印度的歷史古老悠遠，礦石療癒文化自然也已傳承了千百年。

印度盛產紅寶石，在當地也最受尊崇。印度人認為，紅寶石象徵著成熟的生命力，佩戴它可以使身心靈都受到祝福，更能使人充滿勇氣、獲得權力及財富。在印度的自然療法中，則會將礦石浸泡在草藥油中，再讓患者塗抹草藥油，或是直接將礦石磨製成粉塗抹在患處。

印度也盛產孔雀石，相傳具有解毒的功能，在蛇害橫行的印度成為尋常百姓的精神慰藉。另外在至今依然流行占星學的印度，占星師也發展出古老的療癒技巧，利用一個人出生時的星盤為對方挑選適合的寶石佩戴，以避開生命中原本註定的苦難與險惡。這樣的古老療法在當地仍是非常重要的出生與成年儀式，父母會為剛出生或即將成年的子女進行。

美洲大陸

美洲原住民雖然因為地域分布的不同而形成迥異的文化特質，然而在能

量水晶與礦石的使用上卻能看見許多相似之處。馬雅人以及北美洲印第安人的長老們都會使用挖掘出來特別大的水晶作為占卜之用，從大水晶之中觀看部落或是特定人士的未來，並且將之解讀出來；解讀的結果往往決定著整個部族的遷徙或是生活方式。南美洲的印加人及馬雅人也都會使用黑曜岩製成刀器或斧頭，鑲嵌在黃金與土耳其玉製成的刀柄上，作為獻祭時的神器。他們認為，這樣的神器能夠帶來繁榮與和諧，並能讓祭品順利升天。

北美洲原住民各族巫師則會在進行療癒時挑選各色能量水晶或礦石放在病患身上，藉由草藥的煙燻讓礦石的能量進入個案體內，或透過礦石將個案體內負面能量與邪氣吸出。這樣的療法至今依然存在，並且廣為西方人士學習。南美洲與夏威夷群島人也因為特殊的火山地形環境，發展出使用溫泉或火山區的礦石作為療癒石的方式，目前已經流行於全世界。

北美洲以及南美洲薩滿巫師都有敬拜力量之石的習慣，有些部落在新生兒誕生之時，巫師會憑著自己的感覺前往森林或平原之中，尋找新生兒的象徵石；佩戴這個石頭象徵新生兒能夠如該石一般強壯，不易被摧毀、死亡。而有些部落則是在進行重大事件前（如打獵、戰爭）讓當事人選擇一顆石頭做為力量之石，帶在身上增加勇氣以及體力。

聖經

在舊約聖經之中曾經提過能量水晶礦石及部族精神的關聯性，強調了礦石的文化地位。《出埃及記》二十八章中，神要求摩西製作大祭司的聖衣給哥哥亞倫及其兒子時，明確提到必須製作一塊胸牌來代表大祭司的地位以及神的全能，能夠統御十二個部族並且一視同仁。這塊胸牌被要求為正方形，22 × 22公分大小，上面鑲嵌四排寶石：第一排為紅寶石、黃玉、綠寶石（祖母綠）；第二排為紅玉、藍寶石、金剛石；第三排為紫瑪瑙、白瑪瑙、紫水晶；第四排為碧玉、紅瑪瑙、水蒼玉（黃碧璽）。這十二種寶石【註】在當時極為珍貴，象徵大祭司在部落中的尊貴身分，同時也象徵光明正義。

【註】十二寶石的說法自古以來有許多種差異，也可能是因為寶石稱呼有變，此處使用的是舊約聖經恢復譯本。

▌結語

由這些古老文明使用能量水晶與礦石的歷史，可以了解這些美麗的療癒石在人類歷史中扮演多麼重要的角色；它們不僅曾經陪伴我們的祖先度過歷史的長夜，現在也依然帶給我們力量。在療癒石美麗的外表下，蘊藏在其中的力量才是我們真正要利用與探索的。

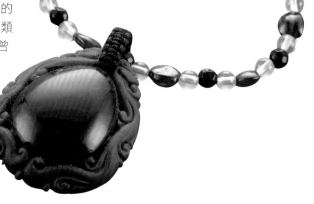

認識能量水晶與礦石的力量

能量水晶與礦石（以下通稱為療癒石）的療癒力量以及藝術排列已成為新時代療癒隊伍之中很重要的一員。利用各種水晶礦石的能量振動以及光波能量來進行能量平衡，以達到身心靈和諧的效果。這種療癒法可同時在人類的肉體及看不見的能量體上運作，沒有侵入性也沒有傷害性。

近幾十年來，全世界吹起一陣自然療法的風，人們漸漸發現所謂「正統醫療」的強勢破壞性及其所造成的後遺症。儘管西方醫療科技的崛起至今已造福不少生命，但是相對的，我們也看見正統醫療所帶來的負面效應：人類忽視身體原本的自癒力，成為器材與藥物的奴隸。就如同歷史上所有革命都來自對極端的反動，當正統醫療持續發展、膨脹到一個瓶頸時，自然療法的重要性也逐漸被人們重視，選擇和平、觀照、調整與疾病共處，不以切割、驅逐、更換、介入為唯一。

療癒石的使用就是重新甦醒的一支隊伍。利用水晶連結宇宙能量，調整身心靈與氣場狀態，這種和諧且非侵入性的療法正逐漸形成趨勢。或許在未來，我們會明白肉身的衰老病死其實都來自於靈魂進化的需要，所以它們被呼喚而來，是協助我們看透生命本相的使者。

水晶礦石的能量療癒奧秘

水晶礦石的能量療癒是全面性也是整體性的。不論你的問題是肉體、精神或是靈魂方面的，都出自於由外在或內在因子造成的低頻率振動，讓我們感覺身體不適、負面情緒，甚至感到靈魂受傷。

經過二十多年的研究之後，大衛·霍金斯博士（Dr. David. R. Hawkins）在《心靈能量：藏在身體裡的大智慧》（Power v.s. Force，中譯本由方智出版，2012年）一書中提到，人的身體會受到能量的影響，只要頻率低於2萬赫茲（一赫茲為一秒振動一次）就會削弱身體健康，提高頻率則能恢復健康；因此能量部分的療癒必須受到重視。

幸好整個宇宙就是一個龐大而完整的磁場，有人稱為「宇宙能量場」或是「統一場（Unified field）」，在這其中人類的磁場算是非常微弱也容易受到影響。由於磁性能量場可透過共振作用來互動，因此外在環境的能量場若是高頻且穩定的，人類的磁性能量也會受到影響，進入較平靜或喜悅的狀態，進而影響肉體以及情緒。這就是為何美好或具有信仰力量的大自然或聖地能夠帶給人充滿力量的感受，這是垃圾場或墓地做不到的。

這些宇宙中的能量屬於高頻率而且從來沒有斷絕過，只要我們願意使用它，就能獲得協助。它們能夠深入我們難以察覺的領域，藉由高頻能量與低頻能量的共振，達到和諧的狀態。而療癒石就像是調音器或是增幅器，不同色彩與結構的晶石便是已經調音過的特殊頻率化身，具有該色光在宇宙中的地位以及能量，能量型態也因結晶結構而有所不同，因此水晶治療師要能夠掌握個案以及水晶的狀態，才能做出恰當的決定。

這本書要展現的就是所有水晶礦石的奧秘，讓你完全瞭解它們的療癒力量，以及使用水晶礦石進行自我療癒的方法，成為自己的水晶療癒師。

知識補給站
能量共振原理及其影響

量子物理學說認為，世界上的一切是能量，一切皆為振動。科學家認為，構成世界萬物的原子中還可以分為電子與中子等粒子，這些粒子都具有週期性的振動特質以及電磁性，因此世界上的萬事萬物都是一種振動；因為振動頻率的不同以及相互影響而形成不同物質，也就形成了多元豐富的世界。

能量療癒的理論建立在共振原則上。1665年時，荷蘭一位科學家克里斯丁・賀金斯（Christian Huyens）發現了共振原理（Entrainment）：當兩種有著不同週期（頻率）的物質能量相遇，振動頻率較強的一方會使較弱的一方以同樣的頻率振動，形成同步共振的現象。也就是說強大的振動頻率能夠投射到另一物體上，使振動頻率較弱的物體受到刺激，而與振動頻率較強的物質共鳴而振動。

科學實驗中亦早已證實，生物除了肉體之外，還有看不見的「身體」—「生物磁性能量場」。磁性能量場來自於生物體內電子傳遞時所形成的生物電能，就像是地球之外的大氣層一樣，如果生物功能喪失，就會失去生物電能。某些器官能夠形成特別強烈的磁性能量場，例如心、肝、脾藏、腦部與眼

球；將之應用在醫學上，就成了常見的心電圖以及腦電圖，以及透過水分子及磁性能量場間的共振，對人體內部進行描繪以精準找出病灶的核磁共振顯影（MRI）。

肉體的創傷與病變會影響磁性能量場，而當磁性能量頻率低且混亂時，也會反映在肉體上。前面提到，大腦進行各種指令時，電子攜帶訊息的過程會形成大量的生物電能交流，影響全身整體的磁性能量場。因此當我們處於負面情緒或負面思考時，生物磁性能量場便進入低頻狀態，容易生病或發生事故；但若處於正面情緒狀態，也能使肉體逐漸強壯，感到自己獲得力量。因此透過外在或是內在狀態的改變，即使是某個物件或是某種情緒的改變，都能使整體生物磁性能量走向正面或負面。

越來越多相關研究或實際經驗支持這樣的理論，例如《改變大腦的靈性力量》、《奇蹟》、《腦波振動》等書作者都長年研究生物磁性能量與人類整體健康，甚至有實際體驗來證實這股不可思議的力量。所以我們是不是應該離電腦跟手機遠一點，多跟大自然做朋友呢？

水晶礦石的晶體結構與能量特性

水晶礦石的療癒能量特性取決於幾個重點：晶體結構、色彩光能、化學元素。這些便是水晶之所以擁有穩定頻率，並能將這些能量帶入人類生活之中，影響人類的身心靈狀態的原因。

晶體結構

是指水晶礦石原子的週期性結構。

所有水晶礦石均可分為結晶質礦物與非結晶質礦物兩大類型，結晶質礦物內部原子的排列具有周期性，依循某一種特定規則生長，形成結構對稱的結晶質，外部具有規則幾何外形。因為原子排列規律而且結晶化，這類礦石的能量比較穩定，能夠持續穩定影響生物磁性能量場。至於非結晶質礦物則因為生成過程沒有結晶現象，原子排列方式並不固定，能夠帶來不一樣的能量變化。

結晶質礦物可分為七大晶系（crystal system）【註】，因為晶體結構不同，其礦物特性也不同；即使是同一種礦物，若因環境壓力與熱力不同，導致原子無法規則排列，便可能形成截然不同的礦物。例如碳原子在高壓高熱下能結晶成為鑽石，具有透明光輝的外表；但是在非結晶的狀態下，則可能是漆黑柔軟的石墨。因此挑選水晶礦石時，晶體結構是非常重要的指標，在個人的學習及療癒經驗中，我認為晶體結構對療癒石的力量影響最大。

【註】許多分類法將礦物分為六大晶系，但是我認為三方晶系的能量有自己獨特性，因此將之自六方晶系中獨立出來，許多礦物書籍亦然。

療癒小叮嚀

注意人工優化技術

現在台灣挑選礦石的概念大多是利用顏色，例如綠色招財、粉紅色招桃花。但我們必須要先了解一件事：礦石的色彩都來自於礦物本身的金屬或化學元素，而這些化學元素可能會因化學反應而變色。

舉例來說，紫水晶在高溫甚至長期日曬下，可能會因鐵離子的變化而變成黃色或無色；現在也有一些廠商會進行人工優化處理，利用科技將顏色灌入礦石中，或利用染色技術讓礦石變色。

在人工優化技術越來越純熟而難以識破的現在，我們應該慶幸科技仍沒有辦法改變礦物結晶的過程，因為這是所有礦物養成的方式。或許療癒石的色彩是你決定擁有的重要關鍵，但是如果想要真正利用其中的療癒能量，還是需要先了解晶體結構及其呈現的能量特徵。

晶體結構理論的提出與驗證

　　曾擔任法國礦物博物館長及牧師的十九世紀法國礦物學家阿羽伊（Rene Just Hauy）最早提出晶體的規則外形是因為晶體內部原子分子呈規則排列，比如鑽石之所以能夠具有完美外形和優良光學性質，與石墨形成截然不同的差異，應歸結為其內部原子的規則排列與否。他在1784年發表《晶體結構理論的評述》（Essai d'une théorie sur la structure des crystaux）一書，但是當時的儀器並不成熟，無法完全驗證他的理論。直到二十世紀初期，德國物理學家馬克斯·馮·勞厄（Max Von Laue）發明了X射線繞射法，從此人們可以使用X射線來研究晶體內部的原子排列，才證實了阿羽依的判斷。

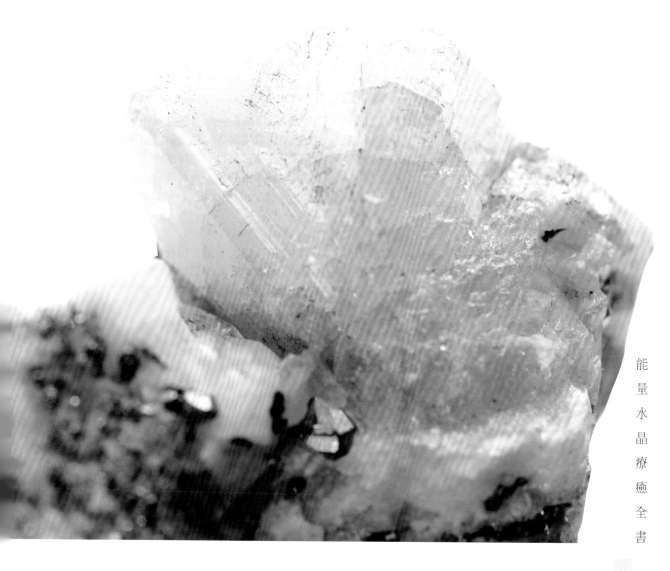

結晶質礦物的晶體結構與能量特徵

結晶質礦物的原子是依據晶系的特性排列，若原子排列的方式不同，就會造成振動頻率的差異，形成不同的能量型態。

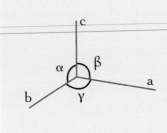

在結晶質礦物中，其組成原子的排列方式都是固定的，也決定了晶體的特有形狀。我們可以利用座標系統來描述礦物晶體的原子排列或其外貌的幾何特性。

在座標系統中，晶體結構的三個向量常以英文字母 a、b、c 表示，稱為「結晶軸」，或簡稱「晶軸」；三個晶軸間的夾角則以 α、β、γ 表示。利用晶軸長短和晶軸間夾角等晶體常數的關係，可將礦物晶體區分為幾種基本型式，也就是「晶系」（crystal system）。

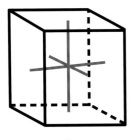

$$a = b = c$$
$$\alpha = \beta = \gamma = 90°$$

等軸晶系

1｜等軸晶系 Cubic

等軸晶系的原文（cubic）具有方塊狀的意思，其原子排列方式為七種結晶系中最穩定而且最顯性的。這個晶系族群天生就能吸引人類的目光，具有將能量固定集中的效果，並能逐漸影響周圍混亂的能量，重新排列組合。因此這個晶系也被認為有穩固能量且能進行能量清理，適合擺放在感覺虛弱或容易軟弱無力的部位。

因其能量特性，這個族群的療癒石也時常被應用在能量聚焦、集中注意力、增強記憶力上，例如黃鐵礦與青金石；尤其黃鐵礦的天然結晶就呈現立方體或八面體，效果更強烈直接，對考前衝刺尤有幫助。石榴石則可以放在女性時常感覺冰冷虛弱的下腹部，以減緩不適、重新聚集能量。

結構分析	3條結晶軸，相同長度，互相垂直。 1個對稱中心，9個對稱面，13條對稱軸。
理想結晶形狀	立方形、八面體、十二面體
常見礦石	鑽石、石榴石、螢石
能量特徵	固定/清理
適用對象	·常感到虛弱或意志力不堅定的人； ·長年體質虛冷的女性； ·缺乏專注力的人。

2 | 正方晶系 Taragonal

這個族群的礦石並不多，卻擁有很特殊的放射能量。其原子排列為長方柱狀，就像是一個通道，不僅能穩定能量，也能夠開啟能量的閉鎖、清理阻塞，使淤塞的能量迅速恢復流動，打通能量迴路，因此非常適合擺放在能量不流暢的空間，以及身體常常感覺腫脹不通暢的部位。

舉例來說，魚眼石放置在空間中，能夠開啟與神聖力量連結的通道，清理物質世界的沉重能量；將其放在腦部，則有清理腦中雜念或者阻塞能量的效果。而金紅石常常與石英水晶共生為國人很喜愛的鈦晶，除了它美麗的金色外表，更重要的是它能夠清理我們的第三脈輪，讓人對工作或是理財的遲疑與擔憂消失無蹤。

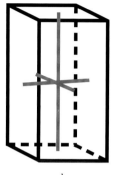

$a = b \neq c$
$\alpha = \beta = \gamma = 90°$

正方晶系

結構分析	3條結晶軸，互相垂直，其中一條長於其他兩條。 1個對稱中心，5個對稱面，5條對稱軸。
理想結晶形狀	四方柱狀、雙椎狀
常見礦石	魚眼石、金紅石、鋯石
能量特徵	開啟/開放
適用對象	·常感覺生命沒有目標、未來沒有方向的人； ·身體常感到腫脹或是容易氣血阻塞的人。

3 | 六方晶系 Hexagonal

六方晶系族群的原子排列非常美麗，在結晶時候能夠形成六方柱狀體，擁有強大的療癒力量。六角形在神祕學中象徵陰陽整合的療癒力量，能夠使原本的能量變得很強大甚至全面放大，具有增幅器的效果；它也能療癒舊有創傷、清理各種層面上的能量阻塞，形成一股煥然一新的力量。

對我而言，這個族群的力量能夠使能量發光，並透過完美的結晶迴路將能量帶入生物磁性能量場之中，因此這個族群的礦石能夠強化原有的個人力量，成為更完整、更強大的磁場能量。就像是祖母綠被認為可協助病患提升免疫力，讓原本虛弱的體質逐漸強壯；海水藍寶更被認為能夠強化與它相對應的喉輪，讓人能夠更完整地表達出真正的自我。

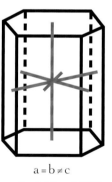

$a = b \neq c$
$\alpha = \beta = 90° \gamma = 120°$

六方晶系

結構分析	4條結晶軸，其中3條等長，彼此呈現120度交角，與縱軸呈現90度角。 1個對稱中心，7個對稱面，7條對稱軸。
理想結晶形狀	六方柱狀、雙錐、六邊形底面
常見礦石	祖母綠、海水藍寶、磷灰石、舒俱來石
能量特徵	強化/擴大
適用對象	·準備讓自己發光發熱的人； ·準備好面對自己創傷並且處理的人； ·脈輪能量不均衡、能量過於虛弱的人。

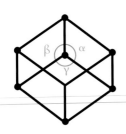

$$\alpha = \beta = \gamma \neq 90° \ (120°)$$

三方晶系

4 | 三方晶系　Trigonal

　　三方晶系族群幾乎都具有美麗的結晶型態，並形成一個尖端，就像我們常見的水晶柱。

　　三方晶系的明星就是石英（水晶）家族，當科學家發現石英具有導電以及壓電性之後，就確定了這世上少有的訊息傳遞者的地位。能夠儲存訊息並且穩定釋出是三方晶系的特色，也因為晶體結構完整，能在能量釋放處形成尖端，所有能量通過這樣的結晶結構後，均可藉由壓縮而更強力地釋出；簡單地說，三方晶系的礦石所儲存的能量訊息均不會改變，並且能以超越原本能量數倍的方式將能量從特定方向釋出，就如同雷射槍一樣。

　　這就是為何三方晶系療癒石是人類歷史上使用最廣泛並且最多人接受的族群。水晶被運用在能量醫療上時可形成能量雷射，處理能量上的負面創傷有極好的效果；而電氣石家族則常在中世紀醫療上被用來協助病人排出毒素。

【註】在許多礦石分類法中，會將三方晶系與六方晶系融合在一起，只稱為六方晶系；但是我認為三方晶系的能量具有獨特性，故在此獨立出來。

結構分析	3條結晶軸，長度相同，相交角度為120度角。 1個對稱中心，3個對稱面，4條對稱軸。
理想結晶形狀	三方柱狀體、菱面體、三角形底面
常見礦石	石英（水晶）、剛玉、電氣石家族
能量特徵	儲存能量/方向性放射
適用對象	・投射特定意念，希望心想事成的人； ・進行能量療癒或清理長年阻塞能量，甚至超越時間與空間的限制的人

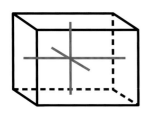

$$a \neq b \neq c$$
$$\alpha = \beta = \gamma = 90°$$

斜方晶系

5 | 斜方晶系 Orthorhombic

　　斜方晶系的礦石自古以來就被稱為療癒師族群，天生具有讓能量回到和諧與平衡狀態的能力；它們兼具了方晶系的清理與集中能量特質，也像斜晶系一般，能與生物交換能量，在生物磁性能量場上開啟平衡的能量通道。斜方晶系族群通常擁有溫柔通透的光澤，如同善解人意的治療師一般，能夠在不平衡的能量上面建立橋樑，清理阻塞能量並加以療癒，這使它們自古就擔負起人類療癒者的角色。

　　中世紀日耳曼傳奇女修道院長 — 聖希德嘉・馮・賓更（St. Hildegard von Bingen, O.S.B.）曾經在自然療法的書中寫到，橄欖石對於胃病以及消化不良都有良好的恢復作用。而葡萄石也被認為能夠解除身體中多餘毒素，可將其放置在肝臟位置。如果你為了選擇何種療癒石而感到困擾，可以從斜方晶系礦石著手。

6 | 單斜晶系 Monoclinic

　　單斜晶系族群的能量非常細緻，並且能夠為人類帶來深入的協助。這個晶系能夠反映出我們心靈深處的狀態，讓人更了解自己的問題，並深入處理之。當我們無法充分掌握自己的狀況，希望能夠進行全面療癒時，可以先讓單斜晶系細緻的能量進入，將問題和緩地帶領出來。

　　這個晶系的礦石也能夠進行能量交換，將負能量吸收入晶體內，並將正面能量釋出；科學上認為容易進行化學反應，故容易變色。在中國，傳說如果配戴者身體不好，翡翠或玉石將會變色。而孔雀石以及月光石則被認為能夠療癒內心深層的創傷，吸收負能量，帶給使用者正面的力量。

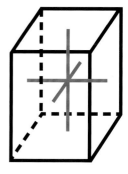

$$a \neq b \neq c$$
$$\alpha = \gamma = 90° \quad \beta \neq 90°$$

單斜晶系

結構分析	3條結晶軸，長度皆不相同，其中兩條為90度交角，另一條不是。 1個對稱中心，1個對稱面，1個對稱軸。
理想結晶形狀	柱狀、平衡雙面體
常見礦石	孔雀石、月光石、紫龍晶、玉、翡翠
能量特徵	能量置換/補充能量
適用對象	・希望更深入了解自己的人； ・總是看不見自己問題的人； ・總是把負面與痛苦當作自己藉口的人。

結構分析	3條結晶軸，長度皆不相同，彼此交角為90度角。 1個對稱中心，3個對稱面，3個對稱軸。
理想結晶形狀	長方柱狀，長方形底面
常見礦石	橄欖石、葡萄石、拓帕石
能量特徵	平衡/修復
適用對象	・陰陽能量不平衡，常常感覺自己失衡且無法自我恢復的人； ・長期處在有害環境之中，須日常能量照護的人。

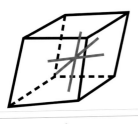

$$a \neq b \neq c$$
$$\alpha \neq \beta \neq \gamma \neq 90°$$

三斜晶系

7│三斜晶系 Triclinic

　　三斜晶系族群擁有最柔軟而且深度的療癒力量。由於其晶體結構鬆軟，容易解理或碎散開來，然而這樣的特性也讓它們能夠吸附負面能量、讓阻塞能量軟化，而且深入能量核心。

　　當我們需要深入且柔軟的療癒能量來面對極度恐懼的回憶或靈魂深處的印記時，三斜晶系能夠提供我們面對這些問題的力量，並且讓僵硬的限制軟化；也因為這個族群能夠進入到不可思議的深層領域，所以被認為可帶出人類未知的潛能。

　　在北美洲，土耳其玉被認為是神的力量顯化，能夠帶給巫師最強大的心靈力量，將潛藏內在的力量引發出來；而天河石在日本以及美洲則被認為可以協助未成年者度過轉化階段，找到真正的勇氣與方向。

結構分析	3條結晶軸，長度皆不相同，彼此不為90度角 1個對稱中心，0個對稱面，0條對稱軸。
理想結晶形狀	平衡雙面體
常見礦石	土耳其玉、天河石、藍晶石
能量特徵	吸收/軟化
適用對象	・懷疑自己能力的人； ・否認自己潛能的人； ・拒絕接受任何協助的人； ・長期活在陰影以及威脅之中，需要深度協助的人。

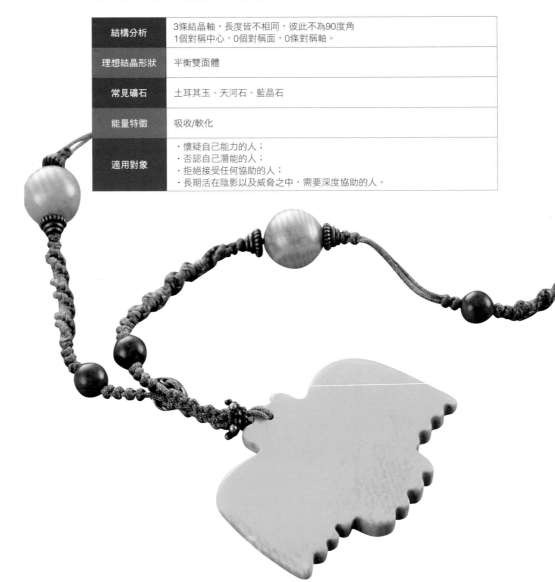

隱晶質與非結晶質礦物的能量特徵

以下種類則為沒有辦法辨認出晶體結構，或者沒有結晶的療癒石。

8 | 隱晶質結構 Crypto-Crystalline

一般礦石因為晶體結構明顯，能夠在顯微鏡下觀察；若是在顯微鏡下仍然無法辨認出晶系的礦石，就稱為隱晶質結構礦石。這類療癒石以石英家族中的玉髓與瑪瑙為最大宗，中國人喜歡收藏的雞血石也算是其中之一。

隱晶質族群因為晶體內部形成緻密塊狀，連結晶都十分微小而無法辨認，因此被認為能夠修復所有創傷，並在其外圍形成能量圈。這種療癒石的穩定度最高，內含多種礦物元素，故也是色彩最多變的族群。對於需要身分認同或者團體認同的人來說，能夠有非常顯著的協助，並讓人感覺安全與自在。

因此，瑪瑙在日本古代被認為是國家的象徵本體，重大祭典時都需要使用它來進行儀式；而玉髓自古以來就被認為具有安神定魄的功能，睡眠不佳時可以帶來穩定的效果。

結構分析	玉髓、瑪瑙
能量特徵	安定/鎮靜
適用對象	・心神不寧，過於急躁或亢奮的人； ・身心靈受到衝擊或驚嚇，急需支持的人。

9 | 非晶質結構 Non-Crystalline

某些礦石因環境的緣故無法進行結晶，便自行聚合成為礦物；雖具有礦物特性，卻無法辨認出晶體結構，也沒有任何結晶跡象，便稱為非晶質結構；另外還有一些生物性礦石（如珍珠與珊瑚）也被認為是非晶質礦石，因為其生成過程不需要結晶。

這個族群的療癒石擁有最強大的力量，可帶領人走向完全而整體的改變。它們的振動頻率十分快速，也因為沒有晶體結構，無法預知能量走向。它們能夠為使用者帶來全新的生命能量及生命轉變，但這個族群的礦石也較為脆弱，容易因為外在環境而受到損害。

結構分析	黑曜岩、蛋白石、珍珠
能量特徵	轉變/重生
適用對象	・生活一成不變，陳舊議題長久以來無法改變的人； ・希望戒除惡習或改變磁場能量的人。

水晶礦石的色彩光能與能量特性

色彩光能代表療癒石各自的療癒特質及其服務領域，這些療癒特質會隨著晶體結構不同而有相異發展方式；善用不同能量迴路去強化各種療癒特質，才能達到更直接有效而且適性的結果。

　　一開始人們會注意到療癒石的存在，多半是因為它們華美的外表、特殊的色彩以及有別一般雜石的質地。然而顯於外在的色彩光澤其實也代表著每種療癒石天生的療癒特質，例如愛、慈悲、勇氣、和諧等，通常被認為與人體能量中的脈輪（Chakra）相呼應。脈輪的概念來自於古老的印度瑜珈學，用來解釋人體所帶有的生物磁性能量，以及不同部分的磁性能量所代表的特性。一般認為人體中有七個能量中心，代表七種意識層次以及七種主要能量，並分別對應到七種顏色：紅、橙、黃、綠、藍、靛、紫。關於脈輪，後面將有專文介紹。

　　在進一步認識各種色彩光能的能量特性之前，我們需要先了解：每一種顏色都是不同波長頻率的光線經由眼睛接收後在大腦所形成的視覺效應；由於光是一種電磁波，也是一種能量傳遞的方式，因此在看見色彩的同時，我們也接受到了光線所帶來的能量。換句話說，色彩療法其實是一種光療法，更是一種能量振動療法，透過能量共振的原理，便能引起人類不同的反應。

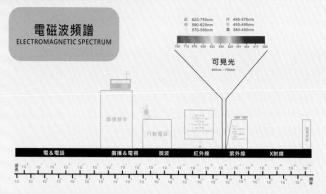

知識補給站

光線的波長頻率

電磁波頻譜
ELECTROMAGNETIC SPECTRUM

可見光
400nm～700nm

電&電話　　廣播&電視　　微波　　紅外線　　紫外線　　X射線

　　光在不同的波長頻率下可分為可見光與不可見光。可見光的波長頻率在400萬億赫茲到790萬億赫茲之間，紅色波長最長、頻率最低，而紫色波長最短，頻率最高。不可見光則是低於400萬億赫茲或高於790萬億赫茲的電磁波，因為看不見，人類難以產生直接的感受。

色彩光能及其意義

以下介紹療癒石常見的色彩，以及不同色彩光能具有的療癒品質；結合品體結構的能量型態之後，就可以大致了解不同礦石的療癒力量，作為選擇時的參考。如果你無法確認療癒石的品體結構，也可以藉由色彩光能分類來為自己挑選療癒石。除了能夠配合人體脈輪理論的七種色彩之外，其它顏色的療癒石一樣擁有特殊的療癒能量。

紅色

對應脈輪	海底輪，代表生命力與動物本能。
代表礦石	紅色石榴石、紅寶石
關鍵字	生命力、熱情、健康、力量。
適用狀況	・需要提升生命力，找回對生命的熱情的人； ・想重建對自己的肯定的人； ・緩解氣血虛弱或下肢無力的狀況； ・帶來有益於血液與心臟的能量； ・長期過度運動或極度缺乏運動的人

能量品質

在七色光之中，紅色光的波長最長，因此在空氣中折射的角度最小，在視網膜上成像的位置最深，故紅色會使人產生一種擴張、逼近的強烈感受，許多動物也較能對紅色產生反應。

紅色的能量能夠引起興奮、激動、積極的反應，紅色系療癒石也會帶給人們這樣的頻率，讓低頻的能量再一次活絡起來。古時人們相信紅色的療癒石就代表大地中的血液，故會使用它們來恢復身體氣血能量，並療癒心臟及生殖上的問題。在古歐洲，婦女會為要出征的丈夫或兒子準備紅色療癒石（如血石或紅色石榴石），相信這樣能夠避免在戰場上流血受傷。

橙色

對應脈輪	臍輪，代表自我價值與情緒能量。
代表礦石	橘色玉髓、橘色月光石
關鍵字	情緒能量、勇敢、自我肯定、性能量、家族業力
適用狀況	・釋放累積的情緒壓力； ・增進親密關係和諧； ・提升勇氣，以面對難題； ・幫助團體和諧相處； ・帶來有益於腎臟與泌尿系統的能量； ・緩解來自於家庭的壓力。

能量品質

橙色光的波長只略短於紅色光，也是屬於擴張類型的能量。紅色與橙色都是暖色系顏色，能夠帶給人溫暖與活力的感覺，但橙色顯得溫和許多。

橙色被認為與臍輪連結，而臍輪代表身體中的性腺能量，被認為是建立親密關係的位置；而臍輪也對應腎上腺，掌握了人類強烈情緒 — 戰鬥或逃跑（fight or flight）的關鍵，所以橙色療癒石有助於親密關係以及勇氣的發展，且能讓情緒能量順利流動，不隱藏自己的狀況。

在某些宗教之中，橘色象徵團體和諧，且能超越個人價值；因此使用橙色療癒石將有助於個人價值的發展或家庭生活的和諧，帶來勇敢的能量。

黃色

對應脈輪	太陽神經叢（胃輪），代表自信與才能。
代表礦石	虎眼石、黃水晶
關鍵字	勇氣、信心、社會規範、理性、財富
適用狀況	・提升自信； ・增強理性思考能力； ・帶來財富豐盛能量； ・強化適應社會化規範的能力； ・帶來無畏挑戰的勇氣； ・帶來有益於肝膽脾臟與胃部的能量； ・提升個人社會地位與領導能力。

能量品質

黃色光自古以來都被認為代表太陽，因為黎明或正午的太陽通常是白色或是黃色。同樣屬於暖色系的黃色也能夠帶給人擴張與積極的感受，但是卻能夠讓人感到警醒或是注意，成為警告的顏色。

黃色被認為與太陽神經叢輪連結在一起，這個脈輪連結身體之中最多的內臟器官，故決定了我們生活的品質，健康的太陽神經叢也就能帶來健康身體。在精神層面，這個脈輪代表了自信及理性的層面，讓我們能夠運用膽識與理性思考能力，順利在社會中生存。

在古代，黃色也象徵黃金與皇族，是一種高貴而且神聖的顏色，因此古人會用黃色療癒石來提升自己的財運或者是成功意識。時至今日，黃色療癒石依然被認為與黃金財富有關，且能提升個人的社會地位。

綠色

對應脈輪	心輪，代表愛與和諧。
代表礦石	祖母綠、孔雀石
關鍵字	轉化悲傷、愛、精神力量、和平
適用狀況	·帶來愛的能量； ·改善心輪阻塞所造成的人際疏離感； ·建立健康的人際關係； ·發展愛自己也能夠愛別人的能力； ·表現出慈悲與同理心； ·轉化悲傷與憂鬱等負面能量。

能量品質

綠色光是陸地上最常見的色彩之一，大量植物與森林覆蓋在大地上，形成地球的肺與生物的家。因此當我們看見綠色，也就會想起大地以及植物，或許這也是為何綠色被認為與保護的能量有關，也跟位於身體胸腔的心輪能量連結。

心輪是位於胸腔的能量中心，連結著心臟、肺臟以及淋巴腺，是一個十分重要的能量中繼站；瑜珈士們認為這是連結精神能量與物質能量的中心。心輪也被認為是與愛有關的脈輪，心輪健康的人能夠沒有障礙地愛人與被愛，反之亦然。因此綠色礦石在能量療癒中也扮演非常重要的角色，能夠帶來愛與和諧的能量，並且連結不同脈輪，讓能量回到穩定的狀態。

不管是祖母綠或孔雀石，綠色礦石似乎就天生能夠帶來療癒的能量，讓人開闊心胸，重新回到平衡之中。在古代歐洲，綠色象徵森林以及醫生，可以用來療癒疾病，因此綠色療癒石也被認為是大地的醫生。

藍色

對應脈輪	喉輪，代表溝通與知識。
代表礦石	海水藍寶、天青石
關鍵字	冷靜、理智、保護、溝通、睿智
適用狀況	·增強思考與溝通能力； ·回復過度使用造成的聲音受損問題； ·令人回復理性與平靜； ·保護人免於負面能量攻擊； ·正面思考； ·帶來有益於喉嚨與甲狀腺的能量。

能量品質

藍色光的波長較短，因此當陽光照射地球時，經過大氣層散射後，紫色與藍色光因波長最短、散射最強而佈滿大氣層，所以天空就呈現了藍色，有時帶著些微紫色。

藍色被認為與喉輪連結，同樣象徵人類的思考與溝通能力，使人能夠表達自我以及聆聽他人，其位置在喉嚨中段。就像是天空包覆著地球，藍色的能量也被認為具有守護與阻擋邪惡的力量，古代歐洲就認為藍色能夠守護婦女的貞潔，所以許多聖母像都披著藍色的衣服。

藍色療癒石自古以來就物以稀為貴，古代美洲與歐亞地區都有奉土耳其玉為聖石的傳統，通常只有部落中的宗教或長者才有資格擁有，而這些人也正好是部落中的發聲者。由於並不常見，藍色療癒石也被認為是神的禮物，擁有趨吉避凶的能力，能使人冷靜並擁有良好的語言溝通能力，適合所有人使用。

靛色

對應脈輪	眉心輪，代表覺察與內省。
代表礦石	堇青石、青金石
關鍵字	專注、透徹、敏銳、覺察、昇華
適用狀況	・需深度靜坐冥想時； ・能使人專注於焦點； ・可發展出深度的覺察力； ・看透謊言，獲得真相； ・帶來睿智而且冷靜； ・使人從物質世界的意識狀態跳躍到精神世界。

能量品質

靛色光在色彩的分類裡面是七彩中最暗的顏色，介於藍色與紫色之間，一般稱為藍紫色。這樣的顏色本身就具有許多神秘性，在歷史上常被認為與上流社會或是宗教人士有關，代表優雅與冷靜的品質，也能夠讓觀看者平靜下來。

靛色常常與眉心輪（第三隻眼）連結，眉心輪的能量代表著超脫世俗、進入內省的覺察狀態，更與小腦、松果體還有腦下垂體有關。古人認為當眉心輪開啟，就能看見整個世界的奧秘，理解所有的未知。

靛色療癒石被認為具有開啟眉心輪能量，能讓人進入平靜的頻率之中，覺察自己的問題而逐漸徹悟。在古埃及，靛色的青金石非常受到重視，他們認為青金石可以使人獲得更深入的智慧，讓祭司更加專注。特殊的療癒能量加上產量稀少，讓它們至今依然炙手可熱。

紫色

對應脈輪	頂輪，代表超脫與慈悲。
代表礦石	紫水晶、舒俱來石
關鍵字	開悟、揚升、靈性、連結高頻能量
適用狀況	・強化個人心靈力量； ・整合感性與理性能量； ・舒緩腦部與頭頸緊張問題； ・提升個人意識層次； ・發展慈悲與高度同理心； ・保持清明狀態； ・帶來有益於腦部的能量。

能量品質

在色光之中紫色的頻率最高，能量也最高。在傳統文化中，紫色幾乎就是神靈的代表顏色，古代中國與美洲都認為天空出現這樣的顏色時，便象徵神即將降臨。

紫色被認為與頂輪能量連結，頂輪位於頭部最高頂點，象徵人類意識中的最高等級，與大腦及神經中樞連結在一起。當頂輪處在健康平衡狀態時，人的能量也會進入整合而和諧的狀況，可進入更高層次的意識，如同古今聖人一樣。

紫色也一直被認為是神聖的顏色，融合了藍色的理性以及紅色的生命力，帶來更高層次的能量。例如在古代希臘，紫水晶被認為是酒神的禮物，狂暴的酒神將葡萄酒倒入水晶之中使其變成紫色，提醒自己不能再酒醉誤事，超越感性與理性的紫色療癒石就此誕生。

白色

代表礦石	月光石、白玉髓、白水晶
關鍵字	淨化、昇華、合一意識、整合
適用狀況	・淨化負面能量； ・轉化低潮感； ・提升心靈層次； ・令人保持覺醒以及高度智慧； ・帶來有益於人類整體能量的頻率； ・解除惡夢困擾。

能量品質

白色光是所有色光被反射之後的現象，當折射的角度正確時，白色光可以散射出其他七種光色，所以許多色彩療法專家認為白色光是所有色光的母親，具有將各種不同能量整合為一的能力。

白色也被認為是神靈的代表色，象徵純潔無瑕以及光明，在各種宗教文化中都代表著最純淨的靈性能量；因此白色療癒石也被認為具有神靈的力量，能帶來淨化清理的效果，讓所有負面能量轉化成為正面能量。

古代歐洲巫師會將白色療癒石放置在病人身上，以祈求神的祝福。白色療癒石還能夠協助我們在意識上整合，讓我們放下自己的執著，傾聽他人的聲音，成為有慈悲心的人。

黑色

代表礦石	黑瑪瑙、黑曜岩
關鍵字	清理阻塞能量、改變慣性、驅離邪惡
適用狀況	・隔絕負面能量的侵害； ・令人獲得深層的平靜與深度放鬆； ・帶領人回到大地的懷抱之中； ・協助人面對黑暗面與未知； ・令人有力量改變自己的問題與慣性。

能量品質

黑色是所有色光被吸收之後，無法折射出任何顏色所造成，因此黑色被認為是一種寂靜與沉默的顏色。許多人以為黑色是一種邪惡或負面的色彩，然而在古代歐洲，黑色被認為是一種保護性的顏色，能使人隔絕各種能量，所以黑色的斗篷與十字架都被認為能夠驅離邪惡，這一點也用在黑色療癒石上。在美洲大陸，黑色則象徵肥沃的土地與無限的可能性，所以黑色的療癒石也被認為是帶有大地能量的礦石。

黑色的療癒石具有無限可能性，它們能夠深入清理阻塞的能量，使人感覺回到大地懷抱之中，重新出生。當我們使用黑色療癒石，就是決定要與我們內在的黑暗面相對，這些黑暗面並不是邪惡，而是我們尚未理解的未知以及不願意面對的部分。黑色療癒石能夠協助我們整合這些黑暗面，成為我們心靈的沃土。

金色

代表礦石	黃金、鈦晶
關鍵字	靈魂力量、高等靈性、昇華、太陽
適用狀況	・能量需要快速提升時； ・需要更高層次的意識能量； ・可提升身心靈層面整體能量。

能量品質

金色光被視為與太陽連結在一起，就像是太陽高掛天空時金燦而不可直視的光線。金色光在人類歷史中被認為是太陽之光，而地底下的金礦就是

太陽光進入地層之中的顯化，所以人類將黃金視為太陽之神的恩賜，也大量用在宗教祭儀之中。

　　金色的療癒石顯得特別稀少，而幾乎全世界的古老文明都認為佩戴黃金就是與太陽的力量同在，而黃金也能夠令人獲得社會上的崇高地位以及尊貴身分，因此金色療癒石能夠帶給人類意識或整體上的提升。

銀色

代表礦石	銀礦、銀色黑曜岩（銀曜）
關鍵字	溫柔、滋養、指引心靈方向、月亮
適用狀況	・緩解精神或靈魂上的不安感受； ・協助走出憂鬱或低潮； ・提升靈性能量與慈悲心； ・軟化個人偏見與固執。

能量品質

　　銀色光被視為與月亮連結在一起，就像是月光照耀在寂靜大地之上，具有母性的光輝。銀色光在人類歷史中被使用得很早，在黃金之後，人類也發現了可塑性同樣極高的銀礦。

　　銀的顏色令人想起冷月所散發的光芒，象徵世界上的陰性能量（相對於黃金所代表的陽性能量）。古代希臘人將銀礦或是銀色療癒石奉獻給月神，祈求生育順利或者是狩獵豐收；色彩治療師則認為銀色能夠滋養人類的靈魂，就如同月光在黑夜中發光一樣，協助我們走出黑暗的低谷。

藍綠色

代表礦石	綠松石、天河石
關鍵字	成長、幸運、個體化、旅程
適用狀況	・協助人走上自己的旅程； ・即將進行長途旅行或學習之旅的人； ・需要勇氣來表達自己時； ・需要脫離他人影響時； ・需要面對最真實的自我時。

能量品質

　　藍綠色是融合了綠色與藍色的特殊顏色，就連自然界中也並不常見，在療癒石中更被認為是非常特殊的色彩。色彩療法中認為，藍綠色光能夠協助一個人順利成長以及經歷各種人生階段，並將之稱為一種「自由個體化」的顏色。

　　「個體化」一詞來自於瑞士心理學家榮格（Carl Gustav Jung），他認為個體化為人在一生中經驗各種階段，用不同方式發展後整合成為一個完

整個體，成為自我並且超越自我的過程。巧妙的是，藍綠色療癒石在古代也被認為能夠協助人完成自己旅程，例如西藏人會贈送即將遠行或出家的家人一顆綠松石作為護身符，希望他順利走上個人成長之路。

粉紅色

代表礦石	菱錳礦、粉晶
關鍵字	自愛、滋養、夢想、幸福
適用狀況	・學習自愛的過程； ・找回自己的價值； ・尋找夢想； ・發掘自己的潛能； ・緩解各層面的緊繃感。

能量品質

在視覺上，粉紅色非常引人注意，令人無法忽視它的存在，故色彩療法專家認為粉紅色就象徵被關注的需求，也代表在我們內在之中柔軟而沒有防備的領域；正因如此，粉紅色也被視為與夢想有關的色彩。

粉紅色療癒石在古代被視為愛情的化身，例如南美洲人會贈送粉色菱錳礦作為定情之物，而在歐洲，粉晶被比作女性獲得愛情滋潤之後雙頰撲上的粉色。當一個人能夠喜愛自己並且在自己的夢想裡前進，自然也就能夠散發出吸引人的魅力，因為自愛才能愛人。也因為自愛的人才願意真正地走上自我成長的旅程，所以粉紅色療癒石常常與藍綠色療癒石一起使用，成為新時代療癒中最受歡迎的組合。

褐色

代表礦石	薩滿魔石、茶晶
關鍵字	落實、穩定、實踐力、支持
適用狀況	・支持度過所有無力或痛苦的過程； ・將人與大地重新連結，提升踏實感； ・幫助人實踐理想，不拖延苟且； ・帶來穩定與平靜的能量； ・協助身體細胞重建。

能量品質

褐色被認為是大地的基礎顏色，與綠色一樣象徵大自然的力量，而褐色象徵土壤，具有保護以及支持其他生物的能量。褐色也是光譜中找不到的光，但卻能夠被人類視覺捕捉到，色彩療法專家認為這種顏色與沉默的大地相關，能夠使人感到踏實，並可保護能量不受侵害。

相對於象徵完全寂靜、隔絕所有被傷害可能性的黑色，褐色的保護帶有一種支持性的力量，就像是在心靈上給予鼓勵，令人無所擔憂畏懼。褐色療癒石通常不太起眼也不容易被注意到，但是它們卻擁有讓人踏實生活的力量，重新將人與土地連結起來，獲得大地的支持。

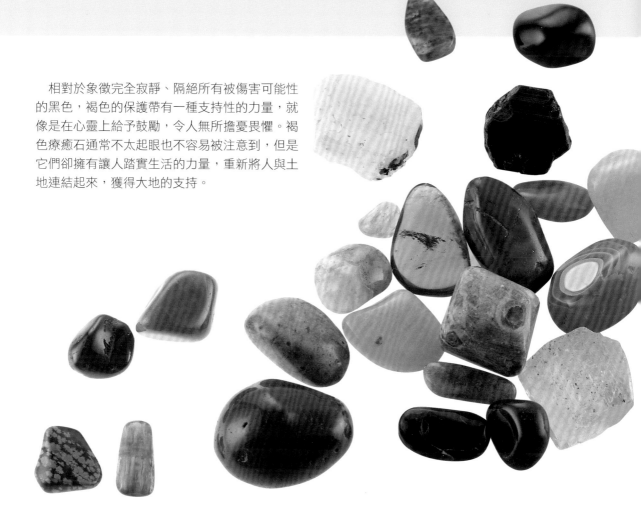

色彩光能與晶體結構的關係

在烹飪時，同一種食材可透過不同料理方式得到截然不同的滋味與口感；美麗的色彩光能就像是食材，各擁有自己的味道與品質，而晶體結構就是料理方式，能將食材發揮出豐富變化，這兩者結合，才能夠真正提供人類最佳協助。

例如綠色礦石通常被認為象徵愛的力量，而祖母綠是六方晶系，所以會強化愛的性質，為使用者帶來發自內心而且關懷他人的特質，適合在上位者或領導者使用。而同屬綠色系的孔雀石則是擅長能量置換以及充電的單斜晶系，能夠將悲傷等負面能量吸收之後釋放出正面愛的力量，協助使用者療癒自己的傷痛，適合給受到嚴重打擊或者內心常有恐懼的人使用。

因此我要再次提醒大家，選擇適合自己的療癒石時，千萬不要只看色彩，更要注意關乎它們能量運作方式的晶體結構；如果你需要的是直接而明確地表達自己的愛，那六方晶系或三方晶系的綠色礦石（如祖母綠或綠碧璽）可能會很符合你的需要；但如果你需要的是處理對於愛的恐懼與傷痛，重新找回愛的感覺，就要選擇單斜晶系或斜方晶系，如葡萄石或孔雀石，才能真正幫助你。

水晶礦石的化學元素與能量特性

化學元素的特性也是每個療癒石之所以特別的原因。所謂的元素是指無法用科學方式再分解的物質，只有一個原子組成，但是卻能構成不同物質。目前在地球上已發現103種金屬與非金屬的元素，在地殼裡含量最高的就是氧元素，其次則是矽元素。

化學元素對於療癒石而言是非常重要的。如前文所提到，世界上的一切都是由原子構成，而原子具有頻率以及電磁性，能夠進行共振作用；療癒石能帶給人類高頻而且穩定的頻率，與這些元素有極大關係，不同元素與人體之間共振也不同。

我們要如何辨認出礦石中的元素呢？從礦石的化學式中即可看出哪些元素以哪一種比例構成該礦石，以常見的水晶為例，其化學式為SiO_2，也就是矽元素與氧元素的比例為1:2。但是化學元素還要搭配上晶體結構才會形成特定礦石，例如跟水晶擁有相同化學式的瑪瑙、玉髓，因結晶方式不同，就有完全不同的樣貌。

礦石形成的過程中有時會因為地質與環境的關係而包覆住其它金屬或化學元素，進而影響其色彩。礦石的色彩可以分為自色與他色，所謂的自色是單純礦物中所含有的顏色，以碳原子的結晶 ─ 鑽石為例，其自色呈現透明無色；如果含有碳以外的其它元素在其中，就會出現他色（也就是俗稱的彩鑽）。地質學上習慣稱非原始礦物的其它元素或礦物為不純物質，大部分礦石的色彩都來自這些不純物質，卻也是因為這些物質，讓我們能夠利用不同色彩的療癒石進行能量療癒與調整。

所以瞭解了療癒石中所帶有的化學元素，也就能夠深入其色彩光能的來源及更細微的振動頻率，進一步認識隱藏在背後的療癒力量，讓你循著化學元素的能量特性，找到最適合你的療癒石組合。

常見重要元素及其特性

以下我們將列舉數種能提升人類生物磁性能量場的常見重要元素，在此我們強調的是能量上的意義，而非化學上的特性。請翻開你所選擇的療癒石頁面，看看它所含有的元素能量是甚麼？

編號	元素名稱	能量型態	主要效果	常見礦石
1	氫H	氫具有爆炸性的能量，也能夠燃燒，擁有強烈光與熱能的太陽就是最好的例子。因此含有氫的療癒石擁有使能量瞬間爆發的效果，可帶來強大的創意與靈感，讓人脫離自己的限制。 氫原子是最輕的氣體元素，能使沉重能量快速被轉化而且變得輕鬆無負擔；加上氫原子能與氧原子合成水分子，成為生物的生命根源，含有它的療癒石被認為能夠協助生命徹底的轉變。	爆發性潛能、創意、靈感、突破自己。	蛋白石
3	鋰Li	鋰元素是最輕的金屬元素，能夠與各種金屬元素融合，成為合金工藝中十分重要的元素。 鋰元素的輕盈也能夠令人感覺到輕鬆愉快，讓能量變得蓬鬆舒適。 日本科學家的研究便指出，飲用水中的鋰元素與人類愉快指數呈正相關；過去醫學上亦是使用口服鋰鹽來對抗躁鬱症，也用鋰來消除發炎現象；加拿大的實驗甚至發現微量鋰元素似乎能使生物延長壽命。因此擁有鋰元素的療癒石能令人心情愉快，並減緩生物機能耗損。 鋰元素可形成粉紅色或紫色等美麗色彩，在電氣石中則能夠形成藍紫色。	輕鬆愉快的心情、樂觀、輕盈、擺脫沉重感。	鋰雲母 紫鋰輝石
4	鈹Be	鈹元素結構質量極輕，穩定度極高，不容易受到溫度影響，也不與水反應。用在合金時有極好的效果，硬度極高，但具有毒性。 不過療癒石中含有的鈹活性極低，需要透過電解或化學還原才會有毒性，不易對人體造成傷害，也可以製作療癒石能量精華液。如果仍有疑慮，可以在礦石外包覆透明保鮮膜。在能量上，它能帶來非常穩定、情緒不易被影響的正面心靈特質。	穩定情緒、淨化能量、堅定	祖母綠 海水藍寶 摩根石
6	碳C	碳元素是所有有機物的根源，能夠形成各種形式的物質，最極端的例子就是石墨與鑽石，都是由單純碳原子組成，但是在各方面卻有著天壤之別。 生物體內一定有碳元素的存在，因此它被稱為生命之源，能夠帶來創造以及和諧的能量。碳元素能與所有元素融合，吸引各種元素並重組成為新物質，擁有超強的「生存能力」，故被認為能夠帶來生命力。	創造力、豐盛、生命力、生存能力、不斷嘗試的決心。	鑽石 珊瑚 珍珠
8	氧O	氧元素在宇宙之中的含量僅次於氫與氦，在地殼之中含量也最豐富，許多療癒石都含有氧元素。氧元素也是地球上幾乎所有生物都需要的元素之一，能量非常活潑也容易燃燒，帶有火焰一般的活力。 氧氣能夠帶來新鮮的能量，對人來說是提振精神以及清醒的重要元素。生物的心臟與血液都需要大量氧氣來活化，因此含氧的療癒石也常常被認為有助於身體健康。	帶來活力、解除厭煩與疲累的感覺、強化心血管能量、保持新鮮感。	紅寶石 藍寶石 水晶 瑪瑙

★依照化學元素週期表的號碼排列

編號	元素名稱	能量型態	主要效果	常見礦石
9	氟F	氟元素廣泛存在於大地之中，是氣體元素中最活潑的元素，能夠與多種元素起反應，或許這是為何含有氟的療癒石都被認為能夠令人獲得上天的訊息，穿越時空，因為它能使人的意識變得活躍沒有拘束。 氟存在於人體之中的骨骼與牙齒，代表堅持的力量。然而氟元素本身具有毒性，並不建議直接泡水製作成精華液，最好使用透明塑膠套或保鮮膜包覆。一般建議含氟療癒石精華液盡量外用。	清明心智、靈感與創意的啟發、堅定的心智、穿越時間空間的限制。	魚眼石 螢石
11	鈉Na	鈉元素是一種活潑的金屬元素，由於能夠與氫元素反應，能夠在空氣中燃燒、形成銀白色的火焰，在水中也可以燃燒。 因為鈉元素是傳導生物電能的重要因子，在人體中有不可或缺的地位，能夠維持身體中的酸鹼平衡，並形成膽汁；缺乏它可能會使心臟與肌肉功能失調，甚至神經受損。 如果希望生物磁性能量場維持穩定的狀態，讓身體靈敏、手腦合一，可以使用含有鈉元素的療癒石。	保持能量平衡、維持身心合一、加速能量傳遞、強化心臟與肌肉能量。	蘇打石 電氣石 拉利瑪
12	鎂Mg	鎂元素是活性很高的金屬元素，在空氣中燃燒時可以釋放強烈耀眼的白光，常用在煙火或求救信號中。含有鎂的土壤被稱為苦土，所以尖晶石與橄欖石也常被稱為苦土尖晶石或苦土橄欖石。 在植物的世界，鎂元素能在光合作用中形成成長激素，合成葉綠素，是植物的命脈。在人體中它能夠合成各種蛋白質酶，促進肌肉與骨骼的生長，讓腸道順利蠕動。更重要的是鎂元素與男性性能量有直接相關，能夠令男性重振雄風。	維持生命個層面和諧、強化身體機能、提升性能量、進行個人成長。	橄欖石 輝玉
13	鋁Al	鋁元素是產量豐富的金屬元素，銀白又輕盈的特質加上延展性超好，過去曾經被認為是十分貴重的金屬。 鋁的化合物被認為有危害大腦的，尤其是明礬。大部分存在於療癒石中的鋁元素已經穩定，所以可以放心配戴，如果不放心製作成水晶水，請使用透明袋包覆。 鋁元素曾經被認為是金屬元素中的貴族，僅次於金與銀的地位，因此含鋁的療癒石也常被認為有領導者能量。	帶來社會地位與權威感、接受所有可能性、提升精神力	剛玉 祖母綠
14	矽Si	矽元素是地殼中僅次於氧元素的重要元素，超過半數的療癒石都擁有矽元素，常見的水晶更是矽元素所組成的。矽元素被認為擁有強大的自我療癒能力，與大地的能量穩定結合，能夠讓人感覺安心與喜悅。	啟動自我療癒的能量、帶來穩定和諧頻率、與大地的能量共振。	石英水晶 電氣石
15	磷P	磷元素通常不單獨存在，而是透過磷酸鹽的方式存在於地球，是一種構成生物體重要的元素。磷元素一般存在於骨骼與牙齒中，而且與人體代謝有關係，如果缺乏磷元素，可能會造成血液異常。因此含有磷元素的療癒石也有恢復身體能量以及加速代謝正常的效果。 動物的骨頭中含有大量的磷，在潮濕的空氣中可能會自動燃燒，形成鬼火現象，因此磷元素也與靈體還有祖靈有關。	平衡失衡能量、連結祖靈或靈性訊息、強化身體硬組織能量、調整代謝。	磷灰石
19	鉀K	鉀元素是植物生長三大重要養分之一，同時也肩負著人體內蛋白質與脂肪的代謝。當人體內的鉀過少，會感覺疲倦與頭昏。因此含有鉀元素的療癒石能夠帶來良好的精神，以及加速身體代謝蛋白質與脂肪的能量。	帶來樂觀與正面的精神、帶來活力驅走疲累、加速代謝、生命力提升。	月光石 天河石 舒俱來石

編號	元素名稱	能量型態	主要效果	常見礦石
20	鈣Ca	鈣元素算是我們最熟悉的金屬元素之一，它存在於我們的骨骼與牙齒之中，能夠促進生長並且帶來穩定的能量。鈣是一種天然的止痛劑，能夠讓人感覺到平靜。因此缺乏鈣後會讓人感覺煩躁以及心情負面。最痛苦的就是缺鈣會讓肌肉緊繃，也會讓神經傳導無法順利，含有鈣的療癒石也因此多半都具有穩定的效果。	使人感覺平靜、緩解疼痛與煩躁的心情、回復肌肉與神經的緊繃、增強抗壓性。	方解石 珍珠
22	鈦Ti	鈦元素是一種難得的金屬元素，擁有十分強大的延展性與抗壓性，而鈦這個字的由來據說來自於被宙斯關入地府中的泰坦神族，個個力氣強大，能夠帶來強大的保護力量。或許正因為如此，所以含有鈦的療癒石被認為具有百戰百勝，勇敢表達自己的力量。	相信自己、不放棄的心靈力量、發揮潛能、無畏無懼	金紅石 鈦晶
24	鉻Cr	鉻元素是色彩最豐富的金屬元素，通常鉻的化合物都有色彩，因此擁有鉻元素的療癒石通常都有非常耀眼的色彩。鉻元素在人體內能夠調節葡萄糖，所以具有調整胰臟的能量，並且能夠避免心動脈硬化問題，是一種能夠重新分配身體能量的化學元素。 鉻元素能夠形成紅寶石與尖晶石的鮮紅色，因此被認為與內臟/血液的能量有關係。也能夠形成祖母綠的翠綠色，具有大自然的能量。	獲得表現自己的勇氣、表達自己的心聲、全身能量整合、強化心肺功能。	紅寶石 祖母綠
25	錳Mn	錳元素廣泛存在於地表中，近來發現在大洋底部存在大量錳礦，而這個元素也是葉綠色合成的重要元素之一，象徵他本身就具有供給生命能源的力量。錳元素能夠形成紅色與粉紅色，具有愛情的象徵，代表美麗的幸福。	帶來愛的力量、增強包容體貼的特質、激起生命的熱情。	菱錳礦 摩根石
26	鐵Fe	鐵元素存在於人類歷史中已經很長時間，他就象徵文明進步的里程碑。鐵元素無法單純存在，而且容易氧化，所以古人煉鐵通常從鐵砂或鐵水等化合物中取的，因此當時鐵器十分珍貴。 鐵元素能夠穩定血液攜氧與送氧的正常，將正面能量送到身體各處。含有鐵元素的療癒石也常常因為鐵離子具有電磁性而讓人感覺非常強烈。 鐵元素能夠形成多種色彩，黃水晶(三價鐵)與紫水晶(二價鐵)就含有帶有不同數量的電子而呈現不同顏色。海水藍寶含有二價鐵離子藍色，金綠柱石則是含有三價鐵而呈現黃色。另外紅色石榴石與紅玉髓則是含有氧化鐵而呈現紅色。	活絡身體能量、強化身體氣血、增強生物磁性能量場、隔絕負面能量。	黃水晶 黃鐵礦
29	銅Cu	銅元素是人類最早發現的金屬之一，古代神祕學家認為這是代表金星的美麗能量，尤其對於女性有許多益處。加上銅長期使用於錢幣的鑄造，所以也象徵財富，是一種帶有豐盛能量的金屬元素。銅元素也是維護人類心臟到免疫力的重要助手，能夠協助鐵元素，讓身體免於貧血與神經衰弱的失衡狀況。 含有銅元素的療癒石通常能夠形成藍色，而碳酸銅則是會形成深綠色，例如孔雀石。	協助神經放鬆以及良好睡眠、帶來豐盛能量、協助免疫力提升。	孔雀石
38	鍶Sr	鍶是一種極為特殊的金屬元素，經過處理後能夠有輻射放射性，能夠將能量深入傳入身體中。 一般鍶存在於礦泉水中，在人體中能夠預防動脈硬化以及血栓中風。含有鍶元素的療癒石通常呈現天藍色，帶有天空與泉水的特質，能夠讓人感覺到放鬆如同在天堂的感受。	放鬆、傾聽來自宇宙的訊息、無憂無慮、連結高層次能量	天青石 天使石

能 量 水 晶 療 癒 全 書

脈輪能量與水晶

脈輪的概念來自於古老的印度瑜珈學，用來解釋人體所帶有的生物磁性能量及不同部分的磁性能量所代表的特性。

印度的瑜珈理論是目前將脈輪能量解釋得最完整也最流行的學說，透過在印度苦修的瑜珈士們親身體驗，將人體之中看不見的能量具體描述出來，並且與醫學、心理學、營養學甚至水晶療癒進行深度結合。目前水晶療癒的學說大量引用脈輪能量中對於色彩與肉體能量的解釋，因此如果我們想要實用水晶療癒，勢必要先了解療癒石如何與脈輪能量結合。

脈輪（chakra）在梵文中有著「輪轉」的意思，有人直譯為「查克拉」或稱為「脈輪」、「輪穴」，在東方也有人稱為「氣卦」。不論是哪種名詞，都不會忘記提醒脈輪的運作型態 ─ 旋轉；亦即宇宙間旋轉的星河系統，經由穩定的順時鐘旋轉，連結出身體的能量通道。

在脈輪學說中，人體中擁有的精微能量分為兩種系統：一種是在定點旋轉的能量，位於特定的身體位置，影響不同的器官或者身體機能，稱為「輪」；我們常討論的就是位於人體上的七個輪，分別擁有七種特質。另外一種則是「脈」，也就是連結各定點位置的「輪」所形成的能量路徑。在人類能量場中主要有三條脈，各自影響不同層面的精神能量，其中最常被討論的就是中脈。中脈是連接海底輪到頂輪的直接通道，位於人體中央，直通會陰穴至百會穴；它是喜樂的路徑，見到本來面目的道路。當打開中脈時會發展出崇高的靈性力量，達到靈性與心智還有身體的結合。

而七個脈輪就位於中脈上，透過中脈互通能量，自古以來七個脈輪就有諸多名稱，但是卻神奇地被認為有一致的能量與意義。當七個脈輪都健康時，代表人能夠發展出健康的身心靈狀態，順利處理所有的負面問題，達到整合與喜悅的狀況。可以說健康的脈輪能各自發展出不同的正向能量以及生命議題，更能夠處理對應到各自的負面議題，回到平衡的狀態之中。

然而脈輪如果處在一個不健康的狀態，就可能造成各種問題，甚至使身體虛弱、生病，或使精神狀況不穩定。若位於下方的脈輪不穩定，會造成上方脈輪出現問題，而上方脈輪出現問題也會讓下方脈輪的能量不均衡，這是互相影響的聯繫關係。因此在瑜珈學說中，我們藉由各種方式協助脈輪強化與健康，而水晶礦石就是其中一種被古老智者認定的療癒法。

利用療癒石來協助脈輪療癒，在新時代（New Age）能量療法中被認為是十分有效而且安全的，在台灣我們也時常看見能量療癒者利用水晶礦石來進行脈輪能量的改善。而我個人在這個領域也耕耘多年，看見許多朋友都因療癒石的協助而逐漸好轉，不管是身體或心理層面的負面問題都得到程度不一的舒緩，讓我非常相信療癒石的能量真的能夠協助人類得到更好的生活。希望透過我的分享，能夠讓大家獲得更多療癒石的協助。

脈輪的四種失衡狀態

首先讓我們認識一下，脈輪可能出現的不健康狀態，以及可能引發這些失衡的原因為何。

創傷

這樣的失衡能量通常來自於外界，受到他人對其肉體或精神上的傷害，使得脈輪能量運作不良。長期下來可能使當事人某部分能量停滯或負面使用，甚至無法處理該脈輪的議題，而且處在無法碰觸的刺蝟狀態。例如：曾經受到性侵害的兒童常因激烈而恐懼的能量衝擊，在海底輪與臍輪出現能量的創傷而一輩子痛苦；如果無法平復，可能會在成人後無法經驗親密關係，或逃避肢體的碰觸。

阻塞

這樣的失衡能量大多來自於某一種能量的停滯或者失去運作的能量，造成某個脈輪運轉緩慢，無法處理該脈輪能夠處理的負面能量。這樣的狀況可能來自於外來創傷，但大多是因為精神上想放棄某一個生命議題，長期下來造成能量阻塞，使該脈輪的能量顯得沉重而遲鈍，而使當事人逃避某一些生命情境而裹足不前。例如目前大多數的年輕人喜歡躲在螢幕後交朋友，而不願意與真實人物交友戀愛，長此以往造成心輪阻塞、胸骨內縮，最後放棄與真人交友戀愛的機會，轉向不真實網戀。

虛弱

這樣的失衡能量足以使其他脈輪能量受到影響，受到創傷或阻塞的能量都可能會進入到虛弱的狀況。這樣的能量狀態代表當事人已經拒絕面對生命，而虛弱的脈輪也會不斷影響其他脈輪的能量，長期之後可能會嚴重影響到肉體或精神能量，甚至容易出現病變。通常能夠在肉體上發現該脈輪對應位置不正常腫脹或萎靡。

過度發展

過度發展的脈輪也會使其它脈輪受到影響，讓能量失去平衡。這通常都是因為上方或下方的脈輪變得虛弱，使該脈輪出現能量囤積。這樣的狀況可能讓當事者過度執著某些生命議題而不願意改變自己，長期下來演變成過於強烈的人格特質或身體狀況。

療癒小叮嚀

即使是相同的環境或生命情境所造成的問題，也可能因為個人先天的能量型態不同，而出現不同類型的不健康能量，因此在進行療癒前，還是需要檢視最後出現的情況為何才能進行判斷。

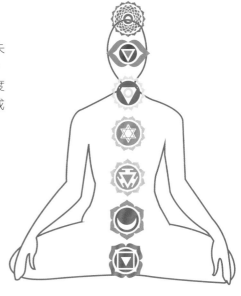

能量水晶療癒全書

認識脈輪的狀態及其相應療癒石

我們可以透過下表了解自己的脈輪是否處在健康的狀態，並且選擇不同的療癒石協助我們重整能量，增進脈輪能量的正面健康狀態。

能量中心		第一輪	第二輪
脈輪名稱		海底輪（基輪）muladhara	臍輪 svachusthana
元素象徵		大地	水
對應色彩		深紅色（黑色）	橙色
肉體位置		脊椎基部，生殖器與肛門中間（會陰）	肚臍下約三指頭寬處（約丹田位置）
特質		對應生殖器官、排泄器官、腿、腳。	對應腎臟、腸、胰臟、腎上腺
能量意義		純真、生存與毀滅、支持、存在的基本需求、生命力	性意識、創造力、恐懼與勇敢、信任、熱情、給予
健康的狀態	身體層面	雙腿有力、腿關節靈活、腳掌柔軟、身體復原力強、生育能力正常、排泄功能正常。	下肢有力、身體水分代謝正常、腰部柔軟能自由活動、營養均衡、擁有正常性需求。
	精神層面	肯定自我存在、感受到被支持與被保護、擁有內在兒童的純真感、不感到匱乏。	能建立親密關係、不過度依賴或過度疏遠、能享受肌膚之親、能面對自己的恐懼、感覺到自我價值感。
不健康的狀態	創傷	來自於童年時期的精神或肉體受創，或曾經遭受肉體上的虐待/性暴力對待，造成無法接受親密關係或肉體關係，拒絕身體接觸或此產生強烈不潔感。	發展親密關係過程受到嚴重挫折/與父親關係受到挫折/無法順利表達情緒/長期被情緒暴力對待/性創傷，造成無法肯定自己的價值，並且無法提起勇氣面對自己的問題，甚至出現腸道問題，也可能出現情緒控制能力問題。
	適用療癒石	薔薇輝石/紅玉髓/血石	橙玉髓/瑪瑙/菱錳礦/黑瑪瑙/月光石
	阻塞	來自於童年與母親關係不滿足/負面肉體經驗/拒絕肯定自己的生命，造成否定自己的存在以及被奴役性，隨波逐流，下肢比例過大而且無法滿足食慾。	不願意表達自己真實情緒/成長過程受到父親壓迫/長期缺乏外來肯定，造成失去勇氣或者無法表現自己的問題，可能影響腎臟或性能量。
	適用療癒石	紅寶石/紅色尖晶石/紅色碧璽/黑曜岩	紅髮晶/紅色或橙色石榴石/紅色或橙色碧璽
	虛弱	來自長期童年創傷陰影影響/無法建立自我肯定感/長期自我否定/長期生活在失去自由與自尊的環境下（例如監獄或感化院），造成無法在別人面前抬頭、無法肯定自己，也可能造成厭食現象。	長期親密關係受創/長期無法自我肯定也沒有來自外界肯定/放棄自我價值/生活在被剝奪身分或奴役的環境/性創傷經驗，造成無法信任自己或他人，或無法接受親密關係，甚至失去與人連結交流的興趣。
	適用療癒石	薩滿魔石/煙晶/骨幹水晶/石榴石/紅色兔毛水晶/赤鐵礦/紫蘇輝石	瑪瑙/菱錳礦/珊瑚/薩滿魔石/橘色兔毛/橘色月光石
	過度發展	童年缺乏安全感/長期渴望肯定卻無法如願，造成過度透過食慾或性慾滿足自己。	取代心理上父親的地位/失去父親的支持/抗拒威權/抗拒進入親密關係，造成過度干涉關係，過度關心他人或過度利用親密感而做出控制他人的關係，也可能發展出不正常性關係或消化吸收方面的問題。
	適用療癒石	薩滿魔石/石榴石/黑碧璽/蛇紋岩	橘色方解石/瑪瑙/琥珀

能量中心		第三輪	第四輪
脈輪名稱		太陽神經叢（胃輪）manipura	心輪 anahata
元素象徵		火	風
對應色彩		黃	綠色（副色為粉紅色）
肉體位置		約在腹腔中間偏下，位於人體太陽神經叢處，因此得名	胸腔中央，兩個乳頭的中心點
特質		對應胃、腹部、脾臟、肝臟、脊椎	對應呼吸循環系統、胸腺、心臟、肺臟、免疫系統調節。
能量意義		勇氣、力量、理智與限制、規範、社會化	愛與憎恨、希望、傳遞、同理、美感、感動
健康的狀態	身體層面	胃部消化功能正常、肌肉關節運作良好、脊椎直挺、肝臟功能正常、運動神經良好。	免疫力良好、身體自癒力運作正常、心肺功能正常、呼吸順暢、胸腔與背部肌肉呈現放鬆有彈性、胸部不內陷。
	精神層面	能表現出自信的態度、適當時機表現領導特質、思路清晰、理性且有邏輯、意志堅定不容易被人影響、主動性強且願意表現。	能夠自由地表達愛與接受別人的愛、能感受到來自於他人的愛、具有美感品味、能因為外來刺激（如電影或書籍）而感動、能同理他人的問題、對生命懷有希望。
不健康的狀態	創傷	經常讓人瞧不起/被剝奪表達自我意見的權利/求學或職場上受到權威人士的打壓/自尊心受創，造成逃避面對社交場合，無法順利社會化而擔負工作責任。也可能會對於生活規畫無法實踐，容易過度緊張，甚至造成胃部問題（潰瘍或穿孔）。	遭受過背叛/不受他人信任/付出愛卻沒有相對回報/感受到他人的情緒暴力或攻擊，造成對親密關係或他人的關懷過度敏感，無法真心接受他人的好意或不斷懷疑別人的誠意真心。也可能造成胸悶或背部痠痛等問題，長期下來可能造成身體能量阻塞或心肺功能不佳。
	適用療癒石	方解石/金綠石/太陽石	孔雀石/綠龍晶/閃玉/翡翠/薔薇輝石
	阻塞	放棄表現自我的機會/拒絕社交或社會責任/拒絕面對自己的問題/固執於個人權威感，不願意放下身段或拒絕聆聽，造成心理上無法表現出個人自信，或者過於固執於某種不正常信念而拒絕與他人溝通。在身體上也可能造成消化不良問題或者胃食道逆流等現象，甚至脊椎壓迫神經。	缺乏愛人經驗/拒絕他人的愛/受到長期情緒暴力卻無法脫離，造成無法順利表達自己的愛意，無法同理他人處境甚至有強烈孤獨感。可能造成呼吸道問題或者心肺功能不佳而呼吸困難，甚至背部拱起的脊椎問題，甚至可能出現皮膚過敏。
	適用療癒石	拓帕石/黃水晶/黃鐵礦/金綠石	祖母綠/綠色碧璽/橄欖石/粉晶/菱錳礦/捷克隕石
	虛弱	長期脫離社會團體關係/失去生命中男性典範角色（如父親）而沒有得到補償/無法完成任何個人責任或社會責任，造成反社會情結或嚴重逃避社交與個人責任，逃避工作或學校甚至所有關係。也可能在身體上造成肝臟問題以及脊椎發展不良甚至運動反應遲鈍。	長期處在無法與人溝通交流的環境/失去生命中女性典範角色（如母親）而沒有受到補償/長期處在怨恨的負面情緒中，造成即使處在愛的氛圍中依然沒有感受到，有著強烈的遭遺棄感而封閉自己的內心。可能造成心臟疾病或心血管問題，胸腔內縮而無法抬頭挺胸，甚至肺部功能失常而無法正常運動。
	適用療癒石	鈦晶/虎眼石/葡萄石/琥珀	東菱玉/綠色石榴石/綠髮晶/葡萄石/橄欖石/綠玉髓/摩根石/珍珠
	過度發展	過度執著於個人主義/無法傾聽他人意見/心理上取代父親角色/沉迷於追求權力，造成認為生命的意義就是追求名利與社會階級，時常扮演權威者以及壓迫者，常因過於驕傲或自大而無法與他人和諧相處。在身體上可能有肝臟問題或是過於突出的腹部（啤酒肚），也可能有許多成人病。	對愛的需求無法被滿足/對於愛的形式過於執著/心理上希望取代母親的角色，造成利用控制或權威的方式去愛人，無法同理他人對於愛的需求，也可能造成高血壓或腦壓，甚至心悸等問題。
	適用療癒石	黃色螢石/黃色方解石/沙漠玫瑰	紫鋰輝石/鋰雲母/拉利瑪/薔薇輝石/孔雀石/珍珠

能量中心	第五輪	第六輪
脈輪名稱	喉輪 vishuda	眉心輪 ajna
元素象徵	光	靈光
對應色彩	藍	靛色
肉體位置	頸部中下段（約在男性喉結偏下處）	雙眉中心，約印堂稍下位置
特質	喉嚨、口、食道、甲狀腺、神經中樞	臉部、眼睛、松果體、腦垂體
能量意義	調整、表達溝通、大同、智慧、語文、理想	覺醒、清明、無惑、超越與執著、覺察

健康的狀態	身體層面	身體比例適中、飲食習慣正常、口語能力清晰、能順利書寫或其他形式表達自己、聽力與味覺正常。	睡眠無障礙、眼睛無病變、臉部線條和緩、眼神清澈有力、身體能獲得深度休息、生長激素無異常（過高或過矮）。
	精神層面	能順利與他人溝通、清楚表達自己的意思、能正確理解他人的意思、不故意扭曲他人意見、社交能力正常。	有高度自省能力、保持理性與感性平衡、願意為自己行為負責、道德感強。
不健康的狀態	創傷	長期處在表達意見卻被拒絕或忽略的環境/有著被他人誤解的經驗/被團體排擠的經驗/團體中表達經驗受挫，造成拒絕溝通或帶有攻擊性的語言，在社交上時常成為被排擠對象。也可能造成味覺或呼吸道容易過敏的問題，或喉嚨處在吞嚥不順或長期咳嗽。	腦部曾經受過創傷/嬰兒於生產過程有延遲或受創經驗/長期活在他人質疑與攻擊的狀況，造成孤傲與疏離的性格，感覺到與團體之間無法共存，不願意面對自己的問題，甚至精神疾病。也可能出現無法專注或保持在安靜狀態，或無法溝通。肉體上可能造成視力問題或睡眠障礙。
	適用療癒石	天河石/拉利瑪/藍玉髓/天使石	藍色蘇打石/天使石/土耳其石/矽孔雀石
	阻塞	長期無法自由表達意見/無法順利與他人溝通/個性封閉，造成無法順利在團體中交流溝通，使得內心感覺到鬱悶而拒絕與社會連結，甚至陷入自己的妄想之中。可能造成甲狀腺失衡而出現體重失衡問題，也可能造成支氣管問題。	腦部曾經阻塞或中風現象/無法反省自己/累積過多心理壓力/身心無法放鬆/長期失眠/理想長期無法實踐，造成昏沉而無法集中注意力，失去觀察力與記憶力，無法理性邏輯的思維。也可能造成身高過高或過矮問題，或者是長期頭痛與偏頭痛。
	適用療癒石	藍寶石/磷灰石/海水藍寶/菱鋅礦/藍色碧璽	魚眼石/藍寶石/藍晶石/青金石/尖晶石/藍色碧璽
	虛弱	拒絕與社會交流/失去自由表達的機會/長期懷才不遇的狀況，造成失去與社會正常交流的能力，失去生命目標或迷失方向，拒絕他人的關懷。可能讓身體出現甲狀腺失衡與聲帶失聲或長繭等問題，甚至容易呼吸道感染。	長期處在無法集中注意力的情況中/過度神經質/長期失眠或精神障礙/腦部有損傷，造成身心分離而無法分清現實與幻想，甚至陷入妄想症，或憂鬱症。在肉體上可能造成身體營養不良或虛弱，腦壓眼壓過大，甚至幻覺與幻聽。
	適用療癒石	海水藍寶/藍晶石/天河石/拉利瑪/土耳其石/藍色拓帕石/異極礦	土耳其石/青金石/天青石/異極礦/藍銅礦
	過度發展	執著於自我意見/無法傾聽他人意見/長期處在缺乏傾聽者的環境，造成無法分清理想與現實差距，過於沉迷於幻覺或妄想之中。可能讓甲狀腺亢進，或喉嚨使用過度造成的聲帶問題。	過度渴望表達自己的理想/高度自我要求/超高個人道德觀，造成過度執著於某種信仰或精神戒律，無法讓自己放鬆，甚至渴望道德控制他人。可能造成頸部與面部肌肉緊繃，精神處在高亢與低潮雙極端間擺盪（躁鬱症狀）。
	適用療癒石	藍紋瑪瑙/藍玉髓/藍色蘇打石	董青石/丹泉石/藍銅礦/藍晶石

能量中心		第七輪	第八輪
脈輪名稱		頂輪 sahasrara 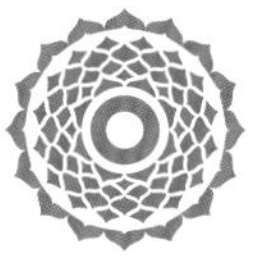	神聖之光 “aura”
元素象徵		空	無
對應色彩		紫	白或金色
肉體位置		頭頂（天靈或稱百會的位置）	頭頂上方約一拳頭高
特質		腦部、皮膚、神經中樞、賀爾蒙平衡	生物磁性能量場、感官、身心平衡
能量意義		慈悲、智慧、開悟與虛相、進化、淨化	保護、靈性、和諧、寧靜
健康的狀態	身體層面	身體運動反應良好、排汗與排毒功能正常、皮膚狀況良好、身體能順利自癒、睡眠順利無障礙、身體賀爾蒙分泌正常。	第八脈輪是不存在於肉體之中的能量中心，是屬於人體外的磁性能量場核心，近年來被New Age療癒領域重視，認為所有的神靈與聖人都在這個脈輪上發光。而古代也有諸多資料顯示，第八脈輪能發出光，包覆住全身的能量，協助人類保持能量穩定。
	精神層面	精神狀態穩定平靜、能調適面對不同問題的情緒、擁有信仰而不迷信、和諧的人際關係、擁有處理人生問題的智慧。	
不健康的狀態	創傷	腦部受過外來創傷/內在無法調適多重身分/長期受到精神恐嚇威脅/受挫的宗教信仰經驗，造成無法調適內在情緒，感覺到對於人生失望與憂鬱，希望武裝自己而抗拒與人分享內在感受。可能造成記憶力損傷或扭曲的記憶，也可能出現賀爾蒙失調或無力感。	因為它不存在於肉體上，也就沒有健康與否的問題，因此我們在這裡列舉能夠讓第八脈輪能量強化的療癒石，這些療癒石則是可以自由放置在任何脈輪上，協助脈輪能量平衡。
	適用療癒石	硨磲/白玉髓/紫龍晶/月光石	
	阻塞	中風或腦傷水腫現象/某些強烈回憶無法調適/長期失眠或憂鬱症/無法面對自我內在問題/不願意自省，造成迷信某些宗教信仰的心理現象，喜歡抱怨或無法融入社會。可能出現昏睡或無法透過睡眠獲得身體能量，皮膚狀況出現問題，排汗異常與賀爾蒙失調。	
	適用療癒石	紫水晶/白水晶/鑽石/魚眼石/舒俱來石	
	虛弱	長期處在腦傷狀況/精神分裂或疾患/捨棄自我價值而迷信某些宗教或信仰/無法肯定人生經驗，造成無法繼續實際而穩定的生活，可能失去對於人生的興趣，甚至有慣性自殺或拒絕任何療癒的力量。	
	適用療癒石	舒俱來石/堇青石/石膏/月光石/白水晶/拓帕石	
	過度發展	渴望透過某些信仰控制他人/無法控制內在執著信念/混淆現實與想像界線，造成以善行包裝內在扭曲與邪惡的意圖，無法真誠對待他人，自傲且渴望他人崇拜。在肉體上則容易造成賀爾蒙嚴重失衡或精神錯亂，甚至出現多重妄想症狀。	
	適用療癒石	白水晶/白紋石/方解石/空晶石	紫黃晶/拉長石/透輝石/阿帕契之淚/捷克隕石/蛋白石/天鐵

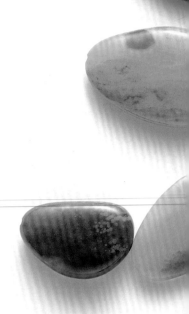

實用
能量水晶與礦石

How to Use Healing Stones

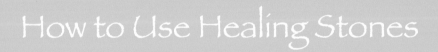

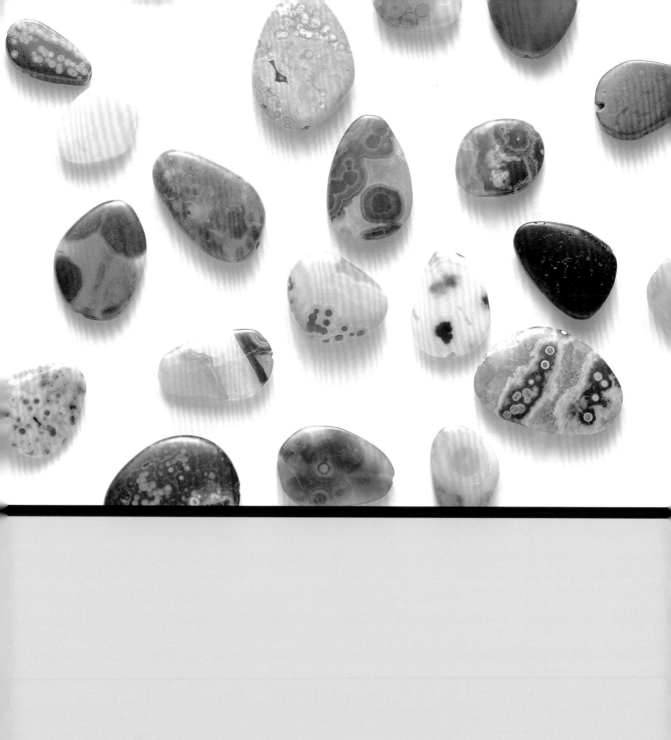

選擇適合你的能量水晶與礦石

能量水晶與礦石的力量令人著迷,其療癒法在人類歷史中也從未衰退過,故市場越來越大,價格更是水漲船高。在利之所趨,市面上也充斥著非常多經人工處理或實驗室生產的人造石,讓許多喜歡療癒石的朋友卻步。所以除了選擇適合自己的天然療癒石,我們也要學著辨認人造石,以免花錢又得不到效果。

天然能量水晶與礦石擁有的神奇療癒力量在前文之中已經充分討論,在此讓我們簡單地複習一下各種療癒石能量特性的決定因素:

1. 晶體結構

決定了每種療癒石能量的運作方式。方晶系結構能夠穩定能量,清理負面能量並使正面能量擴大強化;斜晶系結構能夠補充能量,使能量缺口完整,將負能量帶離生物磁性能量體外,進入礦石之中;斜方晶系則是天生的療癒師,能夠穩定能量也能夠交換負能量,進而補充生物磁性能量體所需。

2. 色彩光能

療癒石的不同色彩能對應不同人體脈輪,或提供其他相應於我們所需要的能量品質,進而改變肉體或精神上的能量狀態。

3. 化學元素

礦石內含的微量元素有特殊的能量振動,也代表不同的精神力量,可以依照自己所需的特定精神力量來選擇療癒石。

感受療癒石的能量,相信你的直覺

在挑選適合自己的療癒石時,我會將療癒石放在左手手心上,因為在脈輪學說中,左手連結到月亮的能量,而月亮能量象徵療癒與靈性;而且左手直接連結到心臟,能量強烈震動時,會使心跳改變。

如果療癒石放在左手手心上時能令我感到舒適或心跳加速,或是心跳從狂跳不安轉為和緩,只要我認為是好的感受,就會選擇這療癒石。後來我也發現,將療癒石放置在手背上也能夠使肌肉與神經產生放鬆或緊繃的現象,在個人經驗中,我認為這也是觀察療癒石能量的方式。

不過我認為,相信自己的直覺以及內在聲音是最重要的。如果你碰到一個療癒石時,內心深受吸引或覺得強烈心動,我認為那是一種來自療癒石力量的召喚,你也可以相信這種直覺。

為自己負起責任，療癒石才能幫助你

在使用療癒石的多年經驗中，我發現當我越有自我覺察能力，願意為自己的生命負責時，若使用對應當時需要的療癒石協助自己，就能夠直接而強烈感受到它們的力量。如果我只是希望依賴這些療癒石的力量，將責任放在它們身上時，便會因為自身覺察力低落且被內心黑暗面蒙蔽，而感受不到療癒石的力量。可見如果自己沒有意願振作起來，不願意為自己的生命負責，那使用再多再昂貴的療癒石也將事倍功半。

O環測定法（O Ring Test）

時下也正流行以肌力測定法找出適合自己的療癒石。這種肌力測定法是依據能量傳遞與肌肉之間的關連性，利用肌肉反應來測定能量的強弱或正負面。目前最常被使用的肌力測定法稱為「O環測定」，是一種利用拇指與食指形成的O型圈做能量的測定。

這種測定法是由日本醫學博士大村惠昭醫師所提出，並且獲得美國及其他22國的專利。他認為人體有不可思議的療癒力量，而且能夠自行選擇「適合」或「不適合」自己的食物或藥物，甚是療癒石等等；在大村博士的理論中，如果人出現負面的情緒或接觸到負面的能量，就會讓身體的力量減弱，反之則會增強。

這樣的方法已經被許多醫生或者是另類療法治療師所接受，我認為用來挑選適合自己的療癒石也很有幫助；或許下次挑選療癒石的時候，你也可以多找一個夥伴同行。

O環測試方法的步驟

（1）測試時需要兩個人。首先受測者移除身上的手錶或電子產品，左手心朝上，而右手大拇指和食指（或中指）捏緊，做成OK的形狀，這就是O環。也可以使用自己的慣用手作成OK狀。

（2）協助測試者以兩手指勾住受測者的O環，試著將O環向外拉開，並以受測者被拉開的力量大小作為參考值。

（3）受測者的左手拿著欲測定的物品，協助測試者再以兩手勾住受測者的O輪（右手），以臂力試著將O輪向外拉開。

（4）受試者需要在過程中用力抵抗外來的拉力，如果O環很容易就被拉開，那代表左手上的物品可能並「不適合」受試者；如果O環不容易被拉開，那可能代表手上物品是「適合」受試者的。

天然石 v.s. 人造石的簡易判別方式

如果你相信能量水晶與礦石的力量，希望運用它們來調整自己的身心，就需要了解天然水晶（Natural Crystal）跟人造石英（Cultured Quartz）不同之處為何；當然，如果只是要做為觀賞用，那就另當別論了。

九大判斷法則

我們在選購半寶石時，只要用一些很簡單的方式，就可以把買到人造品或是人工處理礦石的機率降低，現在就來教教大家幾個可以立即上手的小方法吧。

1. 找有專業信譽的店家

注重品牌的專業公司有專業人員以及器材做第一步檢驗，這些店家比你還怕賣到假貨，因為一旦信譽受損會造成極大傷害。這也是我選購水晶的第一選擇，畢竟人工優化處理以及人造水晶的技術日新月異而且進步神速，我也沒有把握能否完全買到天然療癒石，因此選擇有信譽的店家來選購還是最佳保障。

2. 硬度

不同礦石的硬度也不同（請參考摩氏硬度表或本書所提供資料），例如鑽石的硬度是10、石英（水晶）的硬度是7，玻璃的硬度則是5.5。如果將水晶與玻璃兩者摩擦之後，玻璃會受損，很容易判別出是不是用冒牌貨。不過人造水晶硬度跟結構都與天然水晶相同，很難用這種方式判別，而且一般店家不會允許你做這樣的實驗。

3. 色帶或色差

天然有色水晶通常有色差與色帶，也就是化學元素在晶體之中會有分布不均勻，所造成顏色的差異。例如：天然黃晶放在水裡可以清楚看見色帶，其顏色呈現出來是不均勻的；如果是是人工優化熱處理的黃水晶或養

療癒小叮嚀

購買能量水晶與礦石前，你需要了解的事情

1. 目前在市面上當成寶石跟半寶石販售流通的礦物超過50種，從號稱「寶石四公子」的四大寶石：鑽石、紅寶石、藍寶石、祖母綠，到礦產豐富物美價廉的冰洲石、透石膏等礦石都有。不同礦/寶石都各具特性，判別方法也截然不同。當然，通常越昂貴的寶石越有可能被假冒或是人工處理，以賺取暴利。

2. 水晶寶石的真偽判定其實是相當複雜的學科，除了要有基本的礦物學領域的專業知識之外，最好還能有科技產品輔助。因為人造寶石產業的技術日新月異，技術好的廠商可以模仿出地底的高溫高壓結晶環境，做出極為逼真的人造寶石，因此購買前，我們自己的知識學習、專業儀器的使用及經驗累積也就越來越重要。

晶，就絕對是色澤均勻。不過，現在紫水晶的養晶也可以做出近乎色帶的效果了，選購時要多注意。

透過高亮度或LED手電筒由下往上照射時能夠清楚看見色差色帶，建議選購水晶時應該隨身攜帶。

【註】色帶雖然是判斷天然礦石的好方法之一，但是有些人工養晶也會出現平行排列的色帶，看起來有類似色帶的效果；但天然色帶通常呈現不規則排列，檢查時睜大眼睛。

4. 雙折射率

天然水晶球可以採用雙折射率的方式來看。拿一張白紙，放一根頭髮在上面，然後轉動水晶球，透過天然的水晶球就可以看到頭髮時而分離（看似兩根頭髮），時而緊密（變回一根頭髮），這就是雙折率的效應；玻璃球是沒有雙折射率的。不過因為人造養晶球成分結構與天然水晶球幾乎完全一致，現在已經鮮少使用這種方式。

5. 天然冰裂紋、石紋

天然石通常存有自然的冰裂紋、石紋（或稱雲霧）或色帶，故若見到有一定體積且完全透明無瑕的商品，是人造的機率絕對比有冰裂紋者來得高。但是近來有許多廠商會用等級低的雜石染色成高級礦石，就無法以此法判別。

【註】目前也有廠商對人造水晶內部施壓，使之形成誇張而且明顯不自然的裂紋，成為「冰爆水晶」。不過這種冰裂紋通常不自然而且佈滿水晶內部，不難辨認。

6. 礦物共生以及內含物

有礦物共生的水晶寶石造假的機率就相當低。一般而言，最常見的有石英跟陽起石共生的綠髮晶；石英跟黑電氣石（黑碧璽）共生的黑髮晶；石英跟綠泥石共生的綠幽靈；以及石英跟金紅石（成分為二氧化鈦）共生的髮晶鈦晶囉。全世界每一個有共生礦物內含物的水晶，其品項都是獨一無二的，每一個都是唯一，也因如此，幾乎沒有直接仿冒的出現。

【註】話雖如此，市面上也曾經出現過人造綠幽靈或是人造紅兔毛水晶。若您發現水晶內部礦物分布看來非常均勻、毫無自然感時，請合理懷疑！

7. 價格

正所謂一分錢一分貨，除非您與老闆交情超好，否則漂亮完美的高等級水晶寶石賣得低於市場行情太多，那就是有問題。千萬不要有挖到寶或者老闆腦殘開錯價的貪念，這種心態往往會造就不買不虧，多買捶心肝的狀況。

8. 直覺

這裡指的不是坊間所云水晶能量會有什麼熱熱麻麻刺刺的感應，或是拿兩個水晶旋轉靠近會有吸引感覺等等江湖傳言。在購買時，只要感覺有稍微怪異感或是無端產生懷疑，就應該多觀察看看，相信直覺可以協助你判斷。

當然如果您天生體質敏感，對於天然療癒石有自己的感覺，那就再好不過。不過我的經驗是，敏感體質雖然能夠感覺出人造水晶或其他礦石假冒高價寶石，但是對於染色等優化處理卻無法敏銳判斷。

9. 手感

如果多多接觸天然療癒石，記住其手感，而這種因為長期接觸而留下感覺記憶的方式也不失為一種好方法。有一個簡單的判斷方法是，天然水晶握熱之後，靜置三十秒以內會完全清涼，不會有餘溫，可以做簡易判斷；但這是比熱所產生的現象，養晶或是玻璃應該也會有一樣效果，所以還是要搭配其他判別法來辨認。

認識人造石

人造石或人造水晶可以分為兩種類型：一種是在科學實驗室或工廠中完全以人工材料與機器模擬礦石生長的溫度與壓力所製造出來的；另外一種則是將天然礦石進行加工處理，利用科技使之變色或改善外表，兩者在市面上均十分常見。

第一種人造礦石中最常見的就是人造水晶。由於在實驗室中做出的人造石英（也稱為人工養晶）的結晶方式及外觀與天然水晶幾乎無差別，而且能夠控制內含物等環境條件，能做出完全沒有雜質的效果（不過劣質養晶依然可以看出有一些氣泡）。

最常見的養晶為全美無瑕疵的白水晶、黃水晶、紫水晶，因此挑選這些礦石時請盡量選擇含有冰裂紋或些微內含物的，因為這些大自然造成的現象在實驗室中很難做到；如果您找到便宜而且完全無雜質的水晶，那就要注意了。另外，目前雖然有些廠商嘗試在人工養晶中參雜一些有色雜質，做成綠幽靈或者兔毛水晶，不過技術尚不純熟，肉眼可以辨認出來。

知識補給站

天然水晶 v.s. 人造養晶比一比

天然水晶是自然在地底形成的礦物結晶，一般的水晶需要百萬年才能長幾公分（一天約0.5公厘，這還是自然環境完全符合生長需求標準時才能達到的標準，所以地質譜通常都是用百萬年來作為單位），地質軟硬與質地也會影響水晶的長度還有結構。也因為埋藏在地底下數千萬年中，水晶礦脈不斷與大地深處的能量共振，結晶品質穩定，才能當作療癒石。

人造水晶也被稱作養晶，是在科學實驗室中利用機器仿造地底壓力與熱度快速壓縮而成，一天能成長約0.8公厘，因此一個直徑三公分的水晶球只要35天就可以完成，所以價格非常低廉，不如天然水晶昂貴，如果拿來假冒就能夠獲取暴利。人造水晶通常沒有內含物也少有冰裂紋，十分乾淨透徹，但是在能量上就沒有天然水晶在地底培養出的穩定能量頻率。許多人會將人造水晶當作「全美水晶」來販賣，也就是無法肉眼見到瑕疵的水晶，價格比一般天然水晶更高，卻讓許多消費者以為自己撿到了便宜。

人造礦石在市場上一直都有一定的流通率，也因為科技的進步還有寶石價格的提高，造使得人造或人工處理的療癒石越來越多，讓許多消費者購買了大量人造礦石，卻無法從其中獲得療癒的力量。更糟的是，礦石優化處理之後價格提高，竟然創造了不平衡的市場機制，令人對能量水晶療癒的前景感到憂心。

我們需要了解一件事：天然礦石因為有著千萬年的成長過程，在特定壓力與溫度下才能形成現在的樣貌，這樣漫長的高壓高溫的過程才能使它的能量穩定而不易變質。因此在進行能量相關的療癒工作時，我只選擇天然礦石，它們才具有足以療癒人類的穩定能量。

【註】在台灣也常見到捷克隕石的人造物，因為只要類似玻璃質感的礦石都可以人工「養殖」。

★常見的人工優化處理

漂白Bleaching	
優化方式	利用化學藥劑將礦石上的斑點或雜色淡化或去除，通常使用強酸或強鹼。這樣的過程中可能會使礦石某些成分被去除而產生空隙，需要利用膠狀物填補。這種方式直到現在依然有許多爭議，而且難以用肉眼判斷，市面上許多翡翠都經此法「整形」。
缺　　點	使用強酸強鹼可能是礦石內容被破壞，許多化學元素也會被除去，可能使能量結構改變。而且灌入塑膠溶劑之後將使能量無法暢通，讓療癒效果變差。
常見礦石	翡翠/閃玉等

染色Dyeing	
優化方式	利用化學藥劑或者含有色劑的油品，將礦石放入其中，利用礦石本身裂縫以及吸收作用加以改變顏色。這是十分常見的優化處理，某些廠商甚至會將某些礦石染色後當成其它礦石高價售出，消費者應該謹慎。 有些業者也會將石英水晶或其他礦石利用加熱或冷卻原理使內部受壓而破裂，再進行染色工作，這種作法也會令療癒石本身受到破壞。如果使用強光照射（如LED手電筒）即可能看出色劑滲入處有最深顏色，或如水墨散開的不自然色暈。這種人工優化處理也可能在某些化學藥劑或者長期接觸汗水或海水之後現形，顏色可能會淡去。
缺　　點	天然石在成長過程中可能受壓破裂，但在大地之中有機會修復再生，經過人工破壞將使能量無法回復。而染色劑通常都是化學合成，具有毒性以及負面能量，依附在礦石之中對於療癒工作沒有任何益處。
常見礦石	翡翠/閃玉/瑪瑙/黑瑪瑙/玉髓/土耳其玉/青金石/舒俱來/祖母綠等

灌膠/灌蠟處理Plastic/Wax Impregnation	
優化方式	將塑膠或樹脂透過高溫加壓方式，填充入礦石的隙縫之中，使空隙填滿而增加重量與外觀完整度，往往能使礦石顏色加深許多。
缺　　點	灌入塑膠之後，在能量上的頻率振動將會降低許多，使療癒石失去原有能量。
常見礦石	翡翠/閃玉/孔雀石等

★常見的人工優化處理

熱處理Heat Treatment	
優化方式	利用高溫處理方式使礦石中的化學元素改變而加深或改變顏色，增加美觀價值，前述提到的4種優化處理皆需要以熱處理來輔助。經過熱處理之後，礦石將會失去色差，整顆礦石顏色均勻，可以在強光下辨認出來。其實在礦石形成之時，也都經過地熱的天然熱處理，如果是單純熱處理對於礦石傷害較小一些。 一般紅藍寶石都經過人工熱處理使寶石中雜質燒熔，讓色彩更加明顯，這種方式很早之前就被國際認可。市面上也常見紫水晶加熱後，使二價鐵離子轉變為三價鐵離子，由紫轉黃。不過鑽石就算經過熱處理之後，也可能會褪色，購買時應注意。
缺　　點	人工加熱處理會強烈破壞礦石本身化學元素的變化，使能量改變。
常見礦石	紅藍寶石/琥珀/碧璽/海水藍寶/丹泉石/翡翠/紫水晶/虎眼石/煙晶等。

擴散熱處理Diffused Treatment	
優化方式	有人稱之為二度燒，通常只用於紅藍寶石。在寶石中放入化學元素，利用高溫處理後使寶石表面形成一層包裹色彩，肉眼不容易分辨；但是如果重新切割或拋光，就能看見原本的寶石色彩。這種方式能使寶石價格大幅翻漲，消費者要特別注意，業者也應該主動告知。
缺　　點	寶石可能褪色或因為重製而顯露原色，身價立貶。
常見礦石	紅藍寶石

放射處理Irradiation	
優化方式	利用輻射線的作用改變礦石內化學元素，令其改變顏色的方式。經輻射後再利用熱處理來改變或加深顏色也很常見，兩種方法都能夠令礦石有極大的差異。不過這種處理方式會使整顆礦石顏色均勻改變，看不出色差，僅能夠在強光中看出，或透過光譜分析儀器分析出放射線而辨認出來。 此法一般常使用在粉晶上，讓粉晶顏色加深；也會用在無色鑽石上，讓無色鑽石增加色彩，變身為彩鑽後價格往往能夠大幅翻升。
缺　　點	輻射會使化學元素劇烈改變，使得礦石能量結構受到破壞，讓能量不再穩定，無法順利進行療癒。
常見礦石	石英水晶/鑽石/碧璽。

知識補給站

LED手電筒是你的好幫手

　　部分的優化處理痕跡如染色處理、熱處理與輻射處理都能夠在強烈光源中現形，染色處理能夠看出色劑侵入的裂隙痕跡，或是水墨暈開情況。熱處理與輻射處理使得礦石沒有色差，顏色非常均衡而且不自然。強光光源也能夠清楚看見內含物與冰裂紋，甚至人工養晶的氣泡，因此購買水晶石請隨身攜帶一支好用的LED等手電筒，至少看起來會內行很多。

人造石與優化處理大集合

★偽物混充

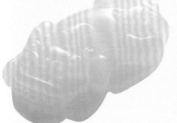

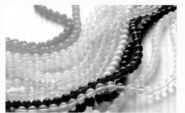

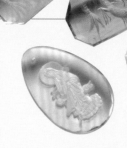

有色玻璃常用來混充作水晶來販售,比重相差很多的塑膠珠有時也會成為魚目混珠的素材。

★染色處理

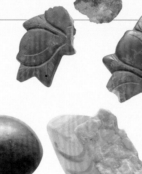

將價格低廉或品質較差的天然石(例如白松石或次等青金石)染色後,就能翻身為價值較高的天河石或高級青金石。

★冰爆處理

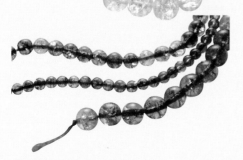

為了讓養晶看來更接近天然水晶,有些廠商會將養晶施壓使之破裂,稱為冰爆處理。右圖則是更進一步將冰爆後的養晶染色,當作碧璽來販售。

★添加內容物

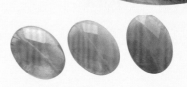

目前在養晶中加入人工添加物的技術還不成熟,我們可以輕易看出這些髮晶內部結構的不合理之處;右圖「綠幽靈」甚至可從破裂處看到染色的痕跡。

能量水晶與礦石的淨化法

水晶礦石有非常穩定的結晶結構，從訊息能量角度來看，它是很好的能量儲存或接收體。穩定的晶體結構代表其能量頻率是穩定的，它的能量本身沒有好壞善惡，卻有能夠記錄能量訊息的特質，因此傳說古文明祭司將古老的傳承放在水晶中，形成記憶刻痕（記憶/資料庫水晶）。

能量水晶與礦石既然擁有能夠記錄能量的特質，一旦接觸過其他發送出強大能量或意念的能量體，例如人類、某些電器用品或是能量地點，其能量震動也會與水晶震動互相共振，改變水晶本身的能量頻率。當然這不是永遠的，只要脫離共振的能量範圍，經過一段時間之後，水晶礦石便會緩慢地恢復原本的震動頻率。也就是說，使用水晶礦石進行療癒工作，或放在空間中來調整風水時，礦石在與低頻能量共振之下，可能會造成本身能量上的疲乏；但是如果將療癒石放回大自然之中，就能夠恢復原本的能量頻率。

我們也可以使用一些能讓水晶礦石快速恢復頻率的方式，甚至解除覆蓋在其上的負面能量或意識，一般稱之為「消磁」或「淨化」。這些方式通常都是古老文化中傳承下來的，我個人認為具有一定的效果。但是也要注意，並不是所有方式都適合於每一種水晶礦石，有些淨化方式甚至會對某一些礦石造成傷害，得不償失。

七大消磁淨化方式

日光/月光曝曬法

這種方法在台灣很常見，也是許多商家推薦給消費者的一千零一種方法。

太陽是地球上可見最強烈的光，而且有能改變能量結構的特性；把水晶放置於陽光下曬數小時，可以協助它恢復本來面目。但千萬要切記，日曬法不適用於紫水晶、黃水晶或粉晶等有色寶石，因為這些水晶內含鐵（Fe）、銅（Cu）等元素，長時間曝曬下會導致氧化，或因高溫改變了水晶內之分子結構而褪色。

月亮的光線來自於太陽光的反射，因此以月光曝曬（稱為月光法）也具有相同效果。但是在都市中由於光害嚴重，已經難以分辨是月光或者人造燈光，所以並不是非常推薦。

｜適　用｜透明無色的療癒石，如鑽石或白水晶等。
｜不適用｜所有有色療癒石，以免因化學元素反應造成變色或褪色。

香氛/煙燻法

　　將水晶放於香薰爐旁，點燃香薰精油（有機天然為宜），透過環境能量提升，也可達到淨化療癒石的效果。你也可以使用神聖草藥的煙燻法，許多古老文明的部落巫師會透過神聖植物的煙霧帶來正面能量改變療癒石的頻率，淨化水晶或是療癒石等神聖物。也有人將精油塗在水晶上，但請記得用水沖洗乾淨，否則療癒石容易沾染油汙。

| 適　用 | 幾乎所有療癒石都適用，不過三斜晶系與單斜晶系療癒石，如孔雀石、土耳其玉，因為礦石隙縫較大，長時間煙燻後可能會染上煙霧的顏色。
| 不適用 | 顏色較淺的三斜晶、單斜晶療癒石，如翡翠、玉、白紋石。

水流法

　　將水晶置放在水流下五至十分鐘，讓流動的水帶來新的能量，改變水晶的振動狀態。自來水也可以，如果是山泉水更好。此法可能會令療癒石的隙縫充滿水而分解，或者內含的化學元素與水進行反應而變化，使用時須注意。

| 適　用 | 硬度高而且不容易與水形成反應的礦石，例如白水晶/黑曜岩。
| 不適用 | 結構脆弱或者金屬元素豐富的礦石，例如黃鐵礦/蘇打石。

海鹽法

　　將水晶放入盛滿海鹽水的容器內，透過未經加工的粗鹽（純天然海鹽）所散發出來的海洋淨化效果，可以有效淨化水晶。浸泡至少十二小時後，將水晶沖洗乾淨，放在陽光下或陰涼處曬乾即可。但此法不適用有金屬成分或金屬裝飾物的水晶礦石。

| 適　用 | 硬度高、無金屬或化學成分，能接觸海鹽的療癒石，例如白水晶/拓帕石/黑曜岩。
| 不適用 | 含有金屬或化學成分，不能直接接觸海鹽的療癒石，例如青金石/蘇打石/赤鐵礦。

持咒或聲音

　　持咒以及音樂都是一種震動方式，我們這個世界最常使用光與音樂作為療癒的介質，因此誠心持咒或是使用有淨化穩定效果的音樂，都可以使水晶的能量回歸到原本的狀態。在此並不限制任何音樂或宗教咒語，重點在於我們的意念以及音頻振動的頻率；但是建議使用單一頻率的音樂，例如純粹的鼓聲或者純粹的持咒聲，能使水晶礦石較快恢復能量。
※適用於所有療癒石

晶洞或晶簇

把水晶放於天然水晶簇上或水晶洞內，就可以達到相當棒的淨化效果。因為晶洞以及晶簇能量會自己形成一個循環，所以水晶放在其上也會接受這個循環，進而驅除負面的能量，回歸到自己的振動。此外，晶洞原本就是一個小洞穴，所以晶體尖端會指向中心，能夠讓能量集中，算是水晶自身形成的能量迴圈，所以能量十分穩定，可以有效清除水晶礦石內的負能量，恢復原本的能量頻率。

※適用於所有療癒石

埋地法

大地掩埋法是力量最強大的方法之一，這是用在水晶能量已經消耗殆盡，甚至內部分子結構或是化學離子已經改變、無可回天時。當水晶礦石中出現奇怪內含物、變色或是變得過於暗沉，無法使用任何淨化法讓它恢復時，即建議使用埋地法。這需要較長時間的掩埋，通常就當作是讓礦石回歸大地母親的懷抱，不會再挖出使用了。

※適用於所有療癒石

療 癒 小 叮 嚀

冰箱冷凍庫具有淨化功效嗎？

台灣坊間曾經流行將水晶礦石放入冰箱冷凍庫中進行「淨化」，認為低溫能夠使水晶能量提升，像是回到大地中一樣。

但首先我們必須了解，一般礦石形成環境大約需要500～650度高溫，冰冷溫度與礦石生成並沒有絕對的關係；而許多礦石內部還有空氣與水分，一旦進入冷凍庫中，會使內部水分結凍；拿出來配戴時，水分會解凍。就在熱漲冷縮一來一往之中，可能使礦石更脆弱也更容易出現碎裂。另外我們通常在冷凍庫中放置肉品或魚類，環境能量頻率並不好，也不容易讓療癒石恢復高頻振動。

在人類文明發展的過程中，有一些特定的符號與形狀能夠帶領出特定的精神品質，所以透過不同形狀療癒石的使用，將之排列在身上、空間中或是隨身佩帶，都將為我們帶來各種不同的力量。

認識形狀與能量的關係與意義

我們可以透過將能量水晶與礦石切割成不同的形狀來提升其能量，或是達到不同的效果，這種形狀能量不僅能夠增強礦石的意義，甚至可以利用在心理學上。

形狀		意義與特性
圓 形 或 球 形	●	代表無限擴大的能量，能夠將能量聚集在一起。配戴在身上時可以讓磁性能量場更完整，如果放置在室內空間能夠讓環境能量穩定，獲得療癒的能量。
蛋 形	●	象徵新生以及生命力的孕育，能夠協助補充生命之中感覺到匱乏的部分。配戴在身上可以協助生命順利進入下一個階段，離開陳舊的能量。放置在室內則可以協助家庭或團體關係和諧，進入更好的階段。
金字塔狀	▲	象徵集中而且穩定的力量，能夠帶來權威感以及安全感，並且將能量提升為更高層次。佩戴在身上能夠協助意念設定，讓精神穩定；放置在室內則能夠協助團體向心力集中，或提升工作效率。
勾 玉 型	☯	擁有許多象徵，例如胎兒或牙齒、月亮，代表一種精純的能量，在中國與日本被認為能夠驅邪除魔。適合配戴在身上保護能量，並且讓自己能夠保持活力與專注。
心 型	♥	象徵愛與生命力，能夠帶來平靜與安全感，是許多人選擇療癒石的首選。配戴在身上能夠帶來被愛的感覺，增加個人的魅力，了解愛的重要性。放置在空間中也可以增加戀愛的頻率，讓團體的感情增進。
五 芒 星	✦	通常為五角形，象徵完整的精神能量，並且讓能量集中。配戴在身上被認為有除魔驅邪的力量，也能夠讓磁性能量完整。放置在室內可以讓空間能量被淨化，並且保持高頻狀態。
六 芒 星	✡	通常為六角形，正三角形與倒三角形合在一起的圖形，象徵陰性與陽性能量的結合。配戴在身上能夠協助個人心願的實現，具有心想事成的效果。放置在室內能夠讓空間能量充滿療癒的振動，有助於團體關係的和諧。

形狀	意義與特性
六角柱型	為三方晶系與六方晶系礦石的天然結晶形狀之一，象徵穩定的自然能量，是一種安定的結構。通常是進行意念設定的首選，能夠激發人類的潛能，讓能量穩定發射，協助心想事成。
梅爾卡巴 （Merkaba）	正三角柱狀與倒三角柱狀的結合，是六芒星能量的昇華版，配戴在身上能夠使人靈性成長，並且療癒所有的問題。放置在室內也一樣能夠帶來療癒的力量，協助團體療癒。

能量水晶礦石排列療癒術

　　將療癒石排列在身上或是身體周圍是一種非常古老的療癒方式，可以追溯到幾千年前。古埃及人認為，將青金石放在額頭上，可以協助解決注意力不足或昏沉的問題，讓祭司專注在自己的神職工作上；在中國也有在空間中擺放水晶礦石，以促進空間能量和諧，甚至讓病人的疾病更快速痊癒、改善居家能量等功效，也就是風水。

　　將療癒石排列在身上的時候，不僅能讓水晶礦石的能量更穩定地在身體能量層面上運作，達到協助解除肉體方面的目的，甚至也能夠讓精神部分更健康。而將療癒石擺放在身體周圍或環境之中，亦可透過能量的共振調整，讓空間能量和諧。這是一種自我療癒的方式，能夠協助我們的磁性能量體完整健康，讓生命越來越美好。

　　通常我們會利用色彩光能對應脈輪的方式來進行療癒石的排列，這種方式能夠讓能量共振速度更快，也能夠協助我們療癒各個脈輪的創傷或問題。在世界上有許多療癒石排列的技巧，這只是其中一種，也是目前最簡單的方式，任何人都可以嘗試。

調整身體能量的療癒石排列術

| STEP 1 |

　　準備一個能夠讓自己平躺下來，安靜且無人打擾的場所。排列時可以自己進行或請朋友、家人協助。

| STEP 2 |

　　做兩到三次深呼吸，但是到自己平靜下來，並且讓自己的力量穩定。

| STEP 3 |

　　逐步將各種色彩療癒石放置在自己的身上，可以選擇由下往上或由上往下的方式，放置在脈輪對應的位置上。

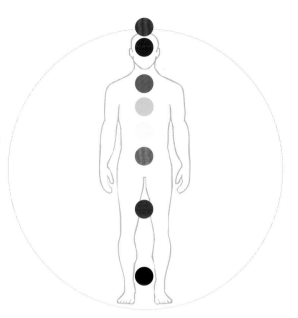

- ● 黑色　腳底或大腿之間
- ● 紅色　大腿之間，對應海底輪
- ● 橙色　肚臍附近，對應臍輪
- 　黃色　肚臍上方約10公分，肋骨下方，對應太陽神經叢輪
- ● 綠色　胸腔中央，對應心輪
- ● 藍色　喉嚨，對應喉輪
- ● 靛色　額頭，對應眉心輪
- ● 紫色　髮線或頭頂上方，對應頂輪
- ○ 白色　頭頂上方或身上任何一處，對應頂輪與第八脈輪

| STEP 4 |

放置好之後，將雙手掌平放向上，感覺不同療癒石在身上的感覺。休息大約20分鐘後就可以移除療癒石。

調整生物磁性能量場的療癒石排列術

| STEP 1 |

淨空空間，讓空間盡量整潔乾淨且無人打擾。

| STEP 2 |

準備一些水晶柱或者雙尖水晶，建議數量為四、五、六、八。可以使用任何一種療癒石，只要你認為有利於能量的和諧。

| STEP 3 |

順時針方向將這些療癒石放置為一個圓圈，或者是放置在房間角落，形成一個能量迴路。我們也認為不同數量的療癒時有其意義，代表不同的精神象徵。

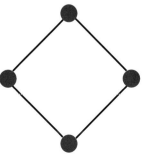

- **4**　帶來穩定的能量，也能夠讓空間穩定，被認為與大地/財富相關。
- **5**　帶來活力與生命力，能夠讓空間能量活化，除去負面能量，被認為與精神品質/靈性整合有關。
- **6**　帶來療癒的能量，能夠讓空間充滿正面頻率。被認為與自我療癒還有精神力提升相關。
- **8**　帶來昇華性的能量，能夠讓個人與空間都達到能量提升。被認為是最完美的能量迴路，能夠淨化負面能量。

能量水晶療癒全書

| STEP 4 |

放自己平躺或靜坐在療癒石的圓圈之中，感覺到自己隨著深呼吸越來越平靜，感受整個空間的能量也逐漸進入高頻的振動頻率。

| STEP 5 |

可以在這股能量中一直待到自己感覺足夠時，再依順時針方向回收所有療癒石即可。

配戴首飾的療癒術

人類配戴首飾的歷史非常久遠，在中國至少已有四千年歷史；從古代陵墓中可以發現，幾乎所有骨骸上都有一些飾品。透過長期配戴的首飾，我們可以持續的接觸療癒石的力量，當然也能夠表現美觀與個人特色。

將不同首飾配戴在不同部位上，能夠刺激經絡以及不同脈輪，改善能量停滯或虛弱的問題。我們可以隨著自己的需要，選擇不同療癒石製作的首飾。

項鍊（頸鍊）

能夠消除精神上的疲憊以及負面情緒，增加活力以及活化喉輪、眉心輪、頂輪的能量。

耳環

能夠加強感官敏感度、直覺、判斷力，並且讓內在保持平衡，不容易失去方向。有助於喉輪與眉心輪的能量強化，讓人感覺清醒。

胸墜或胸針

有助於全身能量的淨化與加強，釋放內心的負面能量，帶來愛與溫柔的能量波動。啟動自信以及自我肯定的能量。有助於心輪以及太陽神經叢的能量活化。

手環

透過血液循環的力量來活化全身能量，不管是左手或右手都有效。如果戴在左手可以連結自己的心靈層面，戴在右手可以連結自己的現實或理性層面。有助於全身的脈輪以及磁性能量場的活化，甚至驅逐負面能量。瑜珈理論中手腕正好對應著海底輪能量，能夠提供所有脈輪基礎能量。

戒指

擁有強化特定精神能量的特質，被認為可以驅逐邪惡或者增加個人特質，在許多療癒理論中都會使用戒指當作個人的能量守護工具，能夠儲存神聖的能量在其中。下表則是不同的手指與脈輪能量結合的參考表，我們可以用來做購買戒指的參考。

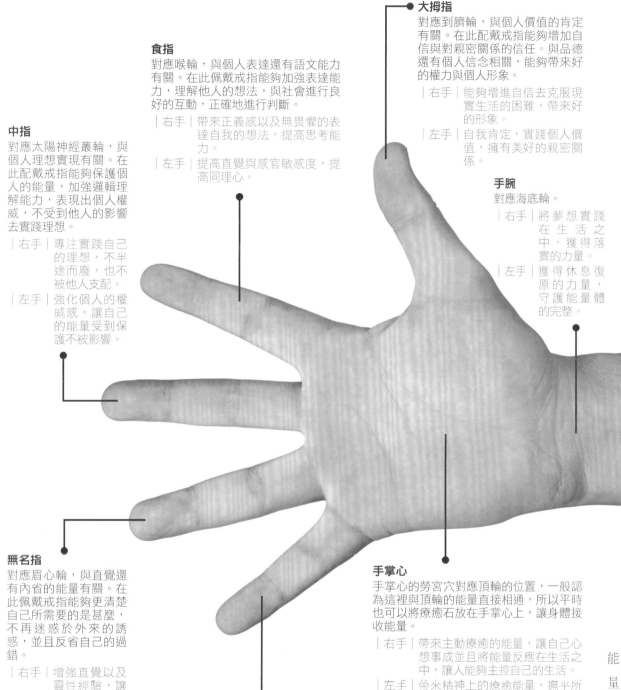

食指

對應喉輪，與個人表達還有語文能力有關。在此佩戴戒指能夠加強表達能力，理解他人的想法，與社會進行良好的互動，正確地進行判斷。

｜右手｜帶來正義感以及無畏懼的表達自我的想法，提高思考能力。

｜左手｜提高直覺與感官敏感度，提高同理心。

大拇指

對應到臍輪，與個人價值的肯定有關。在此配戴戒指能夠增加自信與對親密關係的信任。與品德還有個人信念相關，能夠帶來好的權力與個人形象。

｜右手｜能夠增進自信去克服現實生活的困難，帶來好的形象。

｜左手｜自我肯定，實踐個人價值，擁有美好的親密關係。

手腕

對應海底輪。

｜右手｜將夢想實踐在生活之中，獲得落實的力量。

｜左手｜獲得休息復原的力量，守護能量體的完整。

中指

對應太陽神經叢輪，與個人理想實現有關。在此配戴戒指能夠保護個人的能量，加強邏輯理解能力，表現出個人權威，不受到他人的影響去實踐理想。

｜右手｜專注實踐自己的理想，不半途而廢，也不被他人支配。

｜左手｜強化個人的權威感，讓自己的能量受到保護不被影響。

無名指

對應眉心輪，與直覺還有內省的能量有關。在此佩戴戒指能夠更清楚自己所需要的是甚麼，不再迷惑於外來的誘惑，並且反省自己的過錯。

｜右手｜增強直覺以及靈性經驗，讓自己時刻處在平靜與內省的狀態之中。

｜左手｜帶來內心對於愛的信任，更正確地分配自己的資源。

小指

對應心輪，與愛的能量有關。在此佩戴戒指能讓人有接受愛的勇氣，療癒過往心靈上的創傷，協助心想事成的能量。

｜右手｜主動給予愛的能量，實踐內心之中的藍圖，吸引正面能量。

｜左手｜接受他人給予的愛，並且愛自己的每一個部分。

手掌心

手掌心的勞宮穴對應頂輪的位置，一般認為這裡與頂輪的能量直接相通，所以平時也可以將療癒石放在手掌心上，讓身體接收能量。

｜右手｜帶來主動療癒的能量，讓自己心想事成並且將能量反應在生活之中，讓人能夠主控自己的生活。

｜左手｜帶來精神上的療癒能量，撫平所有內心創傷，並且使生物磁性能量場完整而不受到外來影響。

認識療癒石能量精華液（水晶水）

一開始接觸水晶礦石療癒時，讓我最感到興趣的就是將療癒石製作成精華液或是酊劑的應用法。將水晶礦石放入水中與水分子形成共振，使水分子攜帶其頻率，這就是療癒石精華液的原理。這種利用振動頻率將植物與礦物製作為藥劑的方式在歐洲的自然醫學中非常盛行，也是一種替代性療法，順勢療法與英國巴哈花精就是如此。

療癒石精華液除了口服，也可以利用外敷的方式經由皮膚吸收。透過這種方式，我們能夠吸取到蘊藏在療癒石之中的所有能量，促進肉體與精神上的平衡與健康。在中醫裡，這也是極為奧秘但安全而有效的療癒方式。

曾出版多本水晶相關書籍的茱蒂·霍爾（Judy Hall）曾經提到這種方式，後來我也在席德嘉的相關資料中，讀到這位神祕而充滿力量的中世紀日耳曼修道院長如何利用水晶礦石的療癒力協助病患。她曾經在著作中提到，利用橄欖石浸泡在橄欖油或水中後服用此精華液，可以改善胃部問題，也能夠減少消化不良的狀況；而拓帕石製作成精華液之後可以使用在眼部，用來對抗眼部疾病。

知識補給站
千年前的自然療法先驅 —— 席德嘉·馮·賓根

席德嘉·馮·賓根（Hildegard Von Bingen）1098年誕生於日耳曼貴族世家，自幼就被送入教會成為修女，被認為是有靈視能力、能與上帝直接溝通的人。她卓越的靈知及見解震撼了當時的歐洲教廷，成為一位密契者，也就是直接傳遞上帝奧秘的人。席德嘉集神學家、作曲家、作家、哲學家、療癒者等於一身，著有討論疾病的成因與自然療法的《病因與療法》一書。現在德國人認為她是自然療法的先驅及現代另類醫療的提倡者，影響目前絕大多數的歐洲自然療法理論。

內服 v.s. 外用精華液的療癒石判定法

在了解療癒石精華液的功效之後，我們也可以透過對療癒石的了解，為自己搭配每日飲用的精華液配方。可用來製作內服性精華液的療癒石大致具有以下特徵：

1. 屬於方晶系結構；
2. 硬度較高（超過5），可打磨拋光；
3. 表面無可與水、油直接反應的金屬化學元素。

個人的建議是，所有要製作成療癒石精華液的礦石，一定要經過拋光處理；至於無法拋光滾磨的礦石（如藍銅礦、魚眼石、鋰雲母）因為容易解理碎裂，建議用其它方式來取得能量。具有毒素或不適合飲用的療癒石（如孔雀石以及土耳其玉）可以製作成外敷使用的精華液來使用，而可以飲用的療癒石精華液當然可以外敷。

★適合製成精華液飲用的水晶礦石

等軸晶系	鑽石、石榴石、尖晶石
正方晶系	含有金紅石的無缺口髮晶
六方晶系	綠柱石家族（祖母綠、海水藍寶、摩根石）、東菱玉、紅藍寶石
三方晶系	石英水晶家族（白、紫黃、紫、黃、粉、煙、髮晶）、碧璽家族
斜方晶系	菫青石、橄欖石、葡萄石、丹泉石、拓帕石
單斜晶系	翡翠（硬玉）
潛 晶 質	瑪瑙／玉髓家族
非 晶 質 結 構	阿帕契之淚、黑曜岩、珍珠、捷克隕石

療癒小叮嚀

不適合飲用的療癒石精華液製作提醒

黃鐵礦與赤鐵礦遇水之後會釋放大量鐵離子，可能會使水變質速度加快；而其他礦石則因為結構較鬆散以及金屬化學元素暴露在外，容易造成水中金屬化學成分提高，所以不建議飲用，但可外敷使用，透過皮膚來吸收能量與之共振。某些書上提到，可以將不建議飲用的療癒石包上塑膠套或是裝入透明玻璃盒中，再放入水中。

▌如何製作、使用療癒石精華液

療癒石精華液的製作步驟

| STEP 1 |

準備所需水晶礦石及一個透明玻璃瓶（非壓克力或塑膠瓶），將兩者清洗乾淨。

| STEP 2 |

在瓶中加入泉水。建議天然礦泉水為佳， 一般開水亦可；也可以選擇天然油品，如橄欖油或杏仁核油。

| STEP 3 |

將水晶礦石放入瓶中，靜置在陽光下6個鐘頭以上。切勿直接照射強烈陽光，以免療癒石或油品變質。

| STEP 4 |

將精華液裝入深色瓶中儲存，或者直接飲用。

如果裝瓶儲存，請放置在陰涼處，以免變質。

【註】製作精華液的療癒石無須淨化，因為陽光與水能夠進行淨化；但請盡量避免烈日曝曬，以免水晶礦石變色。

療癒石精華液的使用方式

1. 直接飲用；
2. 滴在澡盆／清潔用品之中，用以沐浴；
3. 若使用在皮膚上時，請注意避免直接用在傷口上；
4. 加入個人按摩或保養品中；
5. 如果想延長精華液保存期限，可以加入百分之十的白蘭地或威士忌，當成保鮮劑。

10個實用療癒石精華液配方

以下分享我個人使用的療癒石精華液配方，歡迎嘗試或依照自己的經驗調整。所有可飲用的配方皆可以外用，而外用配方則不建議飲用。

內服/外用	解毒/回復身體活力	橄欖石、葡萄石、綠玉髓、祖母綠（自由搭配）
	喉嚨不適/表達障礙	海水藍寶、藍玉髓
	青春/美貌/皮膚	粉晶/摩根石/綠玉髓/紅寶石或紅色尖晶石/紅色或綠色碧璽
	眼部問題	拓帕石、綠玉髓、白水晶
	腸胃不適	橄欖石、黃水晶、黃色拓帕石
	腦部/無法集中注意力	紫水晶、白水晶、黑曜岩、任何一色碧璽
	家庭和諧	瑪瑙、白水晶、任一色碧璽
	失眠/夜夢/易受驚嚇	白玉髓、紅玉髓、紫玉髓
僅能外用	回春/皮膚健康	粉晶、菱錳礦
	解毒/肌肉痠痛不適/易發炎感染	孔雀石、葡萄石、方解石、螢石

療癒小叮嚀

個人使用心得分享

我個人也長期飲用療癒石精華液，幫助自己從疾病中快速痊癒，甚至降低身體衰弱的機會。其中最喜歡的療癒石精華液，是有關於解毒以及處理肝臟毒素的配方。

在我的家族病史中，肝臟是非常大的問題，許多家族長輩都有B肝或肝臟疾病。而我自己也因為作息問題造成肝指數不正常。在某次肝指數飆高接近爆肝的狀況下，我雖然稍微提早一個小時睡覺，但總覺得肝的能量還是非常虛弱。

在翻閱療癒石相關資料時，我突然得到一個靈感：使用與肝臟還有太陽能量互相呼應的橄欖石、可以軟化固著能量並解除毒素的葡萄石、象徵青春以及活力的綠玉髓，泡在礦泉水中製作成療癒石精華液，當成開水每日飲用。前兩種療癒石都屬於斜方晶系，能夠療癒身體有問題的部位並且給予能量，而潛晶質的綠玉髓則可以帶來安撫的能量，修復破損的能量場。

一個月後，我的肝指數降回正常數值，連醫生也好奇我究竟服用了甚麼「藥物」。親身體驗了療癒石精華液的奧秘與神奇後，我更驚嘆席德嘉修女的大智慧，不愧是自然療法的先驅！

關於能量水晶礦石的10個常見問題

Q1 請問能量水晶與礦石是否可以彼此替代？（例：虎眼石可否代替黃水晶？）

A 這個問題在我一開始接觸療癒石能量及學習其療癒工作時也常常困擾。經過多年的觀察與實踐之後，我發現療癒石的能量其實各自有特別的地方：相同晶體結構但是色彩不同、相同色彩但晶體結構不同，甚至相近色彩與晶體結構卻擁有不同化學元素，這些相異之處都會影響其能量特性，否則大地之母也不需要生出這麼多各自相異的療癒石了。

舉例來說，黃水晶與虎眼石同為三方晶系也同為黃色，同樣有固定能量、清理負面能量、讓正面能量直接放射出來，達到完整而且顯現出來的效果，甚至同樣對應太陽神經叢，有助於讓人一掃陰霾，專注實現夢想。

但是在化學元素與內含物方面，黃水晶因擁有大量鐵離子，更能夠提振活力與精神，讓人感覺到清爽而且自信；而虎眼石則因含有單斜晶系的青石綿，能夠補充原本不足夠的能量，讓人更專注於單一方向。

因此我個人認為，黃水晶有助於面對事業整體或者增強對於工作的興趣，而虎眼石則適合在單一工作項目或者某些特定方向出現時，增加能量以及專注力。

綜觀來說，我個人認為療癒石之間無法完全取代，但仍有相近的能量作用，可以從晶體結構與色彩光能相似的療癒石中去權衡、尋找，但是沒有療癒石可以百分之百替代彼此。

Q2 請問同一種礦石若為不同顏色，療癒的功能是否相同？（例：同種異色的海水藍寶和摩根石）

A 在第一章已經所說明，療癒石的能量主要來自於三大部分：晶體結構，色彩光能與化學元素。只要這三個部分有所不同，療癒的方向就會不同，就算其中一個部分相同，也無法保證有一模一樣的力量。

舉例來說，海水藍寶與摩根石都是六方晶系的綠柱石家族，在晶體結構部分都具有強化原有能量並放射擴大的效果，非常適合能量阻塞或無法順利釋放的狀況。不過因為色彩部分的不同，藍色的海水藍寶能對應到第五脈輪（喉輪），可協助溝通順暢以及增進表達能力；而摩根石的粉紅色則帶來自愛以及尊重自己的能量，對應到第四脈輪（心輪），協助人喜愛自己並且不再自卑。由此可見，它們所對應以及主要協助的能量領域並不相同，或許放置在其它脈輪也能帶來振動，但還是其色彩對應的脈輪能與它產生最強烈的共振與療癒效果。

Q3 請問水晶礦石戴左手或右手，療癒效果是一樣的嗎？

A 在能量共振的原理下當然是一樣的，因為人體是一個無法分割的磁性能量場。療癒石或許會因色彩光能的緣故與某個脈輪特別容易共振，但是最後依然會讓整體磁性能量場共振出和諧頻率，所以戴在左右手都一樣具有療癒效果。（畢竟血液流經全身，血液中所含有的水分子最能夠快速進行能量共振）

不過在能量流動上，左手與右手則對應著不同的精神層次。左手代表月亮，象徵靈性能

Q&A

關於能量水晶礦石的10個常見問題

量、潛意識、非日常生活領域以及被動性的能量；右手代表太陽，象徵物質、理智、意識層面、日常生活領域以及主動能量。有些人會依照自己目前所需要的精神能量來決定配戴在某一隻手上，但是在能量以及療癒的原理上，其實並無差別 ─ 除非您的身體中間隔著一層塑膠板。

Q4 請問同時配戴多種顏色的水晶礦石，會干擾人的氣場嗎？

A 當然不會，因為所有的療癒石的頻率都是高於生物磁性能量場的，它們並不會降低人體的能量頻率。然而過多療癒石一同配戴在身上時，人體磁性能量場可能需要較長的時間來調整，有些人在調整過程中也可能會感到精神或肉體上的不適，但是這並不代表能量場被干擾，而是調整的過程。我個人建議每次配戴療癒石的種類應該在五種以下，讓身體能夠及早調頻。

Q5 請問療癒石是要放桌上比較好，還是戴身上比較好？

A 從古至今，治療師使用療癒石時都是直接排列在人體上，因為透過直接共振，能夠較快速調整人體的磁性能量，我也建議在個人療癒或靈性用途上，配戴在身上甚至直接碰觸皮膚會更快有感受。

不過有些礦石因為含有毒性或質地特殊，無法製作成首飾，便可放置在空間之中使能量共振，效果相同且能嘉惠更多的人。所以許多重要集會場所都會放置大型礦石，讓空間能量感變得沉穩或者適合溝通。因此放置在桌上或空間中，將有助於整體團隊或空間能量提升。

Q6 請問水晶礦石一定要淨化嗎？哪一種淨化方式比較好？

A 所謂的淨化其實是透過單純的能量頻率，協助療癒石回到原本的振動頻率上。在療癒石與人體或空間共振的過程中，其自身頻率可能會降低，但透過這些淨化方式可讓療癒石能量波長回到原來的狀況，延長療癒石協助人類的時間。當然這與使用者的頻率有關係，使用者的頻率越高、肉體與精神越健康，則療癒石需淨化的周期就可以延長；反之則越短。

通常療癒石如果些微改變顏色或者感覺沉重黏膩，就是需要淨化的時候了，但是這到目前依然是一個很主觀的判斷，我建議聽從自己的直覺。

淨化的方式有許多種，有些方式對特定的療癒石有傷害性，可能造成它們的質變而無法恢復，請參閱前文為挑選適合的淨化方式。

Q7 請問我自己配戴的水晶礦石可以讓別人碰觸嗎？

A 這個問題牽涉到上一個淨化的問題。之所以會發展出這樣的迷思，其實是因為療癒石的功能來自於它與人體的共振過程，故療癒石會與使用者形成共振。這樣的共振頻率可能因為他人的碰觸而改變，但是別人不會一直碰觸你的療癒石，所以當你與自己的療癒石回到共振狀態時，能量也就會恢復。我個人從不忌諱療癒石被碰觸！

但如果療癒石經過某些特別儀式而具有特殊意義時，或者經過意念程式化過程而代表某些特定願望時，還是建議儘量不讓他人觸碰，以免能量混亂而使單純專注的能量改變了。

請問同一種顏色的礦石是否擁有相同療癒作用？

 請問該如何挑選適合自己的能量礦石，是越大顆越好，還是越漂亮越好？

A 會因為晶體結構以及化學元素而有所不同，請參閱第一章。

請問人造或是染色處理過的水晶礦石，在能量上和天然礦石相同嗎？

A 人造養晶是在實驗室中製作，沒有經過大地的長時間壓力與熱力作用，因此在能量上缺乏了大地的滋養。

在我的經驗中，人造養晶依然有療癒能量，但是卻很快就需要淨化或比天然水晶更加脆弱，在能量品質上非常不穩定。所以在療癒上我並不會考慮人造養晶；何況我們也不清楚製作的環境是否有毒素或強烈的負面意念，這些都有可能使療癒力量扭曲而無法達到預期效果。

染色或各種人工優化處理的療癒石，或許在市場上能夠被接受，也具有一定價值，然而經過人工化學色劑的影響以及急速加熱處理，都會使療癒石原本的能量頻率改變；雖然沒有變好或變壞的問題，但是我個人不會選擇人工優化處理的礦石來進行療癒工作。當然如果您是用作商業或收藏用途，還是可以考慮。

但是也必須提醒您，很多優化處理是將不同礦石染色米代替另外一種礦石，例如白紋石染色為土耳其石，兩者雖然都為三斜晶系，能夠對應藍色的喉輪，但是白紋石與土耳其石所含有的化學元素截然不同，白紋石無法含有土耳其玉裡帶來愛與美能量的銅元素。因此療癒作用永遠無法取代土耳其玉的效果，卻能在價格上翻漲多倍。

A 我個人認為越單純的療癒石越好，而品質精純的療癒石顯得更美麗且吸引人。

畢竟將礦石用在療癒以及靈性用途上，所需要的就是他的振動頻率，因此療癒石品質越精純，能量就越純粹。

當然療癒石的質量越大、能量也越強，但是如果含有太多雜質；也會使能量振動降低，所以我個人傾向漂亮精純的療癒石，其次才是質量大小。

這與荷包深度有絕對的關係，因為越大越美的療癒石價格也就越高，往往是成倍數上漲！

介紹
能量水晶與礦石

Healing Stones for

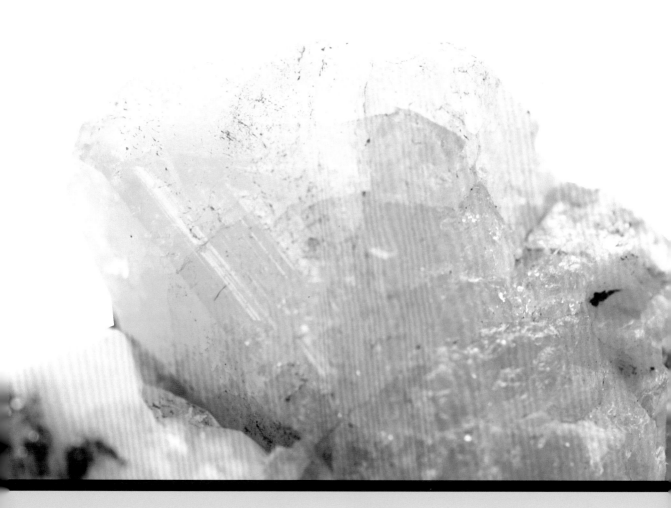

You × 100

Find Your
Healing Stone

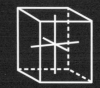

等軸晶系
CUBIC

【固定】

擴張原有能量，清除阻塞與負面能量，最後將能量穩固下來。

等軸晶系　CUBIC　│固定│

薩滿魔石
BOJI STONE

來自億萬年地底，蘊藏大地之母療癒能量的礦石

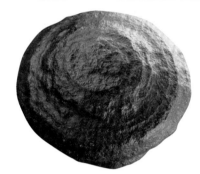

★基礎知識

顏　　　色	黑色、褐色
硬　　　度	6～6.5
解　　　理	不發達
化　學　式	$FeS_2+FeOOH$（含鐵不純物）
結　晶　系	等軸晶系
主要產地	美國

擁有多種名稱：薩滿魔石（Shaman stone）、波吉石（Boji Stone）、堪薩斯石（Kansas Stone）。它是來自於美國堪薩斯州（Kansas State）的特有礦石，當地原住民將之視為是大地的恩賜，在當地俯拾即是，直到近代才被大量使用，成為新時代靈性療癒的寵兒。

外觀特徵

　　通常呈現深黑色或褐色的外表，擁有凹凸不平的表面，幾乎沒有光澤，乍看之下的確不是很起眼。薩滿魔石的主要成分是黃鐵礦或赤鐵礦等金屬，屬於硫化礦物的一種。目前，科學家認為它是約在五億年前由海洋生物所形成之化石，經過黃鐵礦的礦化作用後，埋在海洋之中，由於硫化礦物本身具有酸性，使得表面因酸蝕作用而呈現凹凸不平的樣貌；經過地殼變動之後，薩滿魔石也隨之浮出海面。

　　美國堪薩斯州的沙漠荒地中出產相當大量的薩滿魔石，雖然一直廣為當地巫師所用，但是一般人並不大在乎它，也一直沒有正式的名稱；直到1972年美國靈療師凱倫·吉萊斯比（Karen Gillespie）以她飼養過的烏鴉名字 — "Boji"為石頭正式註冊，並且成立公司推廣薩滿魔石的好處，才讓更多人了解它天然的療癒力量。由於當地巫師（Shaman）喜歡使用這種礦石為個案做療癒，故亦稱為「薩滿魔石」；也有人直接以其產地命名為「堪薩斯石」。

　　薩滿魔石被認為具有陰陽性，陽性石外表堅硬，保留了如飛碟一樣的外型，表面較為粗糙而有稜有角；陰性石則呈現風化過後的樣貌，表面通常圓滑溫潤，呈現較完整的圓形。根據當地說法，通常一顆陽性石周圍會環繞十多顆陰性石，所以陽性石比較稀有，但是販售時通常是一對一對出售。

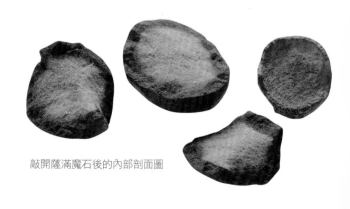

敲開薩滿魔石後的內部剖面圖

能量型態

現代人生活大量依賴資訊以及各種人造發明，生活型態往往日夜顛倒，過度使用腦力、體力，許多人都感覺自己無法穩定、心情浮躁，生活沒有方向或目標，想法落於空談而無法實行。

薩滿魔石屬於等軸晶系，這個晶系的礦石能量特別穩定，能夠讓人類不穩定的能量場逐漸密實，因此薩滿魔石具有讓能量聚焦的效果，能夠幫助本身能量比較虛弱或者是感覺浮躁的人們，獲得安定與踏實的感覺。

薩滿魔石不僅可以讓不穩定的能量固定下來，因為它含有大量氧化鐵，能夠讓人感覺精神振奮、氣血活化，因此許多能量工作者都喜歡用薩滿魔石來協助自己能量平衡穩定。

薩滿魔石也被認為是與大地頻率相近的礦石，能夠協助人類以及居住環境落實到土地上，利用陰陽性的薩滿魔石來平衡自己的能量，能夠達到快速接地（grounding）的效果。當能量與大地連接之後，能夠幫助人與大地的連結，讓自己平靜下來、調整能量；人與大地相接之後，也能夠感覺冷靜、務實，能夠逐漸實現自己的理想，而不再只是空談。

現代人因為生活習慣不佳或姿勢不良，往往使得身體左右邊能量不均衡，這也會造成心理影響：右傾會較為偏重物質，左傾則會過於注重理想，也因此造成生活不和諧。薩滿魔石正好有陰性石與陽性石，能協助我們重新平衡身體能量。

使用薩滿魔石時，通常會選擇一顆陽性石與一顆陰性石一起使用，將陽性石放在右手（陽性能量身體）、陰性石放在左手（陰性能量身體），可加強陰陽能量，補充自己原本不足的能量型態；亦可將陽性石放在左手、陰性石放在右手，則能夠讓身體中的陰陽能量交流，形成完整的生物能量循環，活化細胞能量。

運用建議

脈輪訊息

深色的薩滿魔石與代表大地元素的海底輪有強烈共鳴，由於等軸晶系的它原本就具有穩固能量並且凝聚力量的效果，因此應用到海底輪上時，可以快速凝聚能量，適合平時覺得能量虛弱，或者注意力無法集中、沒有實踐力的人們。

使用方式

對一般使用者來說，如果想要體驗薩滿魔石能量，不妨將薩滿魔石放在地上，讓它對應到腳底的輪穴或湧泉穴，讓平時累積在腳底無法排除的濁氣與負面能量可以藉由薩滿魔石的振動頻率而傳到地下，讓大地消化這些沉重能量。

進行能量療癒個案的時候，可以在療程之前或之後使用薩滿魔石。在療程前使用時，可以將薩滿魔石握在左右手上，藉由振動來軟化負面能量。在療程之後使用，則可以放在腳底，讓療癒的能量確實進入海底輪，在日常生活之中顯化療癒的力量。

使用時機

■能量虛弱，雙腳無力，感覺心情浮躁而無法做出好決定時。
■需要落實自己的想法時。
■任何需要靜心冥想的時候。

淨化方式

○：煙燻或晶洞淨化法
×：因為含有大量鐵礦，不適合流水或海鹽淨化法。

身體對應位置

海底輪

身體兩側腰際

腳底

療癒小叮嚀

放在家中角落，建構共振能量圈

平時也可以準備數顆薩滿魔石放在房間角落，具有大量金屬特質的它們會自然形成共振的能量圈。這樣的大地能量圈也是許多巫師進行靜心或精神旅程時會建立的，不妨在家裡準備這樣的小角落，讓你隨時可以回歸到穩固踏實的大地頻率中，不再感覺浮動與急躁。

能量水晶療癒全書

鑽石
DIAMOND

無堅不摧，火山中生成的金鋼不壞之身，能守護永恆的信誓。

★基礎知識

顏　　　色	無色、黃色、粉紅色、藍色、黃綠色、灰色、白色等
硬　　　度	10
解　　　理	完全解理
化　學　式	C
結　晶　系	等軸晶系
主 要 產 地	南非、俄羅斯、中國、納米比亞、印度、印尼、澳洲

金剛不壞之身，指的是像金剛石一樣堅硬的的身體。而金剛石就是尚未琢磨的鑽石原石，雖然擁有最高硬度，但是在尚未琢磨之前沒有辦法散法出光芒。只有經過淬練打磨，金剛石才能成為真正的美鑽。

外觀特徵

鑽石又稱為純碳，因為它是單純碳原子形成的礦物，跟石墨一樣。但是因為晶體結構的關係，所以形成了截然不同的結果。一般為八面體結晶，透過車工的琢磨之後能夠蛻下粗糙的外皮，展現耀眼的光輝。

科學家認為鑽石生長在比地殼更深的地函之中，在地殼運動的過程中跟隨火山爆發噴出的熔岩來到地上，有些熔岩冷卻後形成岩石，風化之後鑽石就被人發現。後來人們發現，鑽石通常能在火山岩中被找到，因此目前的鑽石礦區都是開採火山岩為主。

鑽石能夠折射光線，綻放出十分耀眼的光輝，在內部形成所謂的火光現象，現代已經成為大家所喜愛的珍寶。通常評鑑鑽石的方式稱為4個C，分別是克拉（Carat）、色彩（Color）、純度（Clarity）、車工（Cut）：克拉數越大越好；色彩越明顯越好；內部越乾淨無瑕越好；車工越精細複雜越好。通常有色鑽石價格會比無色鑽石更高出許多，因為十分少見也珍貴。

最早發現鑽石的國家是印度，大約在四千年前。雖然發現得早，但直到1774年，車工技術工藝隨著工業發展進步後，鑽石的美麗才真正展現出來，成為令人珍愛的首飾。因為鑽石價格昂貴，部分商人會以鋯石假冒鑽石，甚至以人造蘇聯鑽（Cubic Zirconia）或人造莫桑石（Moissanite）魚目混珠，購買時應該要謹慎詢問。

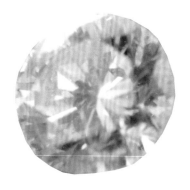

能量型態

　　鑽石的英文來自希臘文中的"Adamas"，意思是無法征服的。它雖擁有最高硬度，不過因為有四個解理方向，如果不慎還是可能會造成損傷。等軸晶系的鑽石能夠協助人類將所有的能量穩固下來，形成一種固定而且難以改變的模式。

　　這樣的能量也受到人們青睞，1980年代鑽石大亨成功地將鑽石塑造為婚姻見證人的形象，使得鑽石成為最佳婚戒的代表，「鑽石恆久遠，一顆永流傳」這句廣告詞依然是所有適婚男女心中首選。

　　在水晶療癒中，鑽石能提供一種非常穩定而且不容易受到影響的能量，讓總是三心二意、心猿意馬的人沉澱下來，相信自己的決定。如果將其配戴在身上也會令人感覺到沉穩與理性，是出席重要場合或是盛大宴會時的好配件。

　　鑽石含有大量碳元素，而碳原子的能量與生命力有關，也非常適合在意志消沉或失去創造力的時候使用，讓人專注在自己的問題之中，清除掉所有負面能量。而完美的光折射特性加上無色純潔的內容，讓人認為鑽石擁有令人腦袋清晰、專注不迷糊的能量，在古羅馬是將軍才能配戴的寶石。在基督教文化中，鑽石能驅退邪靈，放在身上可以淨化身心靈，口出狂言的人只要含住鑽石就可以受到祝福。在印度教中，鑽石被認為是人類靈魂經過輪迴之後回到大地的靈魂結晶；在希臘傳說中則是天神的眼淚，能夠洗淨靈魂。

運用建議

脈輪訊息

　　透明無色的鑽石被認為與頂輪有相關，等軸晶系的它能夠穩固能量並將能量聚集在一起，所以放置在頂輪時也能夠帶來專注力與清晰的思維，甚至讓人連結到更高頻率的能量。難以做出決定或是時常感覺到昏沉無法集中精神的人們可以配戴鑽石或放置在頭頂，與頂輪能量共振。

　　而在水晶療癒的過程中，鑽石被認為適合放置於全身任何一處，因為其能量品質很高，甚至能夠帶動其他療癒石的能量，也能夠提升人類的能量頻率。不管是哪一種色彩的鑽石，都適合放在身體任何一處。在西方世界習慣配戴於左手無名指，則是與婚禮習俗有關，他們認為這個位置與心臟直接聯繫，代表誓約在心裡。

使用方式

　　一般說來，鑽石通常已經製成飾品。使用時可以將鑽飾取下輕放於左手上或身上任一處，感受鑽石的頻率，特別是在感覺到緊張慌亂或是意志消沉的時候，透過它晶體結構的頻率以及澄澈的色彩，清理內心的負面情緒以及思維，重新建立自己的理性思緒。

　　為他人進行能量療癒時，可以先將鑽石放置在能量混亂或不適的部位，再進行其他療癒工作；這樣能夠使能量流暢並且引導大量能量流動到需要的部位，更確保頻率震動的高頻不改變。

使用時機

■總是分心無法專注時；
■容易受到別人意見左右而無法果斷下決定時；
■容易被他人忽略而想增強存在感時；
■希望自己的願望成真以及誓約實現時。

淨化方式

○：香氛/煙燻、聲音、晶洞
╳：因為多已製成飾品，不適合海鹽與日光淨化法

身體對應位置

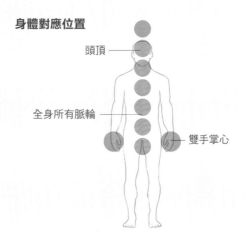

頭頂
全身所有脈輪
雙手掌心

螢石
FLUORITE

穿越前世今生的迷霧，帶來當下生命之光

★基礎知識

顏　　　色	綠色、黃色、紫色、粉紅色、無色
硬　　　度	4
解　　　理	完全解理
化　學　式	CaF2
結　晶　系	等軸晶系
主要產地	美國、中國、英國、南非

螢石受到紫外線或高熱的影響，能夠發出微微的光，在夜晚中能夠看得更明顯。因此古代的中國稱它為夜明珠，而且發光時間能夠超過十個小時，這種現象則稱為磷光現象。

外觀特徵

　　螢石的組成結構是氟化鈣，因此也稱為氟石，是提煉氟原素的重要礦石。氟能夠廣泛使用在各種工業用途，舉凡金屬合金到家電用具，都需要大量的螢石。而螢石的英文"Fluorite"就是來自於它在高溫之中會呈現融化而可流動的特性。

　　螢石通常有許多顏色，甚至常見多色共存的現象，能夠製作成各種首飾或是擺件。也因為成色透明，所以在古時候也被以為是軟性的水晶，深受到許多貴族的喜愛。在工業上，螢石被當作提取氟原素的原料，用來製作鍋具的氟塗料，還有陶瓷與玻璃的原料之一，甚至顯微鏡的鏡頭與人造血液的製作都需要用到氟，是一種功能性極強的礦石。

　　而中國大陸目前也成為螢石最大的產區，幾乎在所有省份都可以找到螢石的資源，也因此受到保護性的開採。

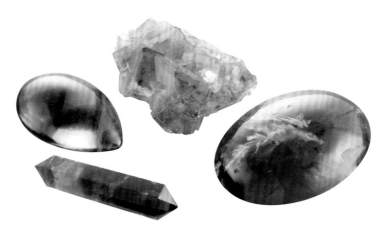

螢石具有多種顏色，各自對應不同脈輪，擁有不同的能量品質。

能量型態

螢石是等軸晶系的礦石，能使能量穩定並且清理負面能量，也具有吸引別人目光的效果。螢石在古代中國被稱為夜明珠，因為能夠形成磷光效應，所以在夜晚能夠發光，是一種極為珍貴的礦石。而中國古代修道之人認為螢石能夠帶來清淨修道的能量，如果能夠獲得夜明珠將使能量大增。

螢石中含有大量氟元素，而氟被認為能夠帶來專注以及堅定的心志，使人不受到外界的誘惑，專心發展自己的目標與方向；因此螢石也有「智慧之石」的稱號，使人擁有智慧而不痴迷。

當人感覺到迷惑或者無法確定方向時，可以使用螢石的力量來尋找方向，或者是在團體會議中感覺到沉悶沒有動力，也可以使用螢石來增加創意的能量。在歐洲，傳說螢石具有穿越前世今生的效果，能夠令人突破困擾現實的幻想與迷惑。

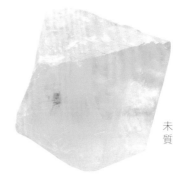

未經打磨的螢石原礦，質地通透。

運用建議

脈輪訊息

螢石擁有許多種顏色，可以對應到許多脈輪之中。身為等軸晶系，它可以協助不同脈輪能量聚集、整合，清理乾淨負面能量，進而使能量完整穩定，逐漸散發原有的光芒。

■**綠色的螢石**　放在心輪能夠帶來精神成長的力量，讓孩子順利成長轉大人，並且協助肉體能量發育。

■**紫色的螢石**　放在頂輪能夠帶來覺醒以及穿越前世今生的力量，使人保持清醒，對於薩滿或通靈者則可以協助感知到前世今生。

■**黃色的螢石**　放在太陽神經叢輪與臍輪能夠帶來讓計畫落實的力量，讓人專注面對問題與困難，不會退縮不前。

■**白色或無色的螢石**　可以放在身上不同部位，保持能量的平衡，或者放在任何一個想要加強能量的脈輪上。

使用方式

一般使用者可以利用螢石可協助人專注的特性，加上能使人清晰的理性與神來一筆的靈感，讓人更確定方向；在考試或閱讀時使用效果更好。如果需要大量記憶背誦資料時，建議搭配一樣是等軸晶系的黃鐵礦，效果能更加顯著。螢石令人感覺到精神振奮，放在頭部效果更強烈。

進行療癒工作時，可將螢石放置在額頭或頭部上方，讓個案感覺螢石的頻率。如此一來能夠協助個案進入深層意識狀態，在放鬆之時也能感受到能量的運作。在進行催眠時也可請對方握著螢石，更能進入催眠狀況。

使用時機

■需要專注不能分心時；
■協助個體成長、成熟；
■增強記憶力；
■進入回憶前世今生的狀態；
■帶來靈感與創意。

淨化方式

○：香氛/煙燻、音樂
✕：日光、海鹽、流水，進行晶洞淨化時須注意輕放，以免刮傷螢石。

身體對應位置

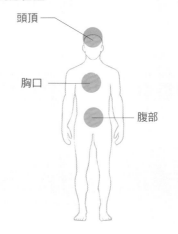

頭頂

胸口

腹部

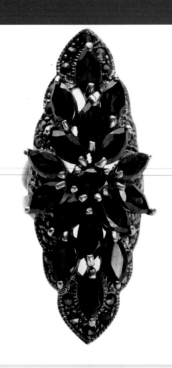

等軸晶系 CUBIC 固定

石榴石
GARNET

指引生命方向，帶來戰鬥火焰，讓人永不放棄

★基礎知識

顏　　　色	紅色、粉紅色、綠色、褐色、橙色
硬　　　度	6～7.5
解　　　理	無解理
化　學　式	Fe/Mg/Mn3Al2(SiO4)3
結　晶　系	等軸晶系
主 要 產 地	印度、巴西、斯里蘭卡、德國、中國、剛果

石榴石在中國古代稱為「紫牙烏」，來自阿拉伯語中「寶石」的發音。早在基督文化數千年前就被人使用，象徵紅色的生命力與血液。在基督文化中更象徵耶穌的寶血而受到重視。

外觀特徵

　　石榴石是多種礦物的總稱，它們因為其中所含有的元素不同而呈現不同顏色，在台灣常見的紅色石榴石則通常為鎂榴石與鐵鋁榴石，也能見到綠色的鈣鋁榴石。

目前我們常見的石榴石是其中六種：

· 紅（鎂）榴石（Pyrope / Mg3Al2Si3O12）
　深紅色。

· 鐵鋁榴石（Almandine / Fe3Al2Si3O12）
　又稱「貴榴石」，常見紅到深紅或酒紅，能有星光效應。

· 錳鋁榴石（Spessartite / Mn3Al2Si3O12）
　常見橙色或紅橙色。

· 鈣鐵榴石（Andradite / Ca3Fe2Si3O12）
　最珍貴的綠色石榴石，也稱為「翠榴石」（Demantoids）。

· 鈣鋁榴石（Grossular / Ca3Al2Si3O12）
　多色，綠色者稱為（Tsavorite）最為珍貴。

· 鈣鉻榴石（Uvarovite / Ca3Cr2Si3O12）
　完整晶體少，少見珠寶。

　　石榴石的英文"Garnet"來自於拉丁文中的"Granatum"，是「種子」的意思，就如同石榴果中的石榴子，象徵生命的延續與新生的希望。因為擁有血液一般的紅色，被認為象徵大地之母的血液，在遠古就被認為是一種具有療癒力量的石頭。在希臘羅馬則被認為是象徵堅定信仰或堅貞的愛，贈送給家人朋友，表示自己的心意之外也希望能夠守護所愛的人。

　　在基督文化之中，石榴石象徵基督的血液，是一種極為重要的寶石。在歐洲民間會將石榴石研磨成粉，混在創傷藥之中，以加強止血與造血的功能。

　　聖經中記載，在大洪水之際，高掛在諾亞方舟前的紅色燈火，就是石榴石所製作的。而在猶太大祭司的胸牌之中，石榴石也被稱為紅玉石或紅寶石，都象徵領航與生命方向。

鈣鉻榴石，是綠色石榴石的一種。

能量型態

等軸晶系的石榴石能夠形成完美的十二面體，研磨之後也能夠散發出沉穩與內斂的光澤，這種礦石能夠將鬆散能量或是虛弱能量重新聚集在一起，讓原本無法集中的能量攏聚為完整能量。或許正因如此，石榴石自古以來就被認為能夠協助女性婦科問題，尤其是中醫常說的「氣血虛弱」。當人體虛弱能量聚合之後，生物磁性能量場也會變強壯，自然能抵抗外來負面能量的侵害，所以在中東以及歐洲都認為石榴石具有驅邪以及讓能量潔淨的效果，非常適合每天需要大量勞心勞力的人配戴。

常見的紅色石榴石擁有鐵與鎂，是人體需要的重要微量元素，配戴在身上時能夠透過能量共振傳遞，重新啟動生命所需能量，讓人感到熱血以及活力；不僅回到工作崗位或日常生活中時能覺得精神百倍，就算遇到挫折也會感到逐漸步上軌

道，失望難過時也能夠將疏離的能量逐漸聚合在一起。

使用石榴石時，會感覺能量逐漸沉澱下來，人也覺得更有方向感，尤其是感到沉悶沒有活力時。有時候使用石榴石會因為能量很明顯而感覺到疲累想睡，這時候應該聽從身體訊息，讓自己好好休息，睡一覺起床就會感覺更有精神。

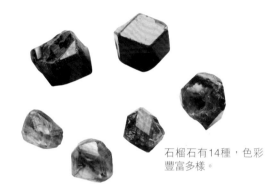

石榴石有14種，色彩豐富多樣。

運用建議

脈輪訊息

紅色石榴石被認為與海底輪有特別強烈的連結，在許多文化之中食用石榴子被認為能增強女性生育能量，也被認為可以能穩固下盤，因此石榴是懷孕或希望懷孕的婦女最重要的食療材料之一。不過因為石榴石有多種顏色，我們可以利用顏色來做能量利用。

■**紅色石榴石**　對應到海底輪與臍輪，加強生命力以及肉體能量，帶來自信有助解除氣血虛弱的狀態。

■**橙色石榴石**　對應到臍輪，有助於發展個人價值以及自我肯定。

■**綠色石榴石**　對應到心輪，有助於拓展個人能力，擁有堅定的意志力與心。

使用方式

氣血虛弱或月事不順時，可以將石榴石放置在腹部，活絡能量。如果長期有這樣的困擾，建議將石榴石串成長鏈，繫在腰部做長時間的能量保養。

如果時常感覺能量停滯或者晨醒不易，甚至常常感覺能量沉重，可以將石榴石與黑碧璽搭配使用，或將石榴石做成腳鍊，睡眠時繫在腳上，將有助於能量清理與睡眠。

使用時機

■面試或考試時；

■希望增加氣血能量，感覺精神不濟或過度疲累時；

■短期憂鬱沉悶；

■希望增加身體能量對抗疾病；

■身體莫名痠痛時；

■需要保養心臟或血液相關能量時。

淨化方式

○：聲音、香氛/煙燻、晶洞，不含金屬裝飾時可使用海鹽流水。

×：日照法（易變色）

身體對應位置

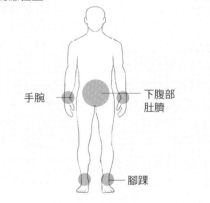

手腕　　下腹部 肚臍

腳踝

青金石
LAPIS LAZULI

黑夜中閃耀的群星之光，守護靈魂踏上正確道途的聖石

★基礎知識

顏　　色	藍色、藍綠色、金色（黃鐵礦或鉻）、白色（方鈉石）
硬　　度	5～5.5
解　　理	無解理
化 學 式	（Na,Ca）8Si6Al6（O,S）24[（SO4）,Cl2,（OH2）]
結 晶 系	等軸晶系
主要產地	阿富汗、俄羅斯、緬甸、美國、智利、蒙古、加拿大

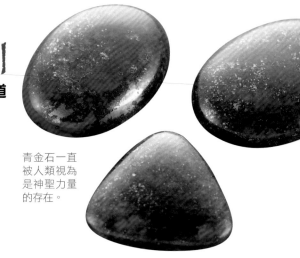

青金石一直被人類視為是神聖力量的存在。

青金石是人類史上最早的療癒石，在六千年前的阿富汗就已經開始開採，成為重要的寶石。在埃及人的眼中，這種深藍色的美麗石頭是夜空在白晝時棲息在大地之中時，夜之女神所遺留的天衣。

外觀特徵

青金石其實是由四種礦石所組成的：深藍色的天藍石（Lazulite）、白色的方鈉石（Sodalite）、淺藍的藍方石（Hauynite）、黝方石（Noselite）。如果還含有黃鐵礦或鉻，就會形成金色小點，佈滿表面時就像是星空一樣。如果含有較多方鈉石，則會形成白色的條紋或斑點。

青金石的英文"Lapis"來自於拉丁文的「石頭」之意；"Lazuli"則是波斯語中的「藍色」或「藍色石頭出產地」。青金石的使用可以追溯到六千年前的中東地區，阿富汗的巴達赫尚（Badakhshan）是最早的產地，出產的青金石品質數量堪稱全球之冠，也因此被稱為青金石「老礦」。

在巴比倫人眼中，青金石象徵天上皇后的權威，皇族配戴青金石可以獲得天神的啟示與喜愛，更能夠解除憂鬱症狀還有瘧疾。在古埃及，青金石象徵上天的智慧，祭司們會配戴青金石，

象徵自己的智慧與地位，並藉此獲得神的指引；皇族則喜歡將青金石研磨成粉，製作成眼影的原料，象徵神之眼以及尊貴身分。

在印度與西藏，青金石是破壞與重生之神 — 濕婆與醫療之神藥師佛的象徵石，甚至入藥或製作成外敷藥膏。在中國，青金石象徵上蒼，所以天壇是用青金石製作，代表蒼天有德。在中世紀基督文化中，青金石時常用在藍色顏料中繪製聖母像的外袍，象徵貞潔與理性；許多聖經抄本中也能夠見到青金石製作成藍色顏料。青金石也是佛教七寶中的「琉璃」，與現代的琉璃（人造玻璃的一種）完全不同，是典型的宗教神聖之石。

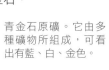

青金石原礦。它由多種礦物所組成，可看出有藍、白、金色。

能量型態

青金石屬於等軸晶系，擁有將能量穩定的特色，加上大部分青金石含有同樣為等軸晶系的黃鐵礦，能夠將鬆散或虛弱的能量重新集中，並快速清理負面能量；因此在埃及，祭司們會在額頭上黏貼一顆青金石，保持靜坐冥思狀態，以獲得上天的訊息，甚至進行所謂的靈魂出體。

青金石具有清澈思想以及集中注意力的作用，在需要腦袋清醒時可以配戴，保持精神與專注，也有助時常分心的人們找回自己的方向，避免迷路。它的能量也能讓人認真面對所有問題，並讓人思考更多現實層面的問題，所以有時會讓人覺得自己好像與青金石能量不契合，那其實代表你需要更多時間去適應這股能量。或許你會發現，喜歡配戴青金石的人都有極度嚴肅的一面，甚至常讓人感覺過於嚴格。

療癒小叮嚀
注意真偽的辨別

青金石產量日漸稀少，價格也水漲船高，因此許多廠商會使用染色蘇打石或方鈉石混充，購買時應該特別注意。也有業者將低品質青金石染色處理使價格提升，然而所有染色礦石都有褪色的一天，也破壞了原本的樣貌。

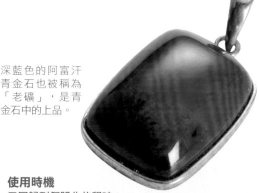

深藍色的阿富汗青金石也被稱為「老礦」，是青金石中的上品。

運用建議

脈輪訊息

青金石被認為是眉心輪（亦即第三隻眼）的代表石，其能量能夠提昇精神與心靈的能量，使人產生覺察力、思緒清明，能看破虛假與陷阱；這也是為何青金石被稱為智慧的寶石，長期配戴讓人有冷靜與理性思考的力量。

青金石由多種礦物組成，因此也象徵整合為一的力量，能夠使人清楚了解自己是一個完整個體，適合無法分清敵我或失去個人界線的人。

使用方式

配戴青金石能夠增強理性能量、強化思考速度、找到生命的方向，手珠或項鍊都能夠達到不錯效果。如果處在極度負面或憂鬱的狀態，可以於每天早晨起床前，將青金石放置在額頭上，冥想深藍色的光進入身體之中，可以避免早上昏沉並帶來清醒好運勢。

進行能量療癒時，可以將青金石放置在額頭或髮際線處，協助個案進入深度療癒的狀態，能夠放鬆卻不致於睡死，可接收宇宙訊息或感受頻率。青金石也適合療癒者配戴，可以加強靈感及療癒時所需能量，同時能強調個人能量界線，以免療癒者失去平衡、受到個案能量干擾。夜晚靜心時將青金石放在額頭上，能夠帶來清明的能量，協助修行者發展內在視覺，突破自己原本的問題。

使用時機

■回歸到個體化旅程時；
■需要極高度的專注力時；
■希望找到生命道路時；
■無法決定工作、職業甚至戀愛對象時；
■希望提升學習能力以及成就者。

淨化方式

○：香氛/煙燻、晶洞、聲音
×：海鹽、日光、流水，皆容易使青金石進行化學反應，容易成為灰白色的礦石。

身體對應位置

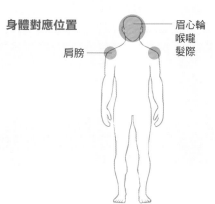

眉心輪
喉嚨
髮際
肩膀

黃鐵礦
PYRITE
凝聚信心，堅定道路，持續不懈的金剛戰士

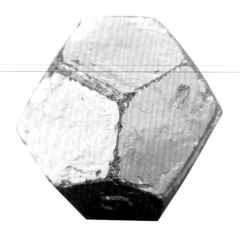

★基礎知識

顏　　　色	金黃色
硬　　　度	6～6.5
解　　　理	完全解理
化　學　式	FeS2
結　晶　系	等軸晶系
主　要　產　地	世界各地都有產，其中以祕魯、西班牙、義大利、捷克最為知名

黃鐵礦能自然形成完美的十二面體。

黃鐵礦因火山活動而產生，結晶形狀完整、如同切割出來一般，能夠形成立方體或十二面體。在日本的火山有非常豐富的產量，也時常因為黃鐵礦而出現許多神話傳說，是一種重要礦產。

外觀特徵

黃鐵礦的名字來自於希臘文中的"Pyr"—「火」，以及"Pyrites"—「打火石」，這是因為敲打黃鐵礦能夠迸發出火花，由此可知它擁有強大的火能量。

黃鐵礦生長火山之中，在古代也被視為是火神的恩惠，所以當我們在家中放置黃鐵礦的同時，也就是獲得了火的能量。這股能量能夠協助提升家庭的活力以及團體的向心力，解除一直圍繞在家中的負面能量，讓家庭成員變得輕鬆自在。

日本因火山活動頻繁，生產出大量而且品質優良的黃鐵礦，也因此在日本鄉間傳說只要身上帶有黃鐵礦，邪惡的力量是不敢靠近的，由此可見黃鐵礦是一種力量強大的療癒石。

黃鐵礦的淡黃銅色來自於鐵以及硫磺的成分，是提煉硫磺的重要原料之一。黃鐵礦常見於火山活動之中，由岩漿生成並且能夠自然形成完整結晶狀，其中結晶成為十二面體的黃鐵礦，自然形成五邊形的面因為非常特別，就被稱為黃鐵礦

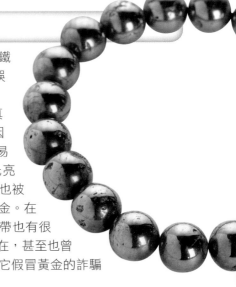

面。閃亮的黃鐵礦也常常被誤認為是黃金，然而卻不是真正的黃金，因為黃鐵礦很容易氧化而失去光亮的外表，所以也被稱成為是愚人金。在台灣金瓜石一帶也有很多黃鐵礦的存在，甚至也曾經發生有人以它假冒黃金的詐騙事件。

另外也有許多礦石常常跟黃鐵礦共生共存，例如青金石以及祖母綠，都能在黃鐵礦脈之中發現。所以在這類礦石中常常會發現有金色反光的小點，那就是黃鐵礦的存在。

能量型態

黃鐵礦是屬於等軸晶系的療癒石，能將一切能量凝聚起來並且清理所有負面能量，因此能夠協助配戴的人感覺到專注以及清明的能量。加上敲擊黃鐵礦會有火花，所以也能夠刺激我們的生命能量，不再陷入迷惑與黑暗之中。

黃鐵礦擁有大量的鐵質，被認為能夠創造生命的能量，協助肉體的健康，更重要的是帶來生物磁性能量場的完整。特別適合常常感覺受到外界影響，或者容易分心的人配戴。不過有時候體質虛弱的人第一次配戴黃鐵礦會感覺不適，因為過去鬆散虛弱的能量會被黃鐵礦凝聚整合起來，不習慣這種能量所致。

黃鐵礦中也含有硫磺，這種火山地帶所出產的特別礦物具有太陽的能量，也象徵火山與火焰。這更增加了黃鐵礦驅邪以及光明力量，因此就算它難以製作成首飾，也能受到大眾喜愛。

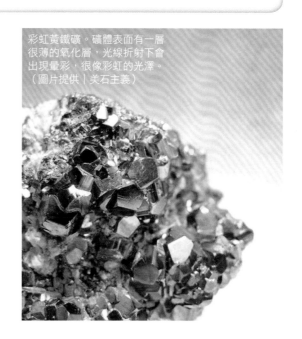

彩虹黃鐵礦。礦體表面有一層很薄的氧化層，光線折射下會出現暈彩，很像彩虹的光澤。（圖片提供｜美石主義）

運用建議

脈輪訊息

黃鐵礦的金黃色澤對應著太陽神經叢，它能夠協助太陽神經叢虛弱或阻塞的人們，從不想工作也不想要好好生活的負面狀態之中，轉變為自重以及自信的能量。將黃鐵礦放置在太陽神經叢的位置，能夠協助臍輪與海底輪能量疏通，從下扎根而逐漸往上，一直到頂輪。

如果將黃鐵礦放置在身上內傷的患處，也能夠協助患處好轉速度加快，並且疏通血氣。

使用方式

一般使用者可將黃鐵礦放置在太陽神經叢上，尤其是胃部有不適感時，能夠協助肉體能量集中。

一般使用黃鐵礦也會是在需要大量記憶或背誦的時候，因為它能夠協助我們專注，並且增強記憶力。對於缺乏自信的狀況或感覺到生命混亂沒有秩序時，黃鐵礦也能夠協助找回自信與生命的秩序。

在進行療癒工作時，黃鐵礦可以放置在太陽神經叢上，協助處理缺乏自信以及無法專注完成自己責任的個案。對於常有肝胃疾病、緩解腹部不適、增進新陳代謝等肉體問題能夠有很好的協助。

另外，黃鐵礦也適合放置在背後，一來能夠保護脊椎的能量，二來也能夠緩解肌肉的痠痛感。

使用時機

■ 耳根軟、易受外界影響的時刻；
■ 無法專注並且感覺到失去自信時；
■ 需要強記背誦時；
■ 緩解腸胃部分的不適感；
■ 希望獲得自信；
■ 追求事業工作之時。

淨化方式

○：聲音、晶洞、香氛/煙燻
✕：日光、流水、海鹽等方法都會使黃鐵礦變色變鏽。

身體對應位置

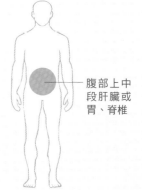

腹部上中段肝臟或胃、脊椎

等軸晶系　CUBIC ｜固定｜

蘇打石
SODALITE
冷靜與理性的深藍公主石，安定人心的清明之石

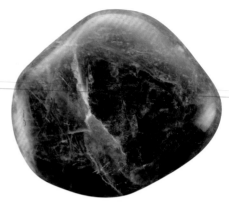

深藍色的蘇打石擁有
安定心神、強化理性
思考的能量。

★基礎知識

顏　　　色	藍色、深藍色、白色
硬　　　度	5.5～6
解　　　理	不完全解理
化　學　式	Na8Al6Si6O24Cl2
結　晶　系	等軸晶系
主要產地	加拿大、巴西、義大利、挪威、美國、印度、格陵蘭、俄羅斯

蘇打石又稱為方鈉石，是一種深藍色的礦石，白色的部分通常為鈉長石。常常與青金石搞混但卻是完全不一樣的礦物，而且蘇打石磨成粉之後顏色會變淡，不適合作顏料。

外觀特徵

　　蘇打石是一種新興寶石，擁有深藍色的外表，其中混合了些微白色與黑色礦物。它的名字來自於英文 — 碳酸鈉（蘇打），也稱為方鈉石。曾經在義大利的維蘇威火山熔岩中，還曾發現蘇打石的十二面結晶體，極為罕見。而加拿大的礦區發現蘇打石時，正逢英國瑪格麗特公主在加拿大參訪，因此以她為名，稱為公主石或瑪格麗特石，而加拿大產的蘇打石也被稱為「公主藍」。

　　古羅馬人相信，蘇打石能夠驅除邪靈，因此在晚上出門時會攜帶蘇打石出門，以避免受到侵擾。在古埃及的陵墓中也常發現蘇打石製作的辟邪神器，不過也有可能是當時檢驗技術尚差，誤將蘇打石當成了青金石。

　　蘇打石遇到酸性物質會起泡，就如同小蘇打粉一樣，故請盡量避免靠近或接觸這些物質。

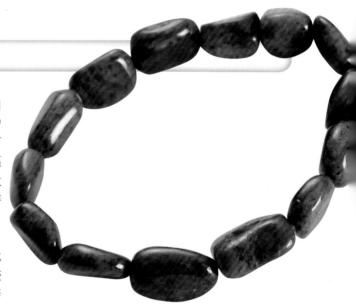

古時蘇打石常被誤認為青金石，到了現代則常被當作是價錢較高的藍線石（如上圖）來販售，購買時應多注意。

能量型態

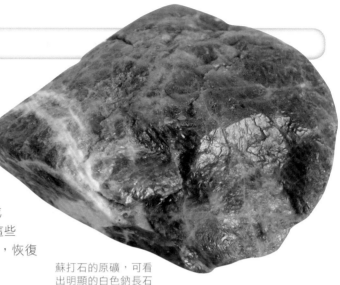

蘇打石為等軸晶系，能夠協助我們將能量固定之後散發出原有的光芒。在現代社會的混亂環境裡，往往潛藏了許多我們看不見的毒素以及負面能量，當我們在不知不覺間受到這些能量的影響時，往往便會影響了身體的健康，能量頻率也就跟著降低，讓我們開始出現不健康或負面的情緒。蘇打石能夠協助我們清理這些負面能量，並且讓脈輪之中的能量重建，恢復我們的本質以及健康能量。

另外，有一些人面對壓力時容易過度緊張而且無法專注，或者無法分清楚事情的輕重緩急，這樣的狀況可以藉用蘇打石的力量，讓自己的能量回歸到專注以及單純的狀態中，更能釐清該如何作決定。

蘇打石的原礦，可看出明顯的白色鈉長石間雜其中。

此外，因為蘇打石中含有大量鈉元素，故可以協助生物磁性能量場穩定，並且幫助我們回到身心合一的狀態。

運用建議

脈輪訊息

蘇打石能夠對應眉心輪與喉輪的能量，它能夠協助修復兩個脈輪的失衡狀態。

當我們的眉心輪失衡時，就會造成判斷不清或者無法認清楚事實真相而造成誤解等問題，另外也可能造成長期與團體疏離而且不斷批判他人的狀況。如果喉輪失衡，可能會讓我們無法傾聽他人的意見，只希望不斷表達自己的想法。

這些狀況都可以使用蘇打石來改善，讓我們的能量回到平衡和諧的狀態中，也能夠與他人處在一個和諧的關係中。

使用方式

一般使用者可以透過蘇打石來穩定自己的能量場，如果感覺到能量非常混亂而且無法專注時，可以配戴蘇打石來潔淨身上的能量場。

為他人進行療癒工作時，蘇打石能夠協助對方恢復到和諧平衡的狀態，而對於那些總是猶豫不決或者缺乏勇氣的人們，蘇打石也能夠帶來冷靜與理性的能量，協助個案回到清明有覺察的狀態之中。

使用時機

■無法作出決定時；
■無法認清真相，不斷迷失自己時；
■無法傾聽他人想法時；
■希望獲得理性的能量時。

淨化方式

○：香氛/煙薰、晶洞、聲音
✕：海鹽與日光法、流水法可能使晶體受損或表面變得粗糙。

身體對應位置

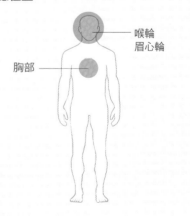

喉輪
眉心輪
胸部

等軸晶系　CUBIC　固定

尖晶石
SPINEL

帶來熱情活力的奇蹟之石，令人麻雀變鳳凰

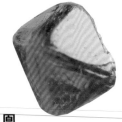

★基礎知識

顏　　　色	紅、粉紅、黃、藍、紫、無色
硬　　　度	7.5〜8
解　　　理	無解理
化　學　式	MgAl2O4
結　晶　系	等軸晶系
主要產地	斯里蘭卡、阿富汗、緬甸、美國、坦尚尼亞、義大利

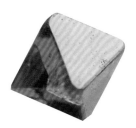

尖晶石的原礦即呈現尖銳的三角板雙晶現象。

尖晶石能夠反射出紅色與藍色光芒，在古代常被誤認為紅藍寶石，有許多「紅寶石飾品」直到十八世紀之後才被檢驗出來其實是尖晶石；故也讓後人稱為模仿力極強的療癒石。

外觀特徵

因為尖晶石的結晶前端很尖銳，呈現三角板狀的雙晶現象，因此得名自拉丁文中的 "Spinel" 一刺。尖晶石大約有23種，每一種都因為擁有不同微量元素而呈現不同顏色，常被用來混充其它貴重寶石。

尖晶石是一種鎂鋁化合礦物，色彩多變受到人們喜愛，目前我們提到的尖晶石也被稱為苦土（氧化鎂）尖晶石，通常都是無色透明居多；若

含有鉻元素會形成紅色，含有鐵與鈦元素則會形成藍色，在古代常被認為是紅寶石與藍寶石，最有名的就是英國皇室的帝國皇冠中間那個被稱為「黑王子紅寶石」的紅色寶石，長久以來被視為紅寶石（紅色剛玉），直到十八世紀之後才被證實是紅色尖晶石。

另外有一種含有鈷元素與鉻元素的變色尖晶石，在日光下閃耀著美麗的藍色，但是在人工光源之下卻變成紫紅色，非常稀有珍貴。

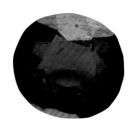

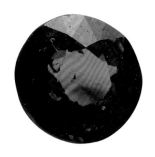

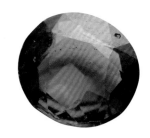

鉻元素會使尖晶石呈現美麗的紅色，過去常被誤認為紅寶石（紅色剛玉）。

能量型態

　　尖晶石屬於等軸晶系的療癒石，其族群有多種顏色，能夠協助我們穩定肉體各部位能量，強化所有器官。

　　在古代，尖晶石被認為具有療癒傳染性疾病以及提高免疫力的作用，顧名思義它的能量能夠穿透病魔也能夠貫徹生物磁性能量體。

　　含有大量鎂元素的尖晶石能夠帶來生物所需要的重要成長能量，協助我們活化身體的能量結構，讓陳舊而且已經虛弱的能量快速被清理，然後將原本的能量穩定下來，提升生命力以及自我療癒力，進而對抗疾病。

　　所以我一直都認為尖晶石是能夠協助我們脫胎換骨，並徹底改變自己負面慣性的療癒石。

　　這樣的能量也適用於精神容易萎靡而且容易退縮不前、不願意面對自己問題的人，透過尖晶石能夠堅定意志力，貫徹自己的想法，破除所有的阻礙。

運用建議

脈輪訊息

　　因為擁有多種色彩，尖晶石是一種能夠療癒各個脈輪能量的全能療癒石，我們可以將不同顏色的尖晶石放在不同脈輪上，進行療癒工作。身為等軸晶系，它能夠協助我們清理脈輪之中隱藏的負面能量，讓我們的能量回到潔淨的狀態。而它特有鎂元素的生長能量能夠協助虛弱或受到創傷的脈輪快速修復，讓脈輪能量回復完整，令人煥然一新。

■**紅色尖晶石**　療癒海底輪以及心輪的能量，強化心血管能量並且重新拾回對於生命的熱情與愛。

■**橙色尖晶石**　療癒海底輪與臍輪，帶來勇氣與信心，穩定情緒能量不失控。

■**黃色尖晶石**　療癒太陽神經叢，激發個人潛能以及工作能力。

■**深綠色尖晶石**　療癒心輪，修復過去悲傷與背叛等創傷，帶來重新愛人的能力。

■**變色尖晶石**　療癒喉輪與眉心輪，十分少見，能夠令人專注於當下，堅定生命的方向。

使用方式

　　一般使用者可以配戴尖晶石來協助自己的能量專注於當下，面對問題處變不驚，佩戴戒指在不同脈輪對應的手指上，可以強化不同脈輪的力量。若將紅色或橙色的尖晶石配在拇指與手腕上，可增強海底輪與臍輪的能量。生病感冒的時候，也能夠透過尖晶石的能量來進行自我療癒，它會協助我們聚集自己身上所擁有的正面能量。

　　進行療癒工作時，如果感覺到個案的能量一直無法聚集或者能量虛弱的狀況嚴重時，可以使用尖晶石讓能量集中。療癒者自己也可以配戴尖晶石來聚集自己的能量，在進行能量工作時可以專注而不受到外來能量影響，也能夠保持體力。

使用時機

■希望自己能夠脫胎換骨；

■確定生命目標而想大步前進時；

■希望堅定自己立場不受到影響時；

■提升免疫力以及自我療癒能量；

■改善老化以及衰弱問題。

淨化方式

○：聲音、晶洞、香氛/煙燻

×：日光法，若含有金屬材質包覆，不建議海鹽與流水淨化法。

身體對應位置

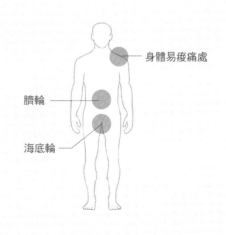

身體易痠痛處

臍輪

海底輪

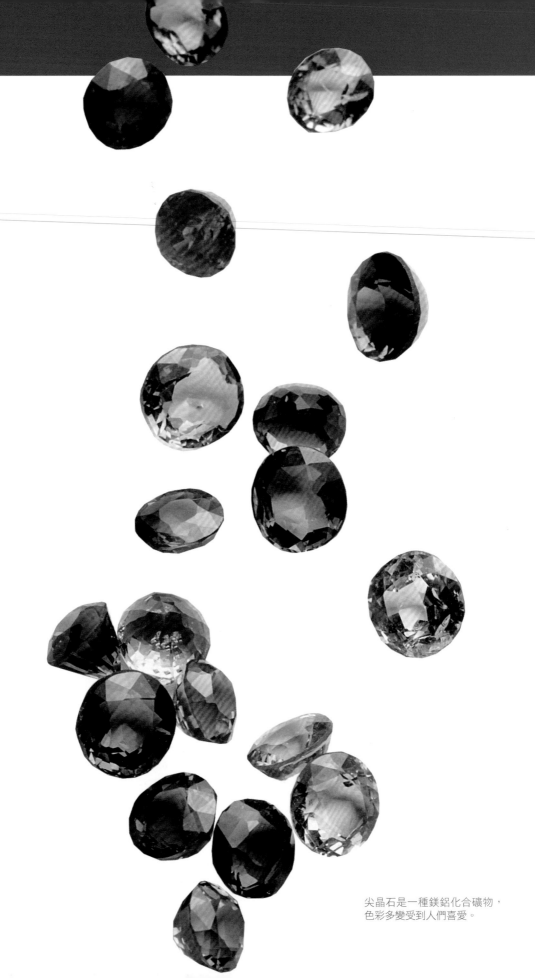

尖晶石是一種鎂鋁化合礦物，
色彩多變受到人們喜愛。

正方晶系
TERAGONAL

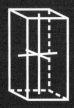

【開啟】

開啟封閉的能量，連結神性，打開原本阻塞的脈輪。

魚眼石
APOPHYLLITE

昇華之石，帶來靈性的自由解放，在人間的天堂之光

★基礎知識

顏　　　色	無色、白色、淡綠色、淡黃色、粉紅色
硬　　　度	4.5～5
解　　　理	完全解理
化　學　式	KCa 4 Si 8 O 20 (F, OH)·8H 2 O
結　晶　系	正方晶系
主　要　產　地	印度、加拿大、美國、巴西、墨西哥、英國、捷克、澳洲

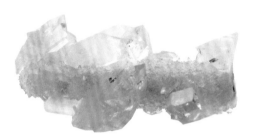

魚眼石大部分為無色或白色，但也有含氟元素的的魚眼石，呈現美麗的淡綠色，因為色彩清亮且通透，在日本與歐洲受到高度喜愛。在古代印度與日本，淡綠色魚眼石據說能夠帶人進入到超凡入聖的境界，被視為宗教上的聖物。

外觀特徵

魚眼石的晶體能夠形成四角錐狀或柱狀，若不仔細看，與石英水晶的結晶體非常相似；但石英水晶呈現六角柱狀，可注意分辨。

魚眼石本身含有大量水分，一旦遇熱就會破裂成為葉片狀，具有完全解理的特性且容易剝落；因此，它的名字就來自於希臘語 "apo" ─「剝離」與 "phullon" ─「葉子」，亦即「剝落的葉片」。

也因為這樣的特性，魚眼石很少作為首飾出現，大部分只能擺放在空間之中來調整能量。

而在歐美之所以會稱呼它為 "fisheye stone"（魚眼石），則是因為從不同角度來觀賞時，就會發現因為它的結晶生長方向完全不同，能夠朝著不同方向反射出珍珠般白色光澤，如同魚眼一樣白皙又明亮。

魚眼石在印度與日本擁有極高的知名度，一般相信如果將它放置在眉心輪處進行冥想，不僅可以使人頓悟，並且能獲得更高的靈修能力。

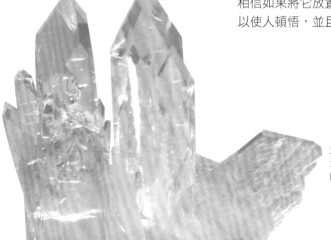

魚眼石若含有氟元素，則會形成清亮的淡綠色。

能量型態

魚眼石為正方晶系，具有開啟能量通道的能力，可以將原本封閉或阻塞的能量完全打開，形成一個持續開啟的能量迴路。因此，古代靈修者將魚眼視為上天的指引，將有助於修行神通或靈感。而透過魚眼石的穿透力以及開啟能量的特質，也能夠協助我們解除長期困擾自己的內心疑惑，走出令人生陷入低潮的負面能量。

此外，淡綠色的魚眼石含有氟元素，能夠將意識能量活化，使原本沉悶阻塞的能量快速清理，開啟更高靈性的道路。當我們的意識狀態被提升為更高的層次時，自然也就能夠更清晰地看見未來的道路，甚至了解自己這一生的使命，行走在正確且適合自己的道路上。

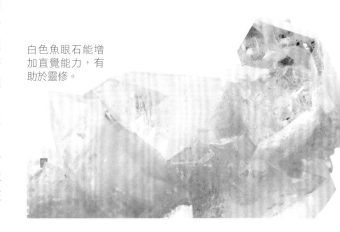

白色魚眼石能增加直覺能力，有助於靈修。

運用建議

脈輪訊息

魚眼石對應到頂輪，頂輪擁有主控全身能量分配與運作的能力，而魚眼石可協助頂輪的能量開啟，處在一個清明且覺察的狀態之中。能夠做出適當且合理的決定，並且活絡大腦的能量，暢通左右腦而使我們更加整合而不帶偏見。讓我們從過去所設下的舊有框架束縛中脫離，屏除過去的執著偏見。

■**無色或白色的魚眼石**　能夠協助頂輪與第八脈輪的能量完全展開，感受到與自然萬物合為一體的完整感。並且協助我們重新發現靈魂藍圖的設定，走向符合我們靈性發展的未來。

■**淡綠色的魚眼石**　可以協助我們打開心之眼，感恩自己的生命並且超越自己的限制，甚至感覺自己處在愛的能量之中，沉穩與細緻的力量正保護著自己。

使用方式

一般使用者可以將魚眼石擺放在需要大量用腦或容易感覺到昏沉不舒服的環境之中，它的能量直接通透，能夠解除空間之中淤寒與負面的能量，讓團體之間沒有心結芥蒂。將魚眼石放置在頭部或眉心輪之處，能夠協助我們打開過去從未發現的潛能，突破自己的束縛框架。在身體部分則可以協助因長期失眠或情緒低落而造成的頭痛、暈眩、過度緊張感。

魚眼石也能夠協助我們在進行能量療癒或祈禱時與神聖的能量連結在一起，讓個案與療癒者都處在較高的振動頻率之中。將魚眼石放置在身體上感覺到阻塞腫脹之處，會讓人感覺到通順與淨化感。

進行靈修者(無論派系或方式)如果能夠借用魚眼石的力量，肯定會讓自己的靈魂有一個更大的躍進，這是來自天堂的智慧之石啊。

使用時機

■感覺到人生停滯不前、因失眠或無法休息所造成的疲憊感、希望重新整合靈性經驗、尋求更高次元的指引、希望脫離框架與束縛的人

淨化方式

○：香氛/煙薰、聲音法
✕：日光、海鹽、流水可能會造成魚眼石的損傷

身體對應位置

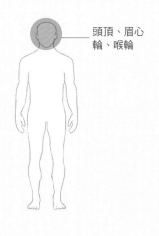

頭頂、眉心輪、喉輪

魚眼石的晶體能夠
形成四角錐狀或柱
狀，與石英水晶相
當神似。

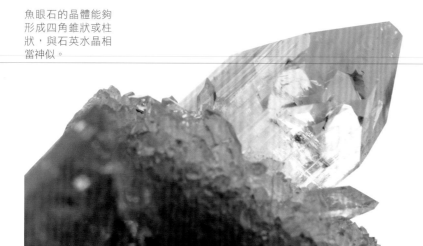
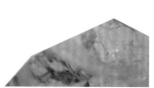

同場加映

金紅石

　　同為正方晶系的療癒石還有金紅石，也就是二氧化鈦（TiO2）。金紅石是能夠提煉出鈦元素的重要礦石，一般呈現著金色或金紅色的結晶體，若與石英水晶共生時，便是大家熟知且廣受喜愛的鈦晶。

　　因為金紅石的結晶體通常體積很小而不容易被人發現，常常與其它礦石共生（例如石英水晶），但是因為其金黃色澤像是黃金包裹在礦石之中，在台灣受到相當大的歡迎。

　　金紅石的能量十分剛強通徹，能夠打破所有阻礙，開啟能量的通道，帶來正面的力量，因此很適合無法振作或對於未來完全沒有規劃想法的人，也適合身體時常胃脹氣或沒有食慾的人們使用。

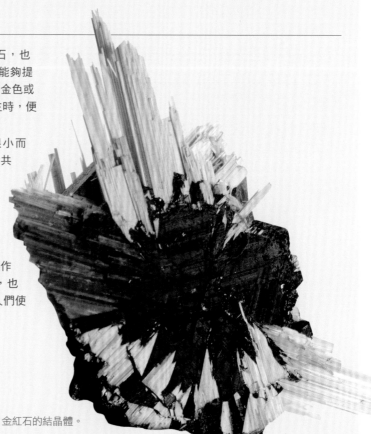

金紅石的結晶體。

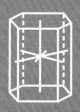

六方晶系
HEXAGONAL

【擴大】

讓能量放射，擴大意識能量頻率，可讓能量穩定發射並清理負面能量。

磷灰石
APATITE

重整身體能量，補充所需元素的健康之石

★基礎知識

顏　　色	淡綠色、棕色、暗紅色、白色、灰色、藍色
硬　　度	5
解　　理	不完全解理
化 學 式	Ca10(PO4)6(OH)2
結 晶 系	六方晶系
主 要 產 地	緬甸、斯里蘭卡、俄羅斯、加拿大、非洲、瑞典、西班牙、馬達加斯加

作為半寶石，磷灰石一直到近三十年來才獲得人們的重視，並在市場上受到歡迎。因為美麗的色彩以及純淨度，使得它常與其他高價寶石相提並論，天生的明星臉可以說是非常成功。

外觀特徵

　　磷灰石的名字來自於希臘語中的 "apate" —「欺騙、隱瞞」的意思，這是因為當初磷灰石被發現時，常被誤認為其他多種寶石，例如海水藍寶、螢石、紫水晶等。磷灰石的色彩十分豐富多樣，其中藍綠色的磷灰石與著名的藍綠色碧璽 — 帕拉依巴（Paraiba）極為相似，一樣美艷動人；而產在西班牙的磷灰石則呈現黃綠色，因此又被暱稱為「蘆筍石」。由此可見，雖然磷灰石在台灣不常見，也不是公認的高檔寶石，但是與其他寶石相比並不遜色。

　　磷灰石是能夠提取磷元素的礦石，因此在工業上運用範圍十分廣泛，過去也曾經用於牙科所需的補牙材料。經過酸化處理之後，磷灰石也能成為十分重要的肥料，能夠促使植物生長加速。

　　不過要特別注意的是，由於磷灰石的硬度不高，容易碰撞損傷，也無法耐酸蝕，因此做為首飾配戴時需要特別注意。

磷灰石擁有多種顏色，常被誤認為其他高價寶石；像這樣呈現寶藍色澤的磷灰石相當少見。

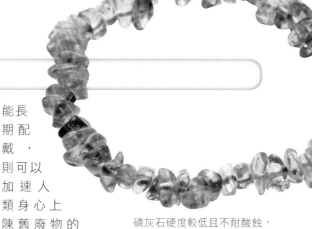

能量型態

磷灰石屬於六方晶系中的一群，能夠將能量擴大、強化，並且協助能量活化。將它配戴在身體上，能夠協助生物磁性能量場擴張，讓我們感覺到安全與穩定，甚至填充我們過於虛弱的能量。而它也能夠協助我們勇敢去夢想，不受到任何的阻礙，解除心中的矛盾感。

磷元素是磷灰石中最大量的化學元素，能夠促進萬物生長並且平衡身體機能，讓生命力得以發揮；加上磷灰石的成分與人類骨骼牙齒的組成相似度非常高，故能夠補充肉體所需要的能量，協助身體能量強化。

配戴磷灰石能夠讓身體能量逐漸飽滿充實，若能長期配戴，則可以加速人類身心上陳舊廢物的新陳代謝，並且使人回復原有的能量水準。需要減肥或降低老化速度時，也能透過磷灰石的療癒能量來協助自己；當我們的能量能夠快速汰換與更新時，也就能夠保持青春與健康的狀態。

磷灰石硬度較低且不耐酸蝕，作為首飾配戴時要注意保養。

運用建議

脈輪訊息

磷灰石能夠對應到喉輪，也同時能夠穩定各個脈輪的能量；透過它成分與人體骨骼相似度極高的化學元素特性，甚至能夠將能量補充到虛弱的部位。

當喉輪感覺到阻塞或無力的時候，我們的身體容易感覺到頸部僵硬痠痛，也會逐漸失去與他人溝通的意願；這時候若能使用磷灰石的能量，便可以協助我們清理累積在喉輪中的負面能量，強化我們原本已經擁有的喉輪藍色之光。

■**藍色磷灰石**　對應喉輪，清理負能量並且讓喉輪發光，協助良好的溝通表達。

■**棕色磷灰石**　協助身體處在修復重建的能量中，免於外來的傷害

■**白色磷灰石**　協助與祖靈連結，聆聽從靈界來的聲音。

使用方式

一般使用者如果感覺到牙齒或骨骼方面有出現脆弱或者不舒服的情況，除了盡早就醫之外，也可以配戴磷灰石，當作一種能量補充劑；能量細緻柔軟如它，可以進入身體之中各角落的所有細胞，將細胞能量共振至最好的狀態。不過因磷灰石不容易保養，所以在市面上找到首飾的機會較少，這時也可以使用塊狀的磷灰石結晶來自我療癒。

為他人進行療癒工作時，可以將磷灰石能夠放置在身體任何一個需要補充能量的部位。我個人喜歡將它放置在喉輪與心輪之間，因為在這裡還有一個被稱為「療癒的核心」的脈輪，呈現與磷灰石相對應的藍綠色能量。將磷灰石放置在上面，能夠協助我們發展個體化旅程，穿越過去的執著，也不再迷惑於未來，好好把握當下。

使用時機

■希望擁有自己的發聲權時；
■想要改善不願意與人溝通的情況時；
■希望能夠回春與減肥時；
■聆聽來自於祖靈的訊息。

淨化方式

○：聲音、晶洞、香氛／煙薰
×：因為質地柔軟，又容易與外界環境產生化學作用，不適合流水、海鹽、日光等方法

身體對應位置

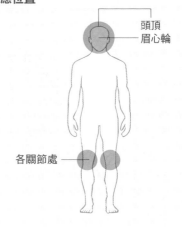

頭頂
眉心輪

各關節處

能量水晶療癒全書

綠柱石家族

海水藍寶
AQUAMARINE
守護旅者，帶來青春不老的長生之石

★基礎知識

顏　　　色	藍色、藍綠色、無色
硬　　　度	7.5～8
解　　　理	無解理
化　學　式	Be3Al2Si6O18
結　晶　系	六方晶系
主要產地	巴西、俄羅斯、中國、巴基斯坦、印度、斯里蘭卡、美國、阿富汗

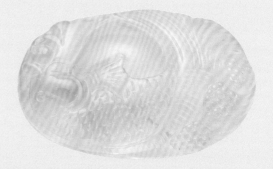

海水藍寶十分通透，藍色的光芒令人感覺到冷靜與穩定，在光線昏暗的狀況下越能夠顯現出光輝明亮的色澤，在夜晚之中依然明媚動人。

外觀特徵

海水藍寶與祖母綠同為綠柱石家族的一員，它的名字來自於拉丁文中"aqua" －「水」以及"marine" －「海洋」，直譯的意思就是「海洋之水」，充滿著海洋的能量。

因含有些微鐵元素，海水藍寶的原石多半呈現藍綠色或綠色，經過加熱之後就會轉為美麗的淡藍色，很討人喜愛。

自古以來，海水藍寶就被認為是海中精靈的化身，具有水元素的能量，水手配戴海水藍寶可以守護航行平安，旅行者亦可配戴海水藍寶，以守護旅行平安順利。

在希臘，海水藍寶被認為是海洋靈魂的結晶，會被刻上海神像來守護航行平安。如果一般人配戴了海水藍寶，也能夠感受到海洋的恩惠與滋養，不僅可以常保青春與美貌，更能夠獲得高明的游泳技巧。

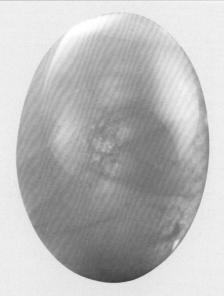

海水藍寶擁有海水般的顏色，故為水手的守護石。

能量型態

　　海水藍寶屬於六方晶系的療癒石，就如同它在暗夜之中依然能夠閃耀光芒的特質，海水藍寶能夠讓我們的能量體調整為正面且健康的振動，讓靈魂發光。不論是能量虛弱或發展過度的狀態，海水藍寶都能夠將之恢復到平穩的狀態，讓人回到沉靜美好的身心靈頻率之中。

　　海水藍寶因為含有些微二價鐵元素所產生的透明而海藍色彩，不僅讓人聯想到大海的能量以及美麗，鐵的力量更讓海水藍寶能夠隔絕負面能量的攻擊，因此能夠守護出門在外或常常需要旅行的人們，對於體質敏感的旅行者是絕佳的金鐘罩。至於能量活力不足或者常常感覺到身體能量乾涸的人們，也會有很好的補充劑作用，可帶來氣血活絡的效果。

　　我個人非常喜歡海水藍寶所製作的療癒石精華液，每天早上固定飲用海水藍寶精華液，就如同獲得海水能量一樣，能夠讓人感到清醒與充滿活力、精神奕奕，更能協助時常說話講課的我補充喉輪能量，甚至不容易口乾舌燥。

運用建議

脈輪訊息

　　海水藍寶對應著喉輪，也就是主掌表達與溝通的脈輪，故能夠強化我們的思想與表達能力。如果常感覺自己詞窮或表達不善，海水藍寶能夠協助我們開啟喉輪能量，將原有的溝通品質加倍強化，讓人大聲說出真正的想法。

　　這種療癒力也來自於它六方晶系的晶體結構，因此這樣的療癒石非常適合需要將自己的想法完整傳遞出去的工作者，例如律師、教師、歌手、演說家等。

　　在脈輪學說中，喉輪也被認為是每個人天生靈魂藍圖的存放處，靈魂藍圖就是每個人今生今世真正的使命與目標。海水藍寶能夠協助我們實現靈魂藍圖，幫助我們真正踏上追尋生命的旅程，不再只是依照別人的期待與需求生活。

使用方式

　　對剛開始接觸療癒石的一般使用者來說，海水藍寶是非常好的入門石，因為海水藍寶的能量穩定又能夠直接帶來療癒的感受；如果遇到喉輪不舒服或長期咳嗽感冒的情況，可以將海水藍寶浸泡在溫水中，製作成療癒石精華液來飲用，或是將之配戴在喉部（例如項鍊），協助喉輪的能量順利療癒。而對於時常無法說出自己心聲，或表達總是不順利又容易讓人會錯意的人們，海水藍寶也能夠協助他們找到順利表達自己的方式。

　　進行療癒工作時，海水藍寶能夠協助喉輪能量快速重建，對於總是找不到生命方向或一直等待著伯樂的人們，可以幫助他們找到靈魂前進方向的力量，使其不再為自己的目標在哪裡感到迷惑。

　　對於長期對自己失去信心的人們，海水藍寶也能夠協助他們找回自己的聲音，相信自己能夠擁有幸福與愛，消除不必要的擔憂焦慮。

使用時機

■需要尋找生命方向時；
■無法順利表達自己時；
■必須面對令自己有壓力的人際關係時；
■希望改善親密關係時；
■進行長途旅行時；
■容易口乾舌燥，感覺火氣很大時；
■皮膚容易過敏時。

淨化方式

○：聲音、流水、香氛/煙薰、晶洞、海鹽皆可
×：日光法，可能使礦石變為無色。

身體對應位置

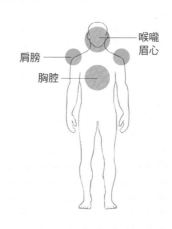

喉嚨
眉心
肩膀
胸腔

綠柱石家族

祖母綠
EMERALD
如同春綠的神醫之石，帶來療癒天使的守護

★基礎知識

顏　　　色	綠色
硬　　　度	7.5～8
解　　　理	無解理
化　學　式	Be3Al2Si6O18
結　晶　系	六方晶系
主　要　產　地	哥倫比亞、尚比亞、南非、辛巴威、阿富汗、美國、巴西、印度、巴基斯坦、澳洲、中國

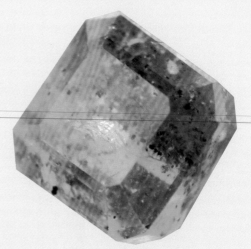

祖母綠常有三相型態，是全方位的療癒石。

祖母綠被稱為「寶石之王」，自古以來就是受到重視的療癒石，六千年前的古巴比倫人將祖母綠作為女神的眼眸，象徵重生與復活的春之能量；在舊約聖經之中，也將耶穌的復活與祖母綠連結，歐洲的魔法師更相信，它就是醫療大天使長 ― 拉斐爾（Raphael）的象徵寶石，能夠透過祖母綠獲得天使的療癒。

外觀特徵

祖母綠的名字來自於波斯語的"zumurud" ― 「綠寶石」，而後轉為拉丁語中的"smaragdus"，再經過輾轉訛傳與誤寫，才成為現在的英文"emerald"。但是在中文世界，「祖母綠」完全是音譯，在中國古代也稱為「子母綠」或「呂宋綠」，明清時代的帝王特別喜愛這種礦石，將之與金綠玉都被放置在皇帽上，顯示自己尊貴的地位。因此並不是只有年長之人才能夠配戴祖母綠，請不要誤會了。

埃及豔后極度喜歡祖母綠，甚至將整個礦坑的祖母綠都收集起來；古巴比倫人與猶太人認為這樣的療癒石象徵生命力以及青春的能量，十分崇敬。甚至在伊斯蘭教中，也將祖母綠尊為珍寶，這也是為何中東諸國的旗幟都有祖母綠的綠色蹤影。目前世界上最知名的祖母綠礦區位在中美洲的哥倫比亞以及南美洲其他各國，質地美而且產量大。

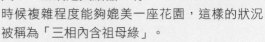

因為祖母綠內部多少有裂縫或異物，用顯微鏡觀察時，可能會發現三種內含物：充滿液體（大多是鹽水）的空穴、一些氣泡與結晶，有時候複雜程度能夠媲美一座花園，這樣的狀況被稱為「三相內含祖母綠」。

也因為祖母綠多有裂痕，所以在進入市面流通之前，廠商會將祖母綠浸泡在無色的油中，使其質地變得通透而看不出裂痕。這是一般可以接受的優化處理，但如果是浸泡在有色的油中，就是不能接受的加色處理了。因此，祖母綠首飾不建議接受超音波清潔的方式，配戴時也要避免接觸到熱水以及清潔劑，以免使表面粗質化。

能量型態

祖母綠屬於六方晶系，能夠將能量強化並且擴大，甚至讓原本缺陷的能量回歸完整。它在印度是非常重要的療癒石，印度皇族們相信。如果配戴祖母綠就不會生病，也能延長壽命。祖母綠被譽為寶石界中的神醫，天生具有協助疾病痊癒或者創傷修復的能力，提振我們能量場中原本虛弱的能量，讓我們能夠面對所有的負面狀況而依然屹立不搖。

當我們有任何心願是發自內心的渴求時，也可以透過祖母綠能夠進行祈願的魔法，在日本以及歐洲都有紀錄祖母綠在進行祈願儀式之後能夠協助人類更快速的達成目標，因此也被認為是心想事成的魔法石。

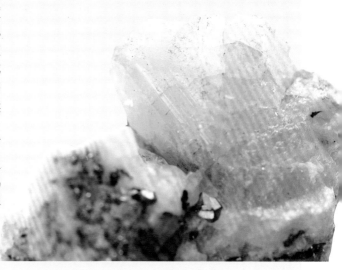

運用建議

脈輪訊息

祖母綠是對應著心輪的療癒石，它的綠色來自象徵自由與勇氣的鉻元素，不管是淺綠色或翠綠色，都代表著心輪之中愛與和諧的品質，象徵大地之母對人類的愛與慈悲。在祖母綠的療癒能量之中，不管是身心靈各層面都能夠獲得滋養，並且將我們內在所具有的愛與慈悲心發揮出來。

對於那些心輪能量受到創傷或虛弱的人們，祖母綠能夠療癒創傷，驅散悲傷與怨恨，重新找回愛自己的力量，進而將這份愛分享出去，協助人們從苦痛之中重新站起來。至於那些以愛之名進行掌控與操弄他人的族群，祖母綠也能夠使他們發現內在的愛之力量，將真正的愛分享出去，而不是透過製造自我犧牲的假象來引起別人關心。

使用方式

一般使用者能夠配戴祖母綠的首飾在身上，它的能量會帶領我們內在的慈悲之心展現出來，對於他人的情況變得有同理心。對於身上有病痛或殘疾的情況，則能夠協助療癒令人痛苦的部分，讓我們內在的自我療癒力量發光，驅散灰暗憂鬱的能量。

祖母綠對於療癒工作者來說是非常強大的療癒石，它能夠協助療癒工作者發覺自己隱藏的潛能，進而發展出真正同理他人的慈悲之心，並且不被自己或個案的負面能量吞噬。

在席德嘉修女的療癒書也曾經寫到以祖母綠製作而成的療癒石精華液能夠療癒眼疾，讓眼神更加明亮，也能夠改善皮膚上的粗糙。

使用時機

■希望提升身心靈能量時；
■想要重新找回愛人的力量時；
■無法珍愛自己時；
■感覺內心有怨恨與遺憾困擾時；
■肝臟能量低落；
■想要恢復眼部功能或視力；
■希望回春讓身體細胞重生

淨化方式

○：聲音、晶洞、流水
✕：海鹽法會讓祖母綠表面粗糙；日光會使祖母綠變色；煙燻可能讓祖母綠沾染煙霧顏色。

身體對應位置

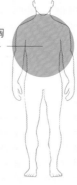

胸腺、胸部、腋下、後背

六方晶系　HEXAGONAL ｜擴大｜

綠柱石家族

摩根石
MORGANITE

學習珍愛自己，給予新時代女性愛的教導：從愛自己開始

★基礎知識

顏 色	粉紅色、粉黃色
硬 度	7.5～8
解 理	無解理
化 學 式	Be3Al2Si6O18
結 晶 系	六方晶系
主 要 產 地	美國加州、南非、馬達加斯加、巴西、俄羅斯、印度

與祖母綠、海水藍寶同屬於綠柱石家族的一員，難得一見的粉彩顏色，加上被發現的年代適逢二十世紀的女權運動，因此被認為是象徵新女性力量的療癒石，可以深入人心，帶來愛的能量。

外觀特徵

摩根石也是綠柱石（Beryl）家族的一員，因為內含錳元素而呈現淡粉紅色，加上含有銫和銣這兩種元素，具有更高的折射率與透明度，使得摩根石顯得比其他綠柱石家族成員更加閃亮明豔。

1911年人們在馬達加斯加發現了摩根石，遂以美國銀行家兼寶石收藏者J.P.Morgan來命名，在這之後於美國加州與聖地牙哥都發現質地優良的摩根石，色彩接近桃紅色，非常美麗。雖然摩根石在華人世界知名度並不高，甚至有許多人根本沒有聽過，但是未來的價值卻值得期待。

目前市面上，許多摩根石都是經過熱處理或輻射處理，將其它顏色的綠柱石轉變為粉紅色，在購買之前應該詢問清楚。

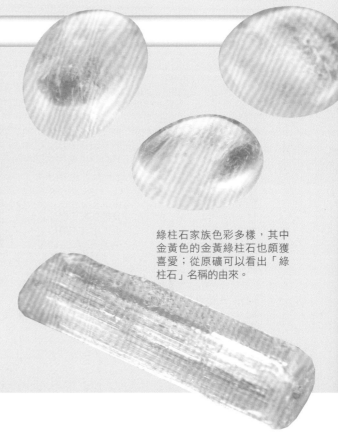

綠柱石家族色彩多樣，其中金黃色的金黃綠柱石也頗獲喜愛；從原礦可以看出「綠柱石」名稱的由來。

能量型態

摩根石屬於六方晶系的礦石，能夠讓能量放射出光芒，將過去隱藏不為人知的美麗展現出來，並幫助我們真正面對自己內在對於愛的需求。摩根石也被稱為「母親之愛」，它能夠協助童年時期與母親斷了連結的人再一次接受母親的能量滋養，讓我們學習到無條件的愛，了解愛的本質就是奉獻自己。

對於那些與母親相處經驗受挫或是在愛情中遭受重大打擊的人，摩根石能夠將我們內在堅強的女性特質發揮出來，啟動溫暖的自我療癒力量，理解並且接受那些曾經加害的對象。如果有人時常在生命中扮演加害別人的對象，或者利用手段讓他人失敗來滿足自己，摩根石也會軟化那人的鐵石心腸，將人性中邪惡狠毒的一面消解在愛的振動之中。

粉紅色的摩根石擁有錳元素的力量，這代表它是與愛有關係的療癒石，這個愛的範圍超越了男女之愛，而是所有人類萬物之間所流動的愛之力量，這樣的愛是成就整個世界最大原因。當你能夠與摩根石交流能量，你也會感覺到自己處在無盡的愛之中。

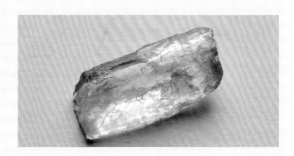

運用建議

脈輪訊息

摩根石與心輪的能量對應，雖然存在的年代不過百年，但是已經展現了強大的心輪療癒力量。將它放置在心輪上，能夠消融過去所受到的愛之創傷，解除我們對於他人的怨恨，並且重新建立我們對於愛的認知，進而重新愛自己的一切，接受過去所有的歷史，理解到過去的陰影也能夠是一種力量。

摩根石也能夠對應到臍輪。這是因為它內含的錳元素能夠協助女性荷爾蒙與生長激素的分泌，協助生理機能的正常。對於時常生理痛或者婦科容易感染者，都能夠有療癒臍輪以及相關疾病的力量。

使用方式

一般使用者能夠配戴摩根石來增強自己的魅力，讓自己心中美麗的一面真實呈現出來，並且不再感覺到自怨自艾。當你感覺到人際關係中有極度不平衡或讓你感覺到緊張的情況出現時，配戴摩根石則能夠協助你感覺到平衡與自信。若在職場工作時有讓你感覺遭受性別歧視或委屈，摩根石所帶來的自由與勇氣也能夠協助你脫離不公平的情況。

進行療癒工作時，摩根石能夠用來療癒長年累積下來的心輪創傷，以溫柔且穩定的能量逐漸軟化對方的心防，並且將內在對於愛的希望與愛的品質都帶領出來。如果遇到個案心輪阻塞非常嚴重，我會配合橄欖石或綠色碧璽來做能量上的輔助。

我個人非常喜愛摩根石與海水藍寶的療癒石精華液，加在身體按摩油中能夠塗抹在心輪上，促進淋巴排毒。

使用時機

■需要愛的支持時；
■內心中常有負面想法時；
■過於依賴他人而無法獨立時；
■渴望長久的愛情關係；
■準備懷孕生子；
■需要療癒心輪創傷，讓自己變美麗。

淨化方式

○：流水、海鹽、香氛/煙薰、晶洞、聲音
×：日光法可能會造成褪色

身體對應位置

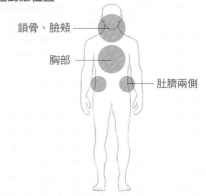

鎖骨、臉頰
胸部
肚臍兩側

東菱玉
AVENTURINE

如同森林中的寶藏，守護家庭和諧與家人健康的居家守護石

★基礎知識

顏　　　色	綠色、淺褐色、紅色、藍色
硬　　　度	7
解　　　理	無解理
化 學 式	SiO2
結 晶 系	六方晶系(粒狀集合體)
主 要 產 地	印度、美國、西班牙、俄羅斯、巴西、智利、中國

東菱玉又稱為「冬陵石」或「印度玉」，是一種粒狀集合體，因此具有玉髓一般細緻的質地與油脂般的光澤。同樣是石英家族中的成員，翠綠色就像是一大片森林，在印度有相當大的產量，被視為一種幸運石。

外觀特徵

　　東菱玉屬於石英水晶的一種，因為質地細緻而且油綠，因此被稱為玉。東菱玉中往往內含鉻雲母以及其他礦物如赤鐵礦與金紅石等，所以在光線下會看見許多發光的小點，這也會隨者產地不同而呈現出不同的特色。

　　在印度所產的東菱玉因為含有鉻雲母而顯得特別閃亮，受到印度人的喜愛，品質良好的東菱玉也被稱為印度翡翠。而在南美洲所出產的東菱玉質地也十分細緻通透，直比翡翠。

　　在印度，東菱玉象徵財富，會將東菱玉雕刻成為神像來奉獻給神；如果小孩配帶著東菱玉也能夠常保健康平安。

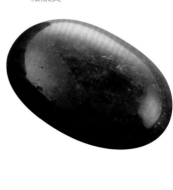

東菱玉擁有濃綠油亮的色彩與質地，能帶給人宛如走進森林一般的放鬆感受。

能量型態

　　東菱玉屬於六方晶系，能夠讓能量擴張放大，並且帶來和諧以及穩定，所以在中國與印度都認為將東菱玉放置在客廳能夠帶來家庭和諧以及家人之間情感交流活絡。當我們感覺到空間氣氛不舒服時，也可以將東菱玉放置在其中，帶來正面而且和平的能量。

　　由於東菱玉中含有的鉻雲母，不僅能讓我們順利表達自己的心聲之外，更能夠強化心肺能量以及生命力，讓身體的能量運作順暢沒有阻礙。而其中含有的金紅石則是能夠暢通能量，讓原本受阻塞或低落的能量開啟通道，讓療癒的能量灌注其中，促進能量的完整與活化。

東菱玉時常被用來作為可愛的首飾，物美價廉，十分受人歡迎。

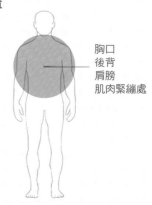

運用建議

脈輪訊息

　　東菱玉是屬於心輪的療癒石，擁有美麗如森林的綠色，這一股能量能夠使我們感覺到放鬆與舒適，很快就能帶來安全感，幫助我們就算面對陌生的環境與場景，也能夠迅速適應，進而敞開心胸去認識新朋友。

　　因此東菱玉也有「機會之石」與「放鬆之石」的稱號，那是因為綠色的東菱玉所創造出來的和諧能量場能夠讓我們保持不過度緊張的狀態，面對所有問題都能夠在危機之中看見轉機，把握決勝的機會。

其他顏色東菱玉的脈輪訊息

■**紅色東菱玉**　能夠增進性能量，對應到臍輪。它能夠協助我們在性生活上感覺到放鬆並且享受，而不是受到傳統觀念的壓力與束縛。

■**藍色東菱玉**　對應到眉心輪，深藍色的它能夠帶來眉心輪的放鬆，不再因為壓力而感覺到頭部疼痛。

使用方式

　　一般使用者可以將東菱玉擺放在空間中，加強空間的良好能量，讓所有人能夠平心靜氣地進行溝通。對於心輪虛弱或曾經受過創傷者，東菱玉能夠協助加強心輪能量，重新建立心輪的健康。對於能量過度使用者，東菱玉也能夠使其放鬆對於權力與慾望的控制，進而回歸到平衡的狀態。

　　進行療癒工作，東菱玉可以用來鬆弛個案僵硬的能量印記，讓過去生命中固執而且帶有偏見的意識能量軟化。

使用時機

■紓解壓力；
■緩和空間中緊張氣氛；
■帶來放鬆而喜悅的能量；
■解除固執無法改變的想法；
■活化身體能量；
■面對重大場合或重要機會。

淨化方式

○：日光、香氛/煙薰、晶洞、聲音
×：海鹽、流水法，會使金屬元素變色

身體對應位置

胸口
後背
肩膀
肌肉緊繃處

能量水晶療癒全書

赤鐵礦 HEMATITE （黑膽石）

黑暗的鏡面結晶，反射出躲藏在暗處的邪惡，守護巫師的靈魂

赤鐵礦又稱為黑膽石，是一種遍佈各大洲的常見礦石。能夠形成板狀、塊狀、球狀、粉末狀的結晶，當它形成規則排列片狀礦物時也稱為「鐵玫瑰」；如果是粉末狀則會呈現紅褐色，形成紅土。

★基礎知識

顏　　　色	黑、灰黑（條痕色為紅褐色）
硬　　　度	5～6.5
解　　　理	無解理
化　學　式	Fe_2O_3
結　晶　系	六方晶系
主　要　產　地	美國、法國、俄羅斯、加拿大、中國、瑞典

適用領域 健康‧保護　**對應脈輪** 海底輪　**主要性質** 火元素　**可得性** ★★★★★　**價　格** ★★☆☆☆

外觀特徵

赤鐵礦的名字來自於希臘文中的「血」，由此可知這個礦物原本的型態應該是紅色的，讓人聯想到血液；中國亦稱粉狀的赤鐵礦土壤為「赭土」，即深紅如血的土。在歐洲，士兵隨身會攜帶赤鐵礦，能夠避免在戰場上流血受傷。古老的歐洲巫師則認為這種紅土就是大地之母的血液，舉行重要典禮時會將其塗抹在身上，象徵神聖的力量降臨。

結晶很好的赤鐵礦則能夠形成黑色光滑表面。在古巴比倫稱為「黑色鑽石」或「黑膽石」，據說能夠映照出所有的邪惡，是重要的護身聖石。

能量型態

赤鐵礦為六方晶系，能夠讓能量集中並且強化放大，也具有讓生物磁性能量場完整的能力。當能量場受創或虛弱時，赤鐵礦能夠修復傷口，並且重新建立完整無缺的能量場，是一種能量強大的療癒石。

充滿鐵元素的赤鐵礦擁有火星之神的力量，在戰場上能夠攻無不克，同時獲得熱情與活力，協助我們通過大小難關。

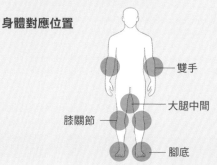

運用建議

脈輪訊息

赤鐵礦對應海底輪，血紅色的能量能夠讓生命充滿活力與衝勁，讓原本虛弱的脈輪能量走向正面積極的方向。對於時常感覺到身體痠痛或受傷流血的人，赤鐵礦也能夠協助快速修復傷口，重新提起精神，改善肉體健康。

使用方式

一般使用者可隨身配戴，感覺到能量虛弱或身體無力不適時，可拿赤鐵礦來修復自己的能量場。

進行能量療癒工作時，療癒者也可以隨身攜帶赤鐵礦，隨時保護自己的能量場；或是利用赤鐵礦製造出神聖空間，阻擋邪惡力量的侵害。

使用時機
■精氣神不足時；
■焦慮不安、情緒起伏過大時；
■須避免危險與傷害時；

■恢復血液健康；
■促進傷口修復；
■強化下盤力量。

淨化方式
○：香氛/煙薰、聲音、晶洞
×：日光與流水，可能會使其生鏽

身體對應位置

雙手

大腿中間

膝關節

腳底

舒俱來石
SUGILITE

品德與慈悲的結晶，來自東方的療癒之石，重建新生之夢。

★基礎知識

顏　　色	紫色、紫紅、粉紅、褐色、黑色、藍色
硬　　度	5.5～6
解　　理	完全解理
化 學 式	(K'Na)(Na'Fe)2(Li,Fe)Si12O30
結 晶 系	六方晶系（粒狀集合體）
主 要 產 地	南非、義大利、澳洲、日本、美國

舒俱來石是於1960年在日本首次面世，由岩石學家杉建一所發現，在1978年被確認為新礦物，爾後便以發現者為名，在日本也被稱為「杉石」。這是一種十分受歡迎的療癒石，在新時代療癒中有著舉足輕重的地位。

外觀特徵

舒俱來石的主要成分為氧化矽，但是其中還參雜有多種礦物元素，這些礦物集合起來形成一種緊密而且細緻的結構，並在地層的壓力的作用下成為纖維狀，因此摸起來感覺它的質地非常溫潤，如同玉石一樣。

雖然舒俱來石最早是在日本被發現，但是後來在南非也發現了礦區，質地與色澤均超越日本成為舉世最佳，是目前世界最大的舒俱來礦區；後來南非政府更宣稱舒俱來石為南非國寶。

舒俱來石擁有紫紅與紫色的色彩，是因為其中含有錳元素所致，最深能夠形成如葡萄一般的深紫色。有許多歐美的靈療師認為，舒俱來石能夠協助療癒愛滋與腫瘤，甚至難纏的家族遺傳性疾病，從此之後身價不斷飆漲。時至今日，舒俱來石依然被認為具有療癒肉體疾病的功效，可以讓免疫力能量整體性提升。

品質好的舒俱來石質地細緻通透，價格也水漲船高。

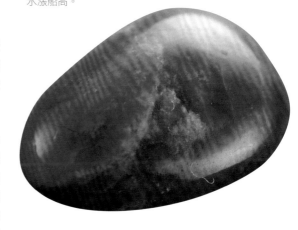

能量水晶療癒全書

六方晶系

HEXAGONAL ─擴大─

能量型態

舒俱來石屬於六方晶系，但其中所含的礦物中有屬於斜方晶系者，能夠讓能量穩定之後擴大強化，讓原本有創傷的能量得到修復；因此舒俱來石適用於遭受過重大打擊或久病不癒的人們，不僅能夠讓能量逐漸恢復、聚集，也能夠清理附著在能量場上的負面能量，最後讓健康的生命能量發光。

舒俱來石中含有大量的錳元素，能夠協助肉體的機能修復，也能夠帶來幸福與愛的力量；讓人產生溫暖與穩定的能量頻率，感覺就算是日常生活的小事也能夠感動不已。

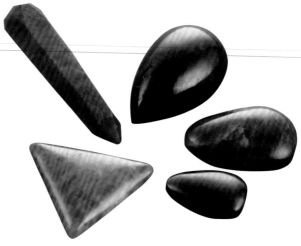

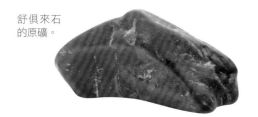

舒俱來石的原礦。

強大的療癒力量使得舒俱來石問世不到一世紀，就成為許多人心目中最喜愛的療癒石之一。

運用建議

脈輪訊息

舒俱來石對應頂輪，能夠讓人感覺安心與平靜，它所帶來的紫色能量能夠協助我們與更高層次的靈性存在連結，從靈性的層次接收到所需要的訊息。對於感官知覺敏感的人來說，這也會使敏感度大幅提升。

此外，舒俱來石不管放在哪一個脈輪上，都能夠協助七個脈輪能量整合。它具有疏通所有脈輪的神奇效果，可以讓七個脈輪的能量彼此通暢而且和諧，因此在水晶療癒的領域，舒俱來石是不可缺少的療癒夥伴。對於能量虛弱或受過創傷的人而言，舒俱來石能夠將能量聚集起來，修復創傷之後再提升整體能量。

在我個人的感覺中，舒俱來石也能夠加速業力的轉化，因為當我們整體脈輪能量提升之後，生命之中障礙的因果業力也會更快速地展現出來，讓我們能夠面對與處理。這也是為什麼在水晶療癒的領域中，舒俱來石與黑曜岩都被認為與業力轉化相關，對於尚未準備好的人來說可能會太過沉重。

使用方式

一般使用者若接觸到舒俱來石的能量，通常會感覺到溫暖與舒服，而礦石中所含有的微量元素也會因為體溫等因素而改變色彩，所以觀察舒俱來石的色彩也能夠判斷出使用者的能量是否良好，舒俱來石的色彩若越鮮豔，使用者的能量也就越正向而健康。

進行療癒工作時，舒俱來石能夠協助不斷重複相同問題的個案解決自己的慣性，讓因為過去受到創傷或前世業力帶來的負面影響進入到療癒的能量之中，逐漸消融負面的慣性。透過長期的療癒，也能夠對上癮症狀與家族性的遺傳疾病有所幫助。

使用時機

■療癒創傷與陰影；
■解決生命的慣性；
■脫離舊生活的思想模式；
■改變習氣與惡習；
■提高自我療癒力量

淨化方式

○：流水、聲音、香氛／煙薰、晶洞
×：日光法、海鹽法

身體對應位置

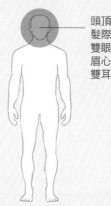

頭頂
髮際
雙眼
眉心
雙耳

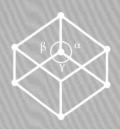

三方晶系
TRIGONAL

【專注】

讓能量專注單一方向放射，協助意識能量專一，不管達成願望或清理負能量。

方解石
CALCITE

軟化固著能量，讓生命轉彎找到新方向

★基礎知識

顏　　　色	無色、白色、灰色、黃色、綠色、粉紅色、藍色
硬　　　度	3
解　　　理	完全解理
化　學　式	CaCO3
結　晶　系	三方晶系
主要產地	墨西哥、美國、英國、法國、西班牙、中國、冰島

方解石的色彩繽紛，各自對應著不同的脈輪，可以為身心靈許多層面提供幫助。

方解石屬於相當常見的礦石，另外有一種與它成分相同但結晶方式不同的礦石稱為「霰石」，兩者常有人會搞混。方解石有多種形態與色彩，其中透明者即稱為「冰洲石」。

外觀特徵

方解石的名字來自於拉丁語 "calict"，即為「石灰」的意思。其基本成分就是碳酸鈣，也是石灰岩的原料，當石灰岩遇熱分解之後，再次結晶就成為大理石。

此外，鐘乳石與石筍也是由方解石所形成的，帶有同樣的特質，只要遇到鹽酸就會溶解反應為二氧化碳，相當容易辨認。

方解石的解理是三個方向的，非常容易碎裂，只要受到外力撞擊，就會裂成整齊切面的方塊狀，就如同一個個小火柴盒一樣，這也是市面上時常看見的方解石形式。

在古埃及，人們會將方解石當作是建築石材，或者製作成生活用品。在中國則是將方解石當作是一種藥材，中醫稱為「寒水石」，磨成粉末之後能夠清熱解毒，並且預防骨質疏鬆症狀。除此之外，方解石也能夠中和空氣中的異味分子，吸收空氣中的惡臭，是非常著名的去味大師。

能量型態

方解石為三方晶系，能夠清理負面能量，並且讓正面能量放射出來，在這個過程之中能夠放鬆長期的固著能量，讓能量重新流動。

因此，方解石適合所有能量過度發展的脈輪，因為一旦能量過度發展，就會出現掌控的現象，久而久之就形成了負面的能量循環。方解石能夠清理這些讓人感覺到負面的能量枷鎖，並且將正面的能量帶領出來，讓當事人逐漸瞭解，其實自己可以用更多元、更輕鬆的方式來過生活。

方解石中含有大量的鈣元素，這是能讓我們感覺到放鬆以及緩和的能量，可以緩解所有痛感以及緊繃感，並且幫助人們回到和諧的狀態之中。

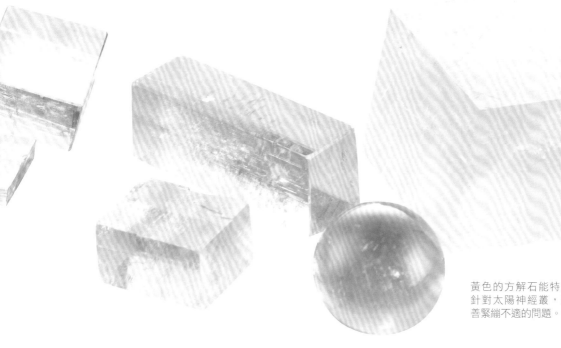

黃色的方解石能特別針對太陽神經叢，改善緊繃不適的問題。

運用建議

脈輪訊息

　　方解石主要能夠對應太陽神經叢的能量，不過因為它有多種色彩，所以也能夠協助其他不同脈輪的療癒。

　　當方解石放置在太陽神經叢時，能夠協助長期過度使用太陽神經叢而感覺到胃部或腹部肌肉僵硬疼痛的人，緩解痛楚感；此外，它也能夠軟化肌肉的能量，讓緊繃感暫時消除。

■**無色方解石**　放鬆並且帶來和諧穩定的能量。
■**黃色方解石**　含有鐵元素，對應太陽神經叢，帶來活力並且舒緩過於緊張的情緒。
■**粉紅色方解石**　含有錳元素，對應心輪與臍輪，重新調整親密關係的距離，帶來包容的能量。
■**綠色方解石**　對應心輪，能夠帶來生命的喜悅感，重新建立自在的人際關係。

使用方式

　　一般使用者能夠將方解石放置在身體上任何感覺到緊繃或疼痛之處，甚至運動過度與肌肉抽筋的部位，都能夠帶來舒緩的效果。通常會放置在太陽神經叢上，協助其能量正常展開，專注於工作上的挑戰而不是與他人比較。

　　除了放在身上，方解石也可以放在客廳或臥室中，不僅能調整能量，還能改善空氣品質以及，能夠協助家人之間的情感促進。

　　進行療癒工作時，方解石能夠軟化固著的能量，讓能量重新流動。如果個案有較多的憤怒或掌控的慾望，可以利用多色方解石來舒緩強烈的負面能量，並且協助對方放鬆。

使用時機

■需要放鬆時；
■處理困難的人際關係；
■提升多元整合能力；
■帶來溫暖的支持；
■轉化固執的老舊想法。

淨化方式

○：聲音、晶洞、香氛／煙薰
╳：海鹽法會讓表面腐蝕；日光會使其變色；流水法會造成化學反應

身體對應位置

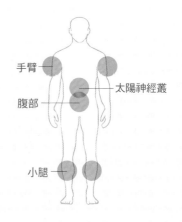

手臂
太陽神經叢
腹部
小腿

石英家族

石英（水晶）
QUARTZ

擁有純淨之光，可全方位調整能量的萬用療癒石

★基礎知識

顏　　　色	白色、無色
硬　　　度	7
解　　　理	無解理
化　學　式	SiO2
結　晶　系	三方晶系
主要產地	巴西、馬達加斯加、美國、日本、瑞士、澳洲、斯里蘭卡

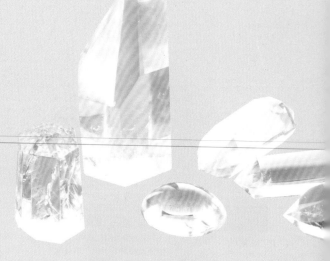

透明的水晶是萬用療癒石，可以將各種光能引入，或藉由不同的形狀展現出不同的能量特質。

石英的英文為**Quartz**，當石英形成較透明而美麗的六角柱狀晶體時，我們就稱為水晶（**Rock Crystal**）。這兩者之間最大的差異，就是水晶擁有三方晶系的晶體結構，成就了截然不同的能量。

外觀特徵

　　水晶的天然型態，就是六角柱狀的晶體。它的名字來自於希臘文中的"Krustallos"—「水」，由此可知其透明的形象多麼深植人心。在古希臘時代，曾經有醫生利用水晶來療癒疾病，據說對於熱病與頭痛有極好的療效。

振動最穩定、記錄性與壓電性良好，用途廣泛

　　在所有礦石之中，水晶擁有最穩定的振動頻率，能夠記錄訊息以及壓電性，因此在科技上的運用也十分廣泛。所謂的「壓電性」，是指當我們對水晶的一端導入電流，便會從另外一端將電流釋放出來；而且隨著導入的能量強弱，水晶的內部結構還會因來回振動的效果而改變，當通過的能量越大時，水晶就會膨脹得越大。

　　從這兩種特質出發，科學家經實驗後證實，水晶能夠帶來以下幾種功能：

1.聚焦能量　　將通過晶體的能量聚集在一起從單一方向釋放，如水晶雷射；

2.儲存訊息　　利用正負電荷作用來記錄訊息，例如電腦；

3.傳遞訊息　　利用水晶穩定的震盪頻率，如電話；

4.能源轉換　　能夠將不同的能量彼此轉換，例如太陽能發電；

5.擴大能量　　能夠將通過晶體的能量擴大，例如擴音器。

　　目前，我們日常使用的電視、手機、電話等電器，幾乎都使用水晶來處理訊息。不過現在工業用途的水晶大多為人工製造的養晶，並不是天然水晶。但是由此可以了解，水晶在能量上的用途非常廣泛，這也是為何所有礦石療癒的工作幾乎都以白水晶為主軸。

龐大而種類眾多的石英家族

在石英家族中，除了一般所謂的水晶之外，還有眾多不同類型的族群，各自也都擁有強大的療癒能量，在療癒石的行列中佔據了非常龐大的數量。

透明水晶

這一個族群擁有完美的晶體結構，透明耀眼，受到多數人的青睞喜愛。例如白水晶、紫水晶。

半透明的石英

呈現半透明的塊狀石英，通常為粒狀集合體，質地溫潤。例如東菱玉、粉晶。

半透明潛晶質石英

肉眼無法看出其晶體結構，需要使用顯微鏡，質地細緻而且色彩多變，例如瑪瑙與玉髓。

不透明潛晶質石英

在潛晶質石英中含有大量不純物，以至於透光性差，但是色彩強烈，例如虎眼石、碧玉。

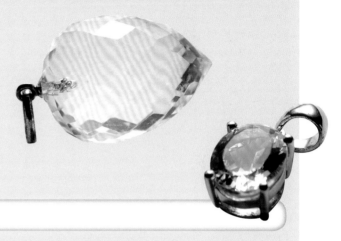

能量型態

水晶是三方晶系的療癒石，能夠將能量集中後單一方向釋放，形成強大而且直接的能量波動。這樣的能量特性不僅讓水晶在工業以及科技上有非常廣泛的用途，而在能量療癒的領域中，水晶的能量也是不可或缺的部分。通常我們會利用水晶進行意念設定，因為它具有單純而且直接的效果，能夠讓我們的意念願望成真。

水晶中蘊藏著大量的矽元素，這是地球上最豐富的元素之一，能夠讓我們與大地一起共振，帶來和諧而且全面的療癒力量。對於亟需補充能量，也希望能夠讓自己更加和諧平靜的人來說，是最好的能量補充品。

運用建議

脈輪訊息

水晶適用於所有脈輪，是一種萬用的療癒石，這是因為它透明無瑕疵的型態，能夠將所有不同的色彩與光線引入，並且發出各種頻率來協助人們。水晶能夠將脈輪上的負面能量清理掉，讓脈輪維持在穩定與正面的頻率，並且將脈輪中原本的力量提高，以發揮其原本的功能。

水晶能量也會隨著形狀與色彩而有所改變，所以選擇適合自己的水晶非常重要，因為每種不同的水晶也擁有自己專長療癒的部分。

使用方式

一般使用者可以利用水晶進行冥想或靜坐，藉由它穩定的高頻率讓生物磁性能量體振動頻率提高，重新回到穩定不受影響的狀態之中，甚至連受創的能量也能逐漸修復，是非常萬能的療癒石。此外，我們也能夠利用水晶進行意念設定法，讓水晶能量幫助自己完成目標。

為他人進行療癒工作時，可以用水晶能夠帶來清明的能量，將白水晶放在脈輪上也能夠達到清理脈輪，並且將各個脈輪之間的能量連結起來的效果。我個人會將白水晶雙尖柱放置在脈輪與脈輪之間的通道上，讓能量更暢通，除了可以清理脈輪能量之外，也能夠讓身體能量維持良好的共振狀態。

使用時機

■ 提高靈性或占卜能力；
■ 提升自己的能量場不受外來影響；
■ 任何時候。

淨化方式

任何淨化方式皆可

身體對應位置

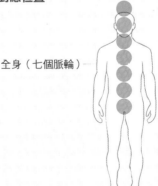

全身（七個脈輪）

能量水晶療癒全書

石英家族

紫黃晶 AMETERINE

擁有金黃之光，平衡雙極能量

★基礎知識

顏　　色	紫色、黃色
硬　　度	7
解　　理	無解理
化 學 式	SiO_2
結 晶 系	三方晶系
主 要 產 地	玻利維亞、南美洲

紫黃晶能暢通能量，適合靜坐時佩戴或使用。

紫黃晶的形成過程非常特殊，因此產量其實很稀少。是由紫水晶在天然受熱的狀況下所形成的，介於紫水晶與黃水晶之間，能量也非常的特殊。

| 適用領域 | 心靈成長・健康 | 對應脈輪 | 頂輪・第八脈輪 | 主要性質 | 火／水元素 | 可得性 | ★★☆☆☆ | 價　格 | ★★★★☆ |

外觀特徵

紫黃晶的形成是上天的恩賜，因為它在地質學上是一個特別的現象。一般水晶的生長環境是千萬年都不變的，因此才能夠穩定地結晶。然而紫黃晶的生成，需要先形成紫水晶，並且遇上地殼活動，形成地熱或火山運動，使紫水晶受熱而改變顏色；一般來說，溫度達400度時就能夠將紫水晶轉變黃水晶。紫水晶就是在這個過程中停止受熱，停留在紫色與黃色的階段，才能成為紫黃晶。

因為紫黃晶價格高於紫水晶，因此許多業者會將紫水晶以人工方式加熱，使其轉變為紫黃晶，選購時應該特別注意。

能量型態

紫黃晶是三方晶系的療癒石，能夠協助我們突破自己的限制，讓原本低落與負面的頻率改變。紫黃晶也能為我們帶來生活之中的覺察，透過它持續而且高頻的能量來維持磁性能量場的完整，甚至舒緩身體上的疼痛感。

紫黃晶之所以能夠維持兩種顏色，是因為內含的鐵元素遇熱產生變化，從二價成為三價，水晶也從從紫色轉變為黃色。轉變中的鐵元素的活性能夠促發我們的血液流動，並且阻隔負面能量的侵害，也表示紫黃晶能夠讓我們更有活力。

運用建議

脈輪訊息
紫黃晶是連結頂輪與第八脈輪的重要療癒石。一旦這兩個脈輪連結，我們自然能感覺到宇宙的大愛，讓意識狀態合一，不再分別你我。因此紫色的部分對應了頂輪的開悟慈悲心，而金黃色的部分則對應第八脈輪的合一意識。

使用方式
一般使用者能夠藉由配戴紫黃晶來獲得更高層次的訊息，讓身體脈輪能量與磁性能量場共振合一，感到和諧。

進行能量療癒時，紫黃晶可應用在不相信宇宙也不認為自己能夠進入療癒狀況的個案，協助他進入深層寧靜的狀態，接受自己真實的面目。

使用時機
■提升直覺力與靈性覺察能力；

■渴望生命改變；
■希望與更高層次存在連結。

淨化方式
除了日照法之外，所有淨化方式皆可

身體對應位置

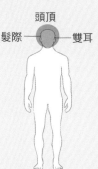

頭頂
髮際 — — 雙耳

紫水晶
AMETHYST

**結合理性與感性的高貴水晶，
帶來陰陽平衡的能量**

★基礎知識

顏　　色	紫色
硬　　度	7
解　　理	無解理
化　學　式	SiO2
結　晶　系	三方晶系
主要產地	巴西、烏拉圭、印度、南非、俄羅斯、美國、加拿大、烏干達、馬達加斯加

紫水晶可以使人神智清明，
自古以來便備受喜愛。

| 適用領域 心靈成長‧健康 | 對應脈輪 頂輪 | 主要性質 火/水元素 | 可得性 ★★★★☆ | 價　格 ★★★☆☆ |

紫水晶是難得一見的紫色礦石，在許多文化中扮演著神聖力量的象徵，如果能夠佩戴紫水晶，也就象徵了權力與地位。在古今中外都有非常多稱號，在中國稱為紫玉英，在日本稱為能源之石，在歐洲也稱為維納斯之眼。

外觀特徵

　　紫水晶是於石英水晶家族中的重要成員，因為含有鐵元素而展現出紫色的光澤。

　　紫水晶的名字來自於一個希臘神話故事：向來以狂歡爛醉聞名的酒神戴奧尼索斯，有一天在回家的路上遇見了一位美麗的少女雅玟西斯（Amethyst），於是就趁著醉意調戲起這位少女。然而這位少女早已立誓終生守貞的，於是她向月亮女神求救，將自己變成了一塊透明水晶，代表冰清玉潔的心志。

　　酒神看見這樣的狀況，也知道自己做錯事了，於是將手上的神酒倒在水晶上，提醒自己不要再犯錯；水晶也轉變成葡萄酒的紫色。也有人說，紫水晶的英文名是來自希臘語中的"Amethystos" —「不酒醉」的意思，所以如果喝酒時佩戴紫水晶，就不容易酒醉。古埃及人則認為紫水晶是非常高貴的礦石，配戴在身上能夠驅逐邪惡，如果亡者在冥界能夠攜帶紫水晶，更能夠避開所有危險。

　　與其他變種水晶一樣，紫水晶經過高溫高熱之後可能會改變顏色，因此建議避免直接曝曬在強烈陽光下。

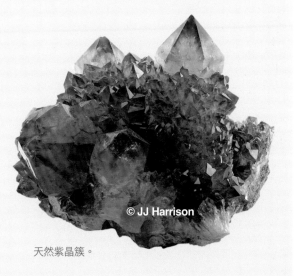

© JJ Harrison

天然紫晶簇。

能量水晶療癒全書

石英家族

能量型態

紫水晶為三方晶系的療癒石，天生就具有將能量凝聚並且放射出來的效果，所以如果放置在脈輪上，可以將能量凝聚起來，使得原本虛弱的能量變得更強壯。對於能量阻塞許久的固著能量，紫水晶也能夠清理負面能量，讓原本的內在品質被提升出來，尤其對於腦部與末梢神經等部位都有良好的效果，可讓能量完全淨化，帶來能量流動，所以常常有人感覺佩戴紫水晶會精神百倍。

紫水晶帶有大量鐵元素，能夠保護磁性能量場，這也是為什麼從古到今它都被認為能夠驅除邪惡，大量使用在宗教儀式上，至今地位依然屹立不搖。在日本的修行者中，也時常有人將紫水晶黏貼在頭頂，用來活化頂輪，藉以獲得開悟的能量。

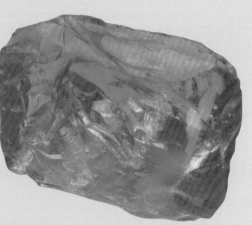

猶如糖果般可愛的
薰衣草紫水晶。

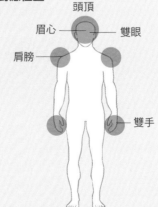

療癒小叮嚀

我個人會飲用紫水晶精華液來協助自己釐清複雜的問題，或者滴在眼皮上舒緩眼壓。

運用建議

脈輪訊息

紫水晶被認為是對應頂輪的療癒石，能夠協助清理頂輪的能量，讓智慧之光展現出來，不再只充滿愚昧無明的俗世思想。

將紫水晶放在頂輪不僅能夠強化思想清晰程度，更能夠帶來高度的覺察力；它能夠協助活絡腦部能量，清理阻塞在肉體或精神上的負能量，這對於長期需要大量用腦工作，或者長期精神不濟者也有極大的幫助。因此紫水晶也被稱為「清醒之石」，只要接觸到它的能量，就會讓人感覺到腦袋清醒不昏沉。

使用方式

一般使用者可以將紫水晶佩戴在身上，增加理性思維以及觀察能力，在面對問題時不容易因緊張而做出錯誤的決定。如果將紫水晶放置在工作場合或客廳，也能夠帶來鎮定與清明的能量波動，讓我們時刻處在平靜且自律的狀態中。

市面上有很多紫晶做成的枕頭，以及將紫晶洞放置在床頭的作法。這兩種方式都是古代清修之人用來保持清明不眠，進而達到練氣化神的效果，通常也有讓人做預知夢的功能。但是如果只是想要睡得沉穩，建議改放隱晶質水晶，如瑪瑙或玉髓。

進行療癒工作時，紫水晶常被運用在協助個案打開內在知覺，讓個案能夠與自己內在的直覺溝通，並且信任直覺。紫水晶也能夠擺放在左右雙手中或左右眼上，調整失衡的陰陽能量。

使用時機

■壓力過大時；
■感覺陰陽能量不平衡時；
■家庭生活不和諧時；
■需要提升專注力與思維能力；
■開啟靈性能力；
■改善昏沉或精神不濟的問題；
■帶來創造力。

淨化方式

除了日照法之外，所有淨化方式皆可

身體對應位置

頭頂
眉心 ── ── 雙眼
肩膀 ──
── 雙手

黃水晶
CITRINE

金黃的太陽之光，照耀靈魂的真正方向

★基礎知識

顏　　　色	黃色、黃綠色
硬　　　度	7
解　　　理	無解理
化　學　式	SiO2
結　晶　系	三方晶系
主要產地	巴西、烏拉圭、馬達加斯加、智利、辛巴威

黃水晶的色彩對應太陽神經叢，可提振對生活的企圖心，故一直被視為可帶來財富。

適用領域 事業・財運　　**對應脈輪** 太陽神經叢　　**主要性質** 火元素　　可得性 ★★★☆☆　　價　格 ★★★★☆

黃水晶因含有三價鐵離子而形成天然黃色，其中呈現橘黃色者被稱為威士忌酒黃，色彩濃郁而且通透，是黃水晶中的極品。然而因為天然黃水晶稀少，市面上常出現紫水晶加熱後所形成的優化黃水晶，利用加熱處理來改造的黃水晶則呈現十分豔麗的黃色，選購時需要多加留意。

外觀特徵

黃水晶的英文名字來自一種柑橘類果實，呈現鮮黃色。它是一種尊貴的水晶，在中國因為黃色象徵皇室與帝王，因此這是只允許在皇宮中使用的礦石，一般百姓絕對不能使用。在歐洲自然療法中，黃水晶被認為能夠協助腸胃能量運作正常，並且協助肝臟恢復其機能，是一種功能強大的療癒石。

黃水晶因為產量稀少，在市場上一直都擁有極高的身價，但是也因此假冒或人工優化過的黃水晶充斥市面，價值遠比天然黃水晶低。我個人曾經在市場上發現以黃色冰洲石（較透明方解石的別稱）假冒為黃水晶的情況，黃色冰洲石通透但是表面時常有粗糙感，黃水晶則不會。目前市面更常見以紫水晶加熱處理所形成的黃水晶，選購時應該特別注意。

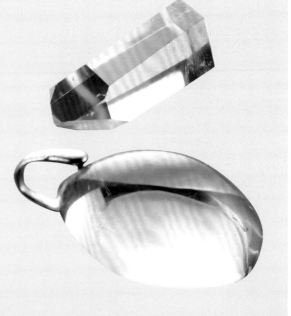

石英家族

能量型態

黃水晶為三方晶系的療癒石，在水晶家族之中擁有相當高的身價，隨著產量逐年銳減而飆高。在能量上，它能夠協助我們將能量阻塞打通，並且帶出原本隱藏的心靈品質，對於無法振作精神或者逃避生活問題的人有極大的助益，能夠協助他們重建自信，並且善加運用自己的潛能。

黃水晶含有大量的三價鐵元素，因此

形成鮮明的黃色，能夠帶來生命力以及熱情活力，讓人重新對自己的生命燃起希望，並且願意專注於讓生命前進之上，脫離自己設下的界線框架。

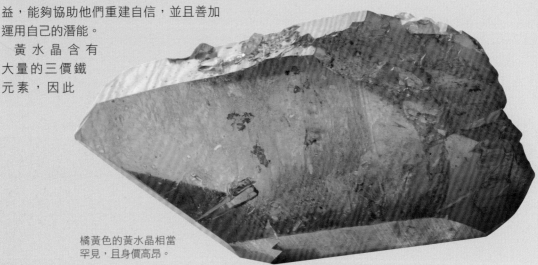

橘黃色的黃水晶相當罕見，且身價高昂。

運用建議

脈輪訊息

黃水晶對應太陽神經叢，能夠清理在太陽神經叢上的負面能量，重新提振人對於生命的信心。如果太陽神經叢曾經因為童年時受到權威打壓或被霸凌欺負的經驗，而產生阻塞的現象，就可能會形成對現實生活失去興趣，也不願意進入社會中認真工作的疏離性格。若能藉助於黃水晶的能量，則能夠重新提振太陽神經叢的力量，清理創傷並且帶來正面能量。

黃水晶一直被稱為招財水晶，這是因為它所擁有的能量可以協助我們重建太陽神經叢，產生願意過更好生活的心念；增加企圖心以及工作心之後，自然就能在社會上逐漸建立起良好名聲，也就能增加財富。

使用方式

一般使用者可藉由佩戴黃水晶來增加自己太陽神經叢的能量，重新建立自己的自信，不過若是平常太陽神經叢運作過度旺盛的人，可能會造成身體火性能量的增加，甚至會有口乾舌燥或便祕的情況，建議搭配藍色或黑色礦石來平衡脈輪能量。

為他人進行療癒工作時，可以將黃水晶放置在對方的太陽神經叢，以協助減緩腸胃道不適問題；這樣也能增加肝臟能量，讓身體機能回復正常。另外如果放置在脊椎上，也能夠讓肌肉放鬆，讓人感覺到被撫慰與充電的精神滿滿。

使用時機

■改善職場人際關係；
■帶來夥伴與貴人；
■增進良好工作態度；
■帶來事業心；
■帶來對於生命的熱情。

淨化方式

除了日照法之外，所有淨化方式皆可。

身體對應位置

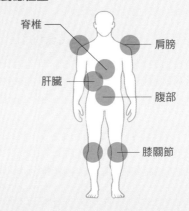

脊椎 — 肩膀

肝臟 — 腹部

膝關節

粉晶
ROSE QUARTZ

讓自己幸福才能讓別人幸福，帶來真愛之石

★基礎知識

顏　　　色	粉紅色
硬　　　度	7
解　　　理	無解理
化　學　式	SiO2
結　晶　系	三方晶系
主要產地	巴西、馬達加斯加、美國、南非、英國、愛爾蘭、義大利

柔和的色澤與溫潤的質地，使粉晶成為最受女性歡迎的療癒石之一，也被視為能幫助人敞開心門、迎向愛情的真愛之石。

| 適用領域 | 感情・健康 | 對應脈輪 | 心輪・臍輪 | 主要性質 | 水 / 火元素 | 可得性 | ★★★★☆ | 價　格 | ★★★☆☆ |

粉晶已經是全世界女人無法抗拒的美麗療癒石，在東西方都有極高的評價，尤其是通透的冰種粉晶還有星光粉晶。這種美麗的礦石被認為是經過愛之女神所祝福的玫瑰精靈化身，因此也被稱為真愛之石或愛之水晶。

外觀特徵

粉晶的名字來自於玫瑰（rose），一般也稱為「玫瑰晶」或「芙蓉晶」，呈現著粉紅色澤，質地透亮溫潤。羅馬人相信玫瑰是愛之女神維納斯的聖花，象徵著愛情與美麗，這也奠定了粉晶在人心目中愛情使者的印象。在西方，粉晶象徵處女新娘的顏色，帶著喜悅以及幸福的能量；在東方則認為粉晶會招來好姻緣，並能讓人找到一生的幸福。

粉晶一般多見冰裂紋，所以通透且光澤明亮的粉晶價格不斐。目前市面上也出現利用白水晶人工加色之後所製成粉晶，但是色澤容易不均勻，也容易留下染色痕跡。購買時應該參考自己的能力，盡量選擇品質優美而不是過大卻品質粗劣的水晶。

療癒小叮嚀

我個人喜歡將粉晶浸泡在水中（有時候也會搭配珍珠）一個晚上之後用來洗臉，這是英國巫師間流傳的美容秘方，持續使用一周之後會感覺角質軟化而且氣色變好。飲用粉晶水時可以搭配蜂蜜，養生健康又能夠美容養顏。

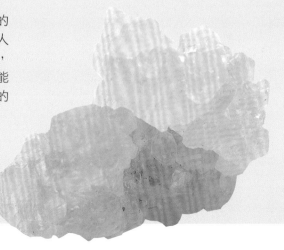

市面上相當罕見的粉晶簇。

石英家族

能量型態

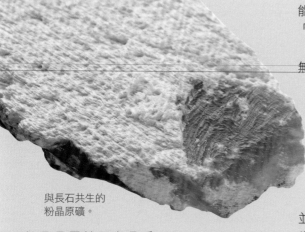

與長石共生的
粉晶原礦。

能夠在光線照射下反射出星光效應者，稱為「星光粉晶」。

粉晶能夠療癒過去所受到的心靈創傷，協助無法自立或自愛的人們找回對於愛的信心，並且將心中的愛擴大。對於過度付出而無法回歸自己的人們，粉晶也能夠將能量集中回來，讓人以自己為中心，不對別人造成壓力。

粉晶的粉紅色來自鈦元素，這樣的能量能夠帶來堅持不放棄的精神，協助我們面對生命中的問題與創傷依然能夠堅定不移。並且將內心之中的能量帶領出來，將愛落實於當下，而不再只是空想。

　　粉晶是屬於三方晶系的療癒石，與紫水晶、黃水晶、白水晶共佔石英水晶家族的鰲頭，品質精美的稱為「冰種粉晶」，如果內含針狀礦物並且呈纖維化排列，

運用建議

脈輪訊息

粉晶能夠對應到心輪的能量，對於打開心輪有非常好的效果，也能夠療癒臍輪因為親密關係傷害或者曾經被暴力對待的陰影創痛。

對於不相信愛或者不相信真愛會出現的人，它能夠帶來信心以及幸福的感動，讓人重新感受到心的力量；對於臍輪受到創傷或不愉快性經驗也能夠有很好的舒緩效果，讓我們不再專注於痛苦，轉而將能量放在自立自強上。

粉晶一直以來都被視為戀愛之石，許多人認為只要佩戴粉晶就能夠帶來愛情與婚姻。不過那是因為粉晶具有開啟心輪的力量，並且將心輪能量轉變成溫柔與包容的頻率，當自己能夠珍愛自己並且包容他人的差異性時，就容易看見真愛向自己招手，而不會封閉內心。

使用方式

一般使用者佩戴粉晶時，能夠為自身能量場帶來彈性與溫暖的頻率，帶給別人良好的第一印象，也能夠讓自己不再封閉內心，甚至解除不相信愛與幸福的負面心態。

進行療癒工作時，將粉晶放置在心輪上能夠軟化固著的能量，讓全身脈輪開始流動，並且撫平久遠的心靈創傷。如果放在臍輪上或女性卵巢對應位置，則能夠療癒過去在性方面產生的創傷，或者是童年家庭不良影響的陰影。

使用時機

■ 失戀時；
■ 感受到不安或恐懼時；
■ 進行自我療癒；
■ 寬容與接納所有相異性；
■ 需要與他人和解問題時；
■ 強化魅力能量。

淨化方式

除了日照法之外，所有淨化方式皆可。

身體對應位置

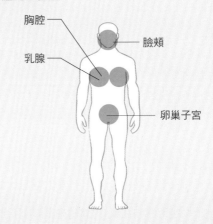

胸腔

臉頰

乳腺

卵巢子宮

髮晶
RUTILATED QUARTZ
突破生命障礙，直達幸福喜悅的傳送之石

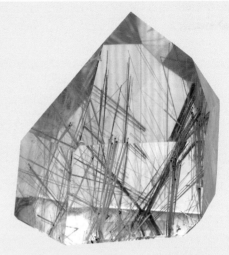

★基礎知識

顏　　色	無色，但內含物有各種不同色彩
硬　　度	7
解　　理	無解理
化 學 式	SiO_2+不純物（TiO_2或其他礦物）
結 晶 系	三方晶系
主 要 產 地	巴西、澳洲、中國

髮晶又稱為「草入水晶」，因為通透的白
水晶中含有草絲一樣的針狀物。

| **適用領域** 事業‧健康‧財運 | **對應脈輪** 心輪‧海底輪 | **主要性質** 火／風元素 | **可得性** ★★★★☆ | **價　格** ★★★☆☆ |

髮晶又稱為「草入水晶」，因為通透的白水晶中含有針狀在其中，就如同草絲一樣。髮晶的價格隨著內含物而起伏，目前市面上最昂貴的是金髮晶，內含金紅石，會反射出金色光芒，很受人喜愛。在西方也稱金髮晶為維納斯之髮，如果使用髮晶也能夠獲得維納斯女神的青睞，愛情與美麗兼具。

外觀特徵

髮晶的名字來自於金紅石（ruitle），一種常見與礦物共生的正方晶系二氧化鈦礦物；不過，髮晶也廣泛指稱全部含有針狀內含物的水晶，如果針狀內含物較細緻，可能形成如兔毛一般的質地，又稱為「兔毛水晶」。不過兩種水晶其實均屬同一類型，因為內含物而得名。

市面可見的金髮晶是因為內含針狀金紅石所致，常常會看見髮絲凌亂或不明顯的金色。除了金色之外，金紅石也可能形成紅色或銀色或黃色的髮晶。

此外，髮晶家族也有內含綠色陽起石的綠髮晶，因為據說能夠招財與壯陽，在市場上價格非常好。黑色髮晶則通常是因內含黑色碧璽（黑色電氣石）所形成。

鈦晶裡面的內含物會結成板狀，所以看起來比金髮晶還要明顯，但是兩者的結構及內含物成分是相同的，可以說是同一種礦物。本圖左為鈦晶，右為金髮晶。

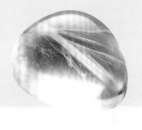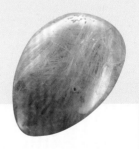

知識補給站
鈦晶 v.s. 金髮晶比一比

鈦晶與金髮晶都是內含金紅石的礦物，不過金髮晶裡面的金紅石是呈現細絲狀或是髮絲狀。鈦晶裡面的是金紅石是呈現片狀或是粗絲狀，看起來比金髮晶還要明顯。所以一般市場上同樣級數的鈦晶價格高於金髮晶。但是兩者的結構以及內含物成分是相同的，可以說是同一種礦物。

石英家族

能量型態

髮晶一般是由三方晶系的水晶加上正方晶系的金紅石、三方晶系的黑色碧璽，或是單斜晶系的陽起石所組成，在能量上十分多變，同一顆髮晶中可能發現兩種以上的礦物。

含有金紅石的髮晶能量具有強烈的衝擊性，能夠將附著於能量場上或脈輪之中的負面能量淨化，並且將脈輪能量振動至高頻狀態，發揮最佳狀態；通常適合能量阻塞或身體水腫等問題的人，可以疏通能量並且將能量集中。

含有黑碧璽的髮晶具有很強的專注能量，能夠協助屏除雜念並專心一致，也能夠清理負面能量，並且將之排出生物磁性能量場之外。

含有陽起石的髮晶，因為陽起石在中醫理論中能夠滋養陽性能量、溫腎壯陽，加上本身為單斜晶系，故可將能量大量補充進身體之中。

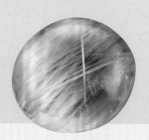

金髮晶是水晶內含金紅石所形成，在市場上價格不斐。

綠髮晶內含陽起石，因有益於工作與陽性能量，頗受市場歡迎。

運用建議

脈輪訊息

因為內含物色彩不同，髮晶能夠對應不同脈輪。

■**紅髮晶／紅兔毛**　對應海底輪，能夠清理負面能量，讓海底輪展現原本的力量。對於女性婦科問題有極大的助益。

■**金髮晶／鈦晶／黃髮晶**　對應太陽神經叢輪，能夠將阻礙成功的負面因子除去，解除自我限制的框架，讓虛弱的能量重新提振起來。如果太陽神經叢能量已經很強，可能會造成過度發展的問題，建議搭配黑色或綠色礦石一起使用。許多業務人士或商業人士都喜歡佩戴鈦晶，認為這樣能夠增強事業運以及辦事效率，不過往往會因為佩戴鈦晶之後讓自己步調加速而變得脾氣急躁。

■**綠髮晶**　對應心輪，具有開啟心輪能量並且清理負面情緒的作用，具有敞開心胸並且接納所有人的能力，一般認為可以改善身體健康，讓人對工作有正面的想法。

■**黑髮晶**　對應海底輪，具有排除濁氣與負面能量的效果。能夠協助我們進入排除內心毒素情緒以及負面想法的部分。

使用方式

一般使用者可以選擇自己所需要或所喜愛的髮晶來佩戴，建議佩戴於手腕或腳踝，能夠加入能量進入神經系統之中，加速療癒的效果。

進行療癒時髮晶能夠更快速的清理所有負面能量，並且讓能量重新連結，面對長期失去自己力量或失去信仰的人來說，這是一種十分有效能燃起希望的療癒石。

如果使用髮晶浸泡精華液時，需要注意內含之金紅石是否完整包裹在水晶中，如果有缺損，金屬部分可能會產生化學變化。

使用時機

■希望獲得好運氣時；
■需要專注的力量；
■渴望突破自己的極限；
■需要勇氣與活力；
■改善能量阻塞問題；
■讓人獨立堅強。

淨化方式

所有淨化方式皆可。

身體對應位置

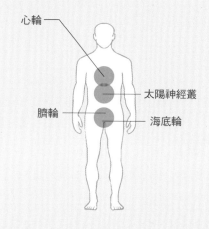

心輪

太陽神經叢

臍輪

海底輪

煙晶
SMOKY QUARTZ

大地的守護者，讓人扎根大地、向天成長

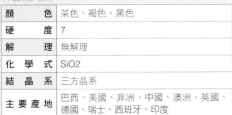

★基礎知識

顏　　　色	茶色、褐色、黑色
硬　　　度	7
解　　　理	無解理
化　學　式	SiO2
結　晶　系	三方晶系
主　要　產　地	巴西、美國、非洲、中國、澳洲、英國、德國、瑞士、西班牙、印度

煙晶，顧名思義就是內含色彩如煙霧一般的水晶，在水晶的世界中十分常見。透明度高的煙晶十分受到歡迎，因為呈現黑褐色，在歐洲也被認為與修道士或修女有關係，能夠協助宗教人士持戒守律。

| 適用領域 | 事業・健康・財運 | 對應脈輪 | 心輪・海底輪 | 主要性質 | 火／土元素 | 可得性 | ★★★★☆ | 價　格 | ★★☆☆☆ |

外觀特徵

　　煙晶的名字就是煙霧的水晶，曾經被用來觀察太陽，如同墨鏡一樣。依照顏色的深淺有三種不同的名稱：茶晶、煙晶、墨晶，其實是同一種礦物，大多數為不透明狀。煙晶的色彩來自於鋁離子，經過天然的輻射照射過後所成色，依照照射的量而形成不同深度的色彩，墨晶所照射的時間最長。目前市面上的煙晶多為人工照射。

能量型態

　　煙晶屬於三方晶系，能夠讓我們打開脈輪並且清理脈輪之中的負面能量，對能量虛弱的人尤有幫助，可藉由接觸煙晶將生物磁性能量場淨化，讓能量更加穩定。

　　煙晶之中含有鋁元素，能夠帶來穩定人心的能量，並且帶來堅定的心以及領導力。所以配戴煙晶也能協助我們穩定情緒，冷靜面對所有問題。

運用建議

脈輪訊息

　　煙晶對應到海底輪的能量，能夠讓虛弱與受創的海底輪能量逐漸地恢復，並且讓能量虛弱所造成的憂鬱與失衡的狀況逐漸回復和諧平衡的狀態。對於感到自己浮動不踏實且容易有虛妄幻想的人，也能夠將能量落實於海底輪，讓自己的實踐能力強化，不再只是流於妄想。

使用方式

　　一般使用者能夠使用煙晶來協助自己接地，幫助自己以實際的思考方式來面對現實問題，讓生活上一切問題都迎刃而解。煙晶對於開刀之後的能量修復也有極好的效果，能夠縮短復原的速度。

　　進行能量療癒時，如果遇到能量虛弱或能量容易耗散而感覺到能量無力的個案，可以將煙晶放置在腳底或脊椎上，能夠讓能量穩定而且更快速排除負面能量。

使用時機

■身體虛弱無力；
■大病初癒時或開刀過後；
■感覺生活不安定；
■容易做白日夢。

淨化方式

除了日照法，其他的淨化方式都可以進行。

身體對應位置

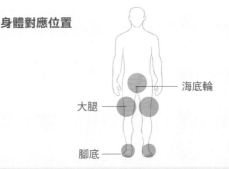

海底輪
大腿
腳底

能量水晶療癒全書

菱錳礦
RHODOCHROSITE

來自黃金帝國的愛之寶石，見證永恆真心誓約

★基礎知識

顏　　　色	粉紅、紅色、紅褐色
硬　　　度	3.5～4
解　　　理	完全解理
化　學　式	$MnCO_3$
結　晶　系	三方晶系
主要產地	阿根廷、美國、南非、祕魯、羅馬尼亞

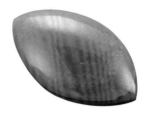
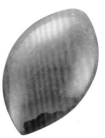

菱錳礦又稱為紅紋石，還有一個很美麗的名字叫做「印加玫瑰」，大多出產於古老的印加帝國中領域的安地斯山脈（即今之阿根廷）。這種美麗的礦石擁有玫瑰般的色澤，被認為是最佳的愛情信物。

外觀特徵

　　菱錳礦的名字來自於希臘語中 "rhodon"（玫瑰）與 "chrom"（色彩），也就是「玫瑰的色彩」，由此可見它艷麗的色彩形成了非常重要的特色，與薔薇輝石、粉晶並列為「玫瑰三聖石」，都是以玫瑰為名的療癒石。

　　菱錳礦因為含有錳元素而產生美麗的粉紅色，它生長在含有多種金屬元素的礦床，但是錳元素佔了其中最大部分。一般菱錳礦都含有白色條紋，但美國科羅拉多州所出產的菱錳礦石卻完全沒有紋路而且色澤濃郁，被視為最上品。

　　在菱錳礦盛產的南美洲，當地的青年男女如果有屬意的對象，會贈送菱錳礦作為定情信物，如果對方接收下來，就代表答應定情；因此在當地菱錳礦成為最重要的愛情石，象徵愛之火焰的能量。

能量型態

　　菱錳礦屬於三方晶系的療癒石，因為硬度低，也讓能量變得溫和柔軟。它能夠溫柔地展開心輪的能量，並且細膩地療癒其中的創傷與靈魂上的失落感，清理因為親密關係或愛情所造成的負面情緒與能量，將心輪之中柔軟充滿愛的能量帶領出來。

　　這樣的療癒能量非常適合經歷過重大愛情創傷或背叛的人們，就像是再次提醒自己：我其實很好，只不過對方不是對的人，生命應從愛自己開始，而不是只想著要愛別人。

　　菱錳礦含有大量的錳元素，故可帶來幸福與愛的能量，讓生命力逐漸活絡起來；更能夠讓人從

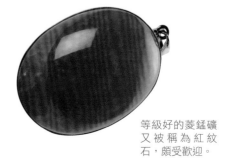

等級好的菱錳礦又被稱為紅紋石，頗受歡迎。

悲傷或沮喪的狀況中再一次提振起精神，有信心面對所有生命的挑戰。

　　在美國靈療界曾經有治療師提出，菱錳礦對於腺體能量的療癒非常有幫助，尤其是胸腺與乳腺；在身心整合學說中亦認為，乳癌或淋巴癌可能是來自於過多憤怒與悲傷累積在腺體之中，長期無法言說的憤怒造成身體長期慢性發炎。而菱錳礦細緻的能量可以進入腺體之中，清理所有負面能量，讓我們能夠以愛的方式將情緒真正表達出來。

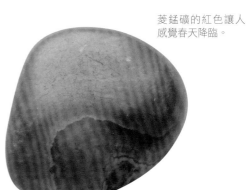
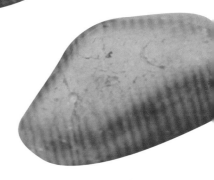
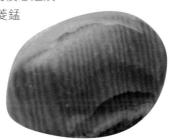

菱錳礦的紅色讓人感覺春天降臨。

運用建議

脈輪訊息

　　菱錳礦對應到心輪的能量，能夠協助心輪受創以及無法表達愛的人重新感受到愛的力量，並且找到自己能夠說出愛的方式。它也能夠協助我們編織夢想，帶來希望的能量，透過能量提升的方式協助人類活在正面的振動頻率之中。

　　菱錳礦的能量也能影響臍輪，協助臍輪的創傷釋放，面對無法付出奉獻的自己，以及造成自己能量阻塞的陰影。

使用方式

　　一般使用者可以藉由佩戴菱錳礦來協助自己解放心輪的傷痛，並能在面對喪失所愛或被迫面對劇烈改變的過程中，帶來安心與支持的美麗能量。不過因為它質地脆弱、容易磨損，建議戴項鍊或耳環，而不是容易摩擦的手環。另外，菱錳礦若是受潮則容易變黑，所以建議不要在濕度高的場所或海水浴場佩戴。

　　進行能量療癒過程中，能夠協助有重大疾病或能量嚴重受損的個案進行能量的疏通與修復，清理隱藏在內部的負面能量。也適合給予長期單身或決定單身的人們使用，就算保持獨身也能夠好好珍愛自己。

使用時機
■需要支持時；
■渴望一段美好新戀情時；
■希望能夠增加與伴侶的情趣；
■想獲得魅力；
■需要療癒親密關係的創傷；
■走出悲傷或沮喪。

淨化方式
○：香氛／煙薰、晶洞、聲音。
×：日光法容易使其褪色；海鹽法與流水法皆會造成結構破壞。

身體對應位置

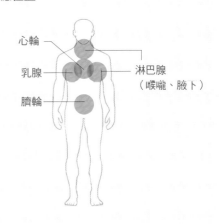

心輪
乳腺
臍輪
淋巴腺（喉嚨、腋卜）

能量水晶療癒全書

紅寶石
RUBY

王者之石，守護心臟與愛的勝利寶石

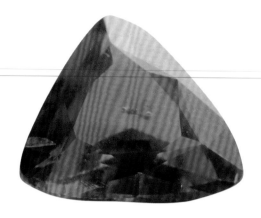

★基礎知識

顏　　　色	紅色、紫紅色	
硬　　　度	9	
解　　　理	無解理	
化　學　式	Al2O3	
結　晶　系	三方晶系	
主 要 產 地	緬甸、越南、阿富汗、斯里蘭卡、印度、俄羅斯、中國	

在聖經中被記載為最珍貴寶石的紅寶石，代表猶太部落，最紅色者則稱為「鴿血紅」。在古代中國，紅寶石是皇族所用的寶石，象徵權貴與身分地位。

外觀特徵

紅寶石從古至今都是一種非常尊貴的礦石，產量稀少而且不容易找到品質良好的礦產。

紅寶石的結晶體能夠形成天然的六角柱狀，與其它三方晶系的完整結晶體並不相同。因為內含許多裂痕與內含物，所以紅寶石從每個角度觀看都有不同樣貌。

由於紅寶石開採相當困難，卻能以人工方式合成，因此現在市面上也有許多人造紅寶石，被廣泛應用在醫療以及科技層面。

紅寶石的名字來自於拉丁語中的"rubeus"─「紅」的字源。在古代，紅色尖晶石與紅石榴石也都被稱為紅寶石，具有指引生命方向以及帶來重生熱情的力量。

印度人也相信，紅寶石是所有礦石的最成熟型態，最不成熟的則是無色的寶石；而紅寶石是在地面之下吸收了太陽的力量之後，形成完美的紅色寶石。

紅寶石與藍寶石都屬於剛玉，硬度僅次於鑽石，混入鉻元素的就成為紅寶石，混有鈦元素則成為藍寶石。這兩種寶石以外的則稱為剛玉，包括粉紅色與黃色等各種顏色，種類與顏色十分多變。

紅寶石在古代中東地區是非常珍貴的礦石，同時也是藥材；當地人會將紅寶石研磨製作成為藥粉或參和在香粉之中，當成壯陽與催情的藥品，價格十分昂貴。在印度則認為紅寶石比鑽石更加珍貴，就連訂親的禮品之中也必須要包含紅寶石。

西洋占星師則將紅寶石與獅子座配對在一起，建議所有獅子座都應該佩戴紅寶石來強化心血管的能量。據說紅寶石也能夠守護佩戴者以及王者，如果看起來變色了，那就代表可能會有災厄出現，提醒主人要注意危險。

能量型態

屬於三方晶系的紅寶石具有將能量集中的特性，可將原本散亂的心智凝聚起來，認真面對所有問題。它還能協助個人發揮自己的權威，也能夠協助團體之中凝聚向心力，共同解決問題。

紅寶石自古以來就被稱為勝利之石，就是因為它能夠協助人類專注在自己真正的目標上，儲蓄所有的能量一舉達成，克服所有的困難。這股專注的力量也帶領出果斷與自信的心靈特質，這也是讓紅寶石被稱為王者之石的原因，讓我們成為自己生命的主宰。

紅寶石之所以是紅色，就是因為含有鉻元素的緣故；這也代表它能夠協助人類重建內臟的能量，並且讓血液循環與心臟正常運作。一般說來，鉻元素越多就會呈現越明顯的紅色。

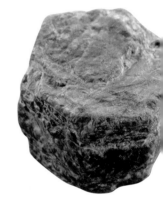

在療癒工作上，可選擇非寶石級的紅寶石來使用即可。

運用建議

脈輪訊息

紅寶石對應心輪與海底輪，能夠協助清理負面能量，讓脈輪中的能量專注而且合一的釋放出來。紅寶石的紅色能夠讓海底輪之中沉積許久的負面能量順利清理出來，讓身體進入排毒與修復的狀態。協助失去自我存在感的人重新找回自己的立足之地，了解自己擁有珍貴的生命，成為自己生命的主人。

而紅寶石自古以來也是守護心臟的礦石，它的鮮紅色就像是心臟之中的血液，如果佩戴紅寶石能夠免於心臟問題，讓心的能量穩定而且願意敞開。讓害羞不敢表達的人以及無法在團體面前有勇氣說話表達的人，帶著熱情與活潑的能量來突破自己的束縛框架。

使用方式

一般使用者佩戴紅寶石時，能夠增進肉體的能量，帶來溫暖以及光明的頻率，將原本內心之中的疑惑與憂慮破除。如果佩戴紅寶石戒指，建議戴在小指或無名指，用來對應心輪與眉心輪的力量，使自己更有遠見與規劃，面對所有的狀況都能夠處變不驚。

進行療癒工作時，可以使用紅寶石面對個案的海底輪問題，協助改善海底輪阻塞虛弱所造成的無存在感與下腹腫脹的問題。如果將紅寶石放置在心輪，也能夠強化心輪的力量，協助個案面對自己的內在權威，真正說出自己的心聲。

使用時機

■追求事業成功；

■面臨人生重大挑戰；

■需要有勇氣面對問題時；

■渴望自己變得有魅力；

■活潑開朗的人格特質；

■心臟與心血管能量強化。

淨化方式

○：日光、海鹽、香氛／煙燻、聲音、晶洞、流水⋯幾乎所有淨化法都可以。

×：如果有金屬包覆的飾品，請避開日光、海鹽、流水。

身體對應位置

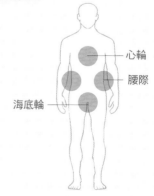

心輪
腰際
海底輪

藍寶石
SAPPHIRE

**純淨如天空、深邃如大海的神聖之石，
帶來理性與智慧。**

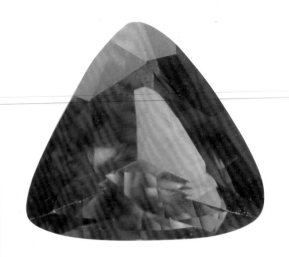

★基礎知識

顏　　　色	藍色、藍紫色
硬　　　度	9
解　　　理	無解理
化　學　式	Al2O3
結　晶　系	三方晶系
主　要　產　地	緬甸、越南、阿富汗、斯里蘭卡、印度、俄羅斯、中國、泰國、南非、澳洲

在剛玉家族中，紅色剛玉稱為**Ruby**，另外一種粉紅帶橙色的稀有剛玉則稱為**Padparacha**，有稱為蓮花剛玉。其他的剛玉皆稱為**Sapphire**，台灣翻譯為藍寶石。其它顏色剛玉則冠上顏色，例如黃色剛玉為**Yellow Sapphire**。

外觀特徵

　　藍寶石是所有紅寶石以外剛玉的總稱，色彩從黃色、綠色、橙色、粉紅色都有。

　　藍寶石能夠形成柱狀結晶，因為帶有鐵元素與鈦元素而形成天藍色，其中在喀什米爾所產的藍寶石因為帶有紫藍色，而且質地純淨透明，因此被稱為矢車菊藍寶石。緬甸則出產最大量藍寶石，色澤稱為皇家藍，也是十分著名的藍寶石產區。這兩個產區的藍寶石是因為鈦元素成色，所以色彩較鮮明。而中國與泰國所產的藍寶石為鐵元素成色，所以色彩較為深沉，購買時也需要認清楚。

　　在中古歐洲，藍寶石與紅寶石是貴族之間的婚約之石，在那個鑽石尚未流行的年代裡，男人會贈送未婚妻一枚訂婚戒，在結婚之前如果藍寶石變色了，就代表女性不忠。也因此藍寶石成為了忠貞之石，象徵處女的純潔之身。後來教會也將藍寶石視為天堂之石，因為它所閃耀的藍色讓人想到天堂的顏色。

　　由此可見，古時將藍寶石當作是一種與神性以及理性相關的礦石；當時甚至流傳著如果佩戴藍寶石就不會被毒殺，因此許多達官貴族都會佩戴一個藍寶石在身上。

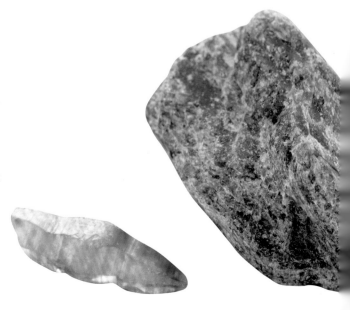

能量型態

　　藍寶石是三方晶系的療癒石，能夠將能量集中而且專注單一地放射出去。在這個能量沉澱集中的過程，我們能感覺到冷靜與理性，思考也會變得清晰與明確。在這樣的能量狀況中不容易做出錯誤的決定，也能夠客觀看待一切，讓自己用更高的角度去觀察世界。或許這也是為什麼在古代藍寶石會被認為是能讓人潔身自愛的礦石，讓我們選擇正確的方向。

　　藍寶石中含有鐵元素與鈦元素，鐵元素讓我們感覺到有活力而且能夠積極專注，不再分心也不容易感覺到疲憊，全心全力面對眼前的目標；鈦元素能夠讓我們不放棄也不屈服，發揮出自己最強大的力量挑戰生命的潛能。

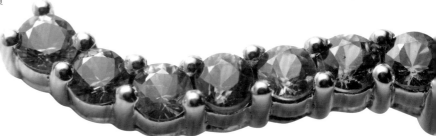

運用建議

脈輪訊息

　　藍寶石對應著喉輪與眉心輪，藍色到紫藍色的能量都能夠令人感覺到冷靜與理性，在古代神祕學家的眼中，藍色是最具有保護能量的色彩，能夠協助我們免於負面能量的侵害，更能夠讓自己沉澱穩重。

　　對於長期感覺表達能力有問題或者一直無法清晰表達內心想法的人，藍寶石能夠讓能量開啟，讓你感覺到表達自我的勇氣與信心。

　　對於過度使用脈輪能量，或習於藉由演說或煽動達到控制他人的效果的人，佩戴藍寶石能夠讓他重新思考與面對自己的問題，進而轉變為誠摯與人溝通。

　　藍寶石在古希臘時代就被用來作為解毒與止血的作用，能夠讓能量冷靜下來的特質似乎能夠使毒素跟血液的速度緩和。

使用方式

　　一般使用者能夠藉由佩戴藍寶石來集中自己的能量，並將之專注發揮在某一個領域之中；在感覺驚慌失措時，也可以使用藍寶石做冥想，讓自己快速鎮靜下來，除去不必要的緊張與妄想，甚至提升判斷力與靈感。

　　進行療癒工作時，如果個案感覺到緊張與驚慌，或因遭遇某些重大事件而無法回神也無法集中注意力，可以將藍寶石放置在對方眉心輪處，讓能量快速冷靜且專注，不再因為外來狀況被干擾。

　　我個人喜歡將藍寶石放置在身體感覺特別燥熱的地方，往往可以迅速解除熱症，在身體上留下清涼的感覺。

使用時機

■ 計畫旅行時；
■ 準備轉變生命方向或轉職時；
■ 希望獲得靈感；
■ 想要誠懇表達自己；
■ 希望堅定於某些目標時；
■ 加速身體代謝毒素與負面能量時。

淨化方式

○：日光、海鹽、香氛／煙薰、聲音、晶洞、流水…幾乎所有淨化法都可以。
×：如果有金屬包覆的飾品，請避開日光、海鹽、流水。

身體對應位置

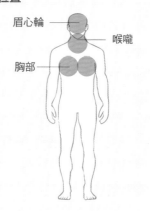

眉心輪
喉嚨
胸部

028

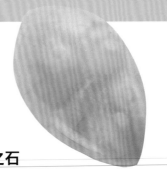
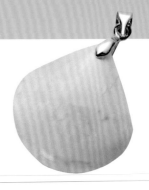

菱鋅礦
SMITHSONITE
帶來信任能量，提升人緣好感度的君子之石

★基礎知識

顏　　　色	無色、白色、藍色、藍綠色、粉紅色、黃色
硬　　　度	4～4.5
解　　　理	不完全解理
化　學　式	$ZnCO_3$
結　晶　系	三方晶系
主要產地	希臘、義大利、墨西哥、波蘭、比利時、美國、中國

菱鋅礦因為優雅溫柔的外表，讓建立了底比斯城並發明腓尼基文字的古希臘君王卡德摩斯（Kadmos）非常喜愛，故希臘語中稱之為 "Kadmeia"，意思是「卡德摩斯王之石」。

| 適用領域 感情・事業 | 對應脈輪 心輪・喉輪 | 主要性質 風元素 | 可得性 ★★★☆☆ | 價　格 ★★★☆☆ |

外觀特徵

菱鋅礦的名字來自於美國史密斯尼研究所中的英國地質學家詹姆士・史密斯尼（James Smithson），中文名字則是來自於它美麗的菱形結晶，雖然非常少見但是卻令人驚豔。

菱鋅礦常常與異極礦、藍銅礦、孔雀石等礦物共生，屬於方解石族群中硬度較高也容易製作成為寶石的礦物。

能量型態

菱鋅礦屬於三方晶系，能夠疏通阻塞的能量糾結，解開精神上令人反覆犯錯的慣性，帶來清明而且高度自覺的力量。也因為含有多種礦物，菱鋅礦的能量顯得溫柔且多元，能夠協助我們處理多種情況的創傷，甚至能為能量過度發展的狀況帶來平衡。此外，菱鋅礦也是中醫用來協助保持視力、維護眼睛健康的藥材。

運用建議

脈輪訊息

菱鋅礦能夠對應心輪與喉輪的能量，因擁有許多顏色且能帶來溫和以及包容的能量，令人感覺安心。

■**粉紅色菱鋅礦** 對應心輪，能讓心輪能量釋放出來，協助我們認清楚愛的真相與本質，為自己的情緒負責。

■**藍綠色菱鋅礦** 對應到喉輪，能協助我們擁有更高的自省能力，改善皮膚以及淋巴腺、甲狀腺問題，減輕身體負擔。

使用方式

一般使用者能夠佩戴菱鋅礦來展開自己的心輪能量，讓自己真誠面對人際關係，不再封閉自己，帶來信任的力量；面對陌生人或群眾也能坦然自在，提升好感度。

進行能量療癒時，菱鋅礦可放置在眼部以及喉部，協助釋壓並且恢復彈性。對於時常感覺到疲累的個案也能夠將菱鋅礦放在肝臟處，協助肝臟能量恢復。

使用時機

■進入陌生環境與團體時；

■加速身體排毒；
■消除對人的恐懼；
■消除被害者情結或改變其模式。

淨化方式

○：香氛／煙薰、聲音、晶洞
×：海鹽法與流水法會使礦物腐蝕，日光法則會造成褪色現象。

身體對應位置

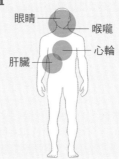

眼睛　喉嚨　心輪　肝臟

虎眼石
TIGER'S EYE

全副武裝，勇敢果斷，隨時準備迎戰的黃金武士

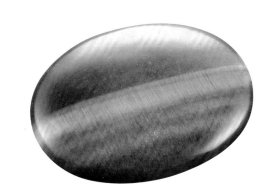

★基礎知識

顏　　　色	黃色、褐色、藍色、紅色
硬　　　度	7
解　　　理	無解理
化　學　式	SiO2+青石綿(Na2Fe3OH)
結　晶　系	三方晶系+單斜晶系
主 要 產 地	南非、澳洲、巴西、印度、緬甸、納米比亞

適用領域 健康・事業・財富　**對應脈輪** 太陽神經叢・眉心輪（藍）・海底輪（紅）　**主要性質** 火／土元素　**可 得 性** ★★★★☆　**價　　格** ★★☆☆☆

虎眼石是很常見的平價寶石，在中國與日本都被視為具有武士特質，可以增強勇氣。另外也有藍色與紅色的虎眼石，都很受歡迎。

外觀特徵

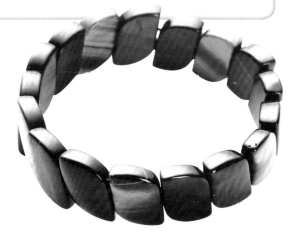

　　虎眼石的形成是因為青石綿（crocidolite）滲透入石英之中所形成的，而青石綿是屬於藍閃石的變化形態。當青石綿與鐵元素交互作用後，會形成黃色的光澤，就成為我們一般所見的虎眼石。不過也有出現異變的藍色虎眼石，又稱為「鷹眼石」（Hawk's eye）。如果含有大量氧化鐵，則就會形成紅色，是為紅色虎眼石，受到許多寶石收藏家喜愛。

　　虎眼石因為青石綿滲入的關係，會形成茶黃色與黑色的條紋相間，散發出類似貓眼的光芒，不過與真正的金綠貓眼石還是有相當程度的差異。在印度，虎眼石如同偉大天神所遺留的力量，能夠驅邪並且招來幸福。在中國，虎眼石也被認為是老虎的皮毛所化成的寶石，如果佩戴能夠保護兒童健康平安，也代表權貴與財富。在日本更是常做成勾玉狀，具有破魔驅邪的神奇力量，很受到大眾的喜愛。

能量水晶療癒全書

能量型態

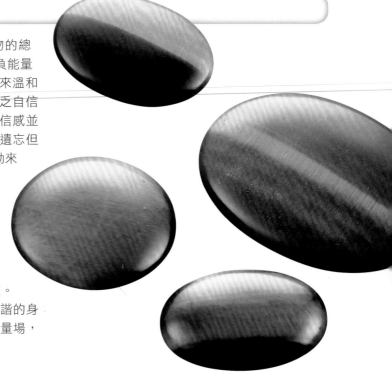

虎眼石屬於三方晶系與單斜晶系礦物的總和，具有三方晶系將能量集中並且清理負能量的功能，也有單斜晶系迅速補充能量帶來溫和療癒的振動品質，非常適合時常感覺缺乏自信或自尊受損的人們。虎眼石能夠帶來自信感並且找回自己的生命核心，療癒那些已經遺忘但卻不斷影響自己的創傷。對於無法提起勁來工作或者只想逃避生命問題的人們，虎眼石也能夠清理阻塞的負面能量，並且協助脈輪能量重建，補充所有缺乏的力量。

虎眼石中含有鈉與鐵元素，這兩種元素能夠強化身體能量，讓工作效率或運動能力提升，並且守護能量場的穩定。鈉元素能夠使能量活化，帶來平衡與和諧的身心合一。鐵元素能夠帶來堅固的磁性能量場，讓邪惡力量與負面影響不會靠近。

運用建議

脈輪訊息

虎眼石能夠帶來直接清理負面能量並且補充正面能量的效果，通常對應著太陽神經叢，不過不同顏色具有不同對應的能量。

■**黃色虎眼石**　對應太陽神經叢，能夠帶來強大的正面頻率，清理脈輪上的負面能量以及創傷，重建脈輪能量，創造出活潑健康的能量場。

■**藍色虎眼石**　對應眉心輪，能夠刺激眉心輪能量活化，協助人們看見事物真相，了解他人內心想法。

■**紅色虎眼石**　對應海底輪，協助海底輪能量穩定落實，迅速完成目標也能增強實踐能力。

使用方式

一般使用者通常會利用黃色虎眼石來進行療癒太陽神經叢的工作，讓厭倦生活與工作的人們重新提起精神，面對生活的困境與不滿都能夠逐漸消失。也能夠將虎眼石放置在空間之中，提升鬥志去面對考驗。

進行能量療癒的過程中，虎眼石能夠放置在能量嚴重阻塞的位置，因為它能夠有非常好的清理並且補充能量的效果。

虎眼石也能夠讓個案感覺到安全，願意吐露真正的想法，帶來認識自我以及說出真相的勇氣。

使用時機

■社會新鮮人；
■需要勇氣以及支持時；
■開創新事業時；
■處理負面人際關係時；
■需要增加自信與勇氣；
■獲得面對社會複雜環境的力量。

淨化方式

所有淨化法皆可以進行。

身體對應位置

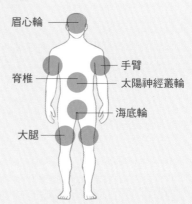

眉心輪

手臂

脊椎

太陽神經叢輪

海底輪

大腿

碧璽
TOURMALINE
落入人間的彩虹，調整七脈輪的電氣之石

★基礎知識

顏　　色	白色、黑色、綠色、藍色、藍綠色、紅色、橙色、粉紅色、紫色
硬　　度	7～7.5
解　　理	無解理
化　學　式	Na(Al,Li)3Al6B3Si6O27(OH,F)4
結　晶　系	三方晶系
主要產地	巴西、美國、馬達加斯加、斯里蘭卡、莫三比克、納米比亞、俄羅斯

適用領域 健康‧事業‧財富 **對應脈輪** 海底輪～眉心輪（依據顏色而定） **主要性質** 水/火/土元素 **可得性** ★★★☆☆ **價　格** ★★★★☆

碧璽家族是一個擁有多種色彩而且相當珍貴的礦石，產量比鑽石更稀少，品質優良而且產量大的碧璽礦坑十分難得。在中國，碧璽也象徵皇家貴族，中國清朝的二品大官才能以碧璽為帽飾，而慈禧太后據傳也是一位碧璽的愛好者，曾擁有一朵碧璽雕刻而成的蓮花珍寶。

外觀特徵

碧璽的名字來自於斯里蘭卡的僧迦羅語（Sinhala），意思為「混合多種色彩的寶石」，這是因為它含有多種不同金屬離子，能夠釋放出負離子來調整金屬離子之間的距離。

碧璽又稱為「電氣石」，這是因為它的柱狀體的一端會放出正電荷，另外一端就會釋放出負電荷，利用摩擦加熱的方式就能夠產生電流；當初也是因為它具有靜電，能夠吸附灰塵，才會被人們發現。由於碧璽能夠釋放負離子以及電流等特色，也被認為是最能夠帶來健康的礦石。

碧璽家族含有許多不同的金屬離子，因此產生了截然不同的色彩，擁有光譜一般的龐大家族。其中最有名的是藍綠色的帕拉伊巴碧璽（Paraiba Tourmaline），這是位於巴西的帕拉伊巴省所發現的特殊碧璽，因含有銅元素而產生驚人的藍綠色；另外還有一種同時擁有兩種色彩的西瓜碧璽（Watermelon Tourmaline），通常都是周圍呈現綠色，中心呈現紅或粉紅色，如西瓜　般。

十八世紀的瑞典科學家發現，碧璽擁有與水晶一樣的壓電性，能夠傳遞能量與訊息，從此之後碧璽就被廣泛運用在與健康科技相關的領域中。當時的醫生會將電氣石磨成粉末讓病人服下，認為電氣石會將血液中雜質吸附後排出，也會將電氣石摩擦後在皮膚上來回滾動，如此也能夠達到健康保健的作用。一自到二十世紀，也出現了碧璽的保養品，讓人常保青春美麗。

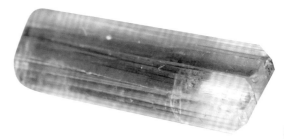

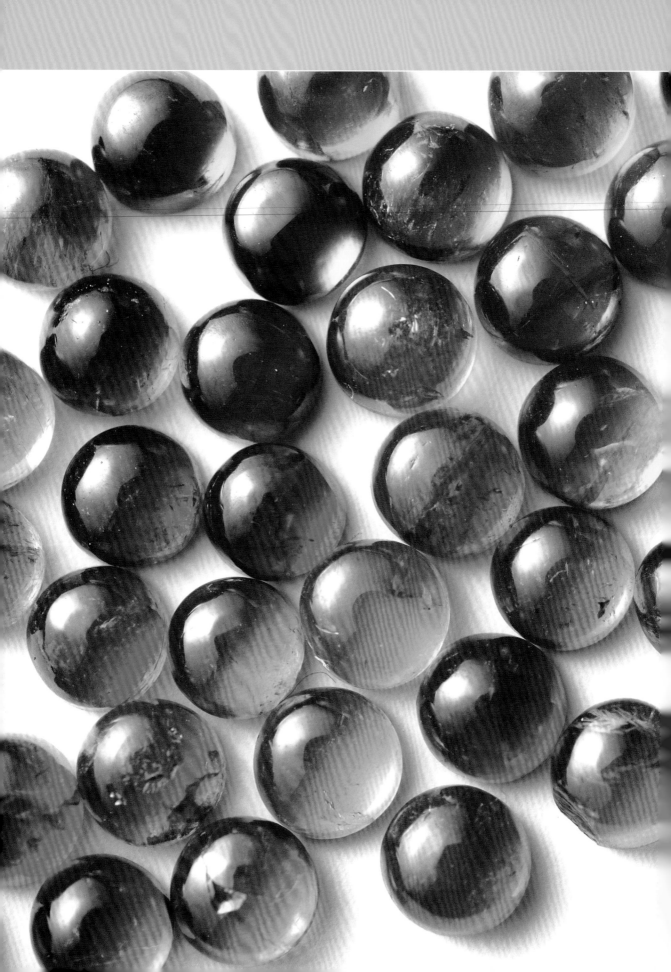

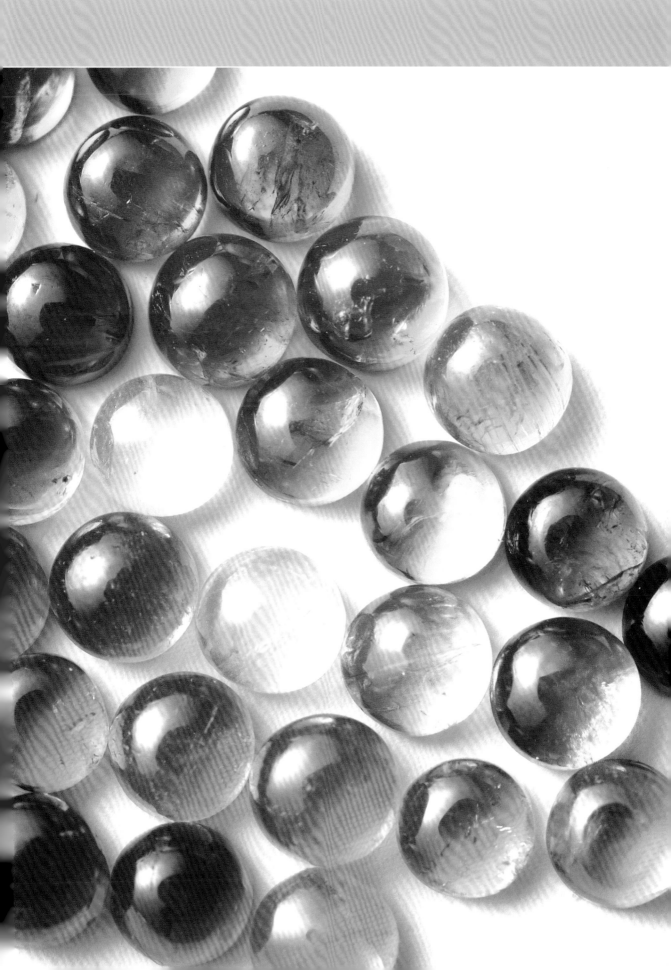

能量型態

　　碧璽是三方晶系的療癒石，擁有如同水晶一般的壓電性，能夠順利傳導能量，增強生物磁性能量場，受到養生人士的喜愛。它能夠將脈輪之中細微且深入的負面能量清理淨化，將療癒能量完整灌入脈輪之中，協助脈輪重建能量。它也能夠進行意念設定的方法，透過碧璽的特性也能夠讓我們的心念更穩定的投射到宇宙之中。

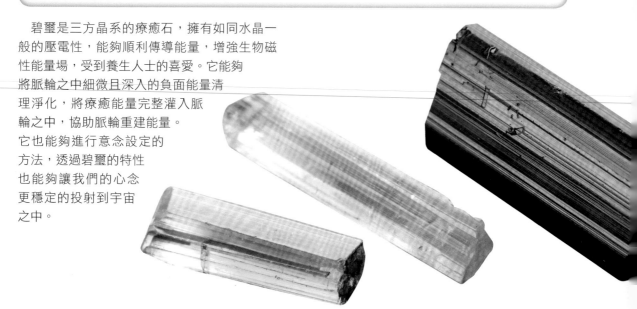

運用建議

脈輪訊息

　　碧璽因為含有各種不同的金屬離子，產生許多不同的色彩，能夠對脈輪產生良好的能量影響。

■**紅碧璽（Rubellite）** 對應海底輪，能夠活化生命能量，讓人感到積極熱情。

■**黃碧璽（Canary Yellow）** 對應太陽神經叢，能夠帶來名聲與財富的能量。

■**綠碧璽（Verdelite / Chrome）** 對應心輪，能夠帶來大自然的祝福，讓人心胸開闊。

■**藍碧璽（Indigolite）** 對應喉輪與眉心輪，帶來良好的口才與表達能力，提升感官敏銳度。

■**藍綠色碧璽（Paraiba Tourmaline）** 對應心輪與喉輪，帶來療癒的品質，提升生物磁性能量場。

■**黑碧璽（Schrol）** 對應海底輪，快速排除負能量，阻斷負面能量影響。

■**雙色碧璽（Bi-colored）** 對應兩種脈輪，能夠達到能量疏通的作用。

使用方式

　　一般使用者佩戴碧璽能夠強化生物磁性能量，帶來健康。對於時常猶豫不決並且時常錯過機會的人，碧璽的能量能夠使其直接針對自己所想要的目標走去，對於生命不再恐懼。對於能量時常阻塞的問題也能夠有很好的疏通效果，進而促進能量暢通，轉為正面健康的振動。

　　進行療癒個案時，我經常使用碧璽來疏通阻塞能量，除了它有靜電特質之外，特殊的生長紋也能夠加速能量清理的效果，在脊柱上擺數個碧璽就能夠快速清理隱藏在內部能量中的固著部分。

使用時機

■清理負能量

■調整身體能量

■希望表現自己的個人特色

■舒緩緊繃與負面的情緒

■提升生命能量

■強化生物磁性能量場

淨化方式

除了日光法之外的淨化法都可以，黑碧璽亦可作日光淨化法。。

身體對應位置

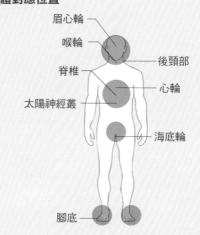

眉心輪
喉輪
脊椎
後頸部
心輪
太陽神經叢
海底輪
腳底

斜方晶系
ORTHORHOMBIC

【療癒】

具有清理負能量並且修復創傷的功能，讓人能處於平靜狀態。

天使石
ANGELITE

來自天國的使者，上達天聽的祈禱之石

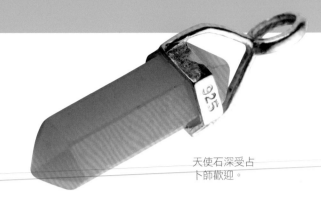

天使石深受占卜師歡迎。

★基礎知識

顏　　　色	藍色、灰藍色
硬　　　度	3～3.5
解　　　理	完全解理
化　學　式	SrCaSO4
結　晶　系	斜方晶系
主要產地	祕魯、美國、英國

天使石主要產在祕魯，屬於硬石膏一族，雖然硬度不高也無法成為高價寶石，但是天藍帶灰的外表令人覺得溫暖，因此也頗受喜愛。在新時代療癒中，這是一種能夠呼喚天使協助，並且將祈禱正確向宇宙投射的礦石。

適用領域 健康・心靈成長	對應脈輪 喉輪	主要性質 風元素	可得性 ★★☆☆☆	價　格 ★★☆☆☆

外觀特徵

天使石來自於硬石膏家族。硬石膏與石膏的差異在於前者不含水分，所以請不要將天使石放在溼氣重的地方，可能會造成結構破壞。

天使石擁有的藍色來自於鍶（Sr）元素，這種元素廣泛存在於礦泉水或山泉之中，能夠預防動脈硬化，對於現代人來說是一種重要的元素。

能量型態

天使石屬於斜方晶系的礦石，是天生的療癒者。它能夠協助我們修復創傷、保持能量的穩定與情緒平靜。對於無法跨出自己界線甚至有自閉傾向的人們，天使石都能夠提供一定的協助，帶來安心與平靜的感覺。天使石中所含有的鍶元素是一種放射能量極高的金屬元素，能夠協助血管的暢通，相對的它也能夠保持能量處在開啟狀態中，讓人持續與更高等能量連結。

運用建議

脈輪訊息

天使石對應著喉輪，具有療癒喉輪創傷的能力。有時我們會在情緒激動時聲嘶力竭或歇斯底里，這樣使用喉輪可能會使其能量受傷，造成身體久咳不癒。在精神層面則可能會有不想與人交談或懶得說話的封閉感。這時候天使石能夠療癒創傷，帶來嶄新的藍色能量，有助於喉輪的能量提升與修復。

使用方式

一般使用者可以隨身佩戴天使石，如果有天使信仰，可以利用它來呼喚天使的協助（Angelic Help）─ 有些時候我們會感覺受到不明力量的恩惠與幫助，天使石正好能提供這股能量。在能量療癒的過程中使用天使石，可以呼喚宇宙的協助、連結療癒能量；個案結束之後依然可以帶來大自然的能量支持。

使用時機

■專注祈禱時；　　　　　　■身體燥熱而情緒無法穩定。
■感覺迷茫不知所措時；　　■尋找人生方向時；
■需要上天的指引；

淨化方式

○：香氛／煙薰、晶洞、聲音。
×：海鹽與流水法會造成礦物侵蝕，日光法會使其褪色。

身體對應位置

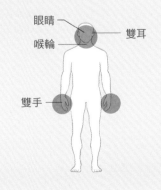

眼睛
雙耳
喉輪
雙手

天青石
CELESTITE

純潔的天國之光，洗滌靈魂的神聖之石

天青石的原礦

★基礎知識

顏　　　色	藍色、白色、無色
硬　　　度	3～3.5
解　　　理	完全解理
化　學　式	SrSO4
結　晶　系	斜方晶系
主要產地	義大利、馬達加斯加、墨西哥、美國、法國、英國、澳洲、中國

天青石與天使石都含有特殊的鍶元素，這種元素讓它們變成藍色，自古以來就被認為與天空的力量相關。天青石因為無法製作成首飾，所以並不常見。

適用領域 學業·心靈成長　**對應脈輪** 眉心輪　**主要性質** 水元素　**可得性** ★★☆☆☆　**價　　格** ★★★☆☆

外觀特徵

天青石與硬石膏常伴隨共生，因為質地脆弱，難得見到完美晶型，也無法製作成首飾，大部分人會轉而購買同樣含有鍶元素但是能夠製作為首飾的天使石。

天青石帶有玻璃光澤，能展現出純淨透明的天藍色，因此得名於拉丁語 "coelestis"（天空）。在歐洲相信它有潔淨靈魂並打開天國之門的力量，帶來和諧與寧靜的感覺。

運用建議

脈輪訊息

天青石能夠對應眉心輪，純潔的藍色可提升感官的敏銳度，讓我們感覺到專注與安靜，不再為外來事物影響而苦惱。天青石的力量也能讓我們找到並且深入了解自己的潛能，不再懷疑自己。

使用方式

一般使用者可以將天青石放在書房或臥室中，將神聖之光帶入日常生活，使內心放鬆與平靜，並提升居家環境的整體能量。這一股冷靜與靈性的能量對於需要寧靜的考生或學生都有非常大的幫助，能協助提升個人能量。

療癒工作者則可以在進行療癒時，將天青石擺放在空間之中，以帶來特殊訊息或解讀時的靈感、提升占卜直覺，帶來天界的訊息。我認為療癒者都需要使用天青石來潔淨自己的能量場，保持作為一個純淨通道應有的品質。

使用時機

■靜心冥想時；　　　■需要來自上界的指引；

能量型態

天青石為斜方晶系的療癒石，與天使石的能量型態截然不同。天青石透藍的結晶能夠協助我們拋開內心的雜念，專注與更高層次連結力量。對於無法專注或總是急躁暴怒的人，天青石能夠協助平靜內心的緊張與痛苦；對於無法冥想靜坐的人們，天青石能提供一股穩定的力量，協助我們進入更高頻率之中。

■進行療癒諮詢時；　　■需要冷靜與理性時；
■進行占卜時；　　　　■希望潔淨靈魂。

淨化方式

只能以聲音與香氛／煙薰法，其餘淨化方法都會讓天青石損傷。

身體對應位置

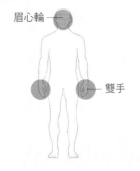

眉心輪

雙手

斜方晶系 ORTHORHOMBIC | 療癒 |

空晶石
CHIASTOLITE

穩定心靈，專注於目標的錨定之石

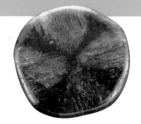

黑色的十字架象徵
著堅定的信心。

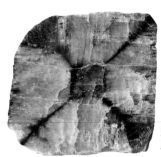

空晶石的
原礦。

★基礎知識

顏　　色	黑色、褐色、紅棕色
硬　　度	6.5〜7.5
解　　理	不完全解理
化　學　式	Al2SiO5
結　晶　系	斜方晶系
主要產地	美國、俄羅斯、南非、法國

空晶石與生俱有十字形的切面，而它的兄弟石 — 十字石，則是由兩種礦物交穿而成，形成十字形礦相。不過十字石的十字屬於突出且粗糙的氫氧化鐵，空晶石的表面則平滑無突出。

適用領域 事業・心靈成長　**對應脈輪** 海底輪　**主要性質** 土元素　**可得性** ★★☆☆☆　**價　格** ★★★☆☆

外觀特徵

空晶石是紅柱石的變種，與藍晶石算是同種礦的不同型態，因為在形成階段吸收了黏土與碳元素，才會形成黑色的部分。這些黑色的部分在晶體內定向排列，橫切之後會自然形成十字型的結構，很受到天主教徒的喜愛，在中世紀歐洲都認為是耶穌基督的化身，所出現之處都有人稱為神蹟。空晶石遇到火焰也不會融化，因此常作為防火建材或器材的重要原料之一。

能量型態

空晶石屬於斜方晶系，能夠清理負能量並且帶來深度的能量療癒，協助人們找回內心的信仰與實踐真理的決心。對於時常懷疑宇宙而怨天尤人的狀況，具有極大的效果，就算不是天主教徒或基督徒，也能夠利用空晶石的能量，重新認識內在的神性。空晶石所形成十字紋路來自於碳元素，這股力量能錨定個人生命的意義，重新建立認真生活的決心，在大環境裡找到安身立命的方式。

運用建議

脈輪訊息
空晶石對應海底輪，但是它也能夠放在任何脈輪上，協助挖掘深層問題，進行深度療癒。對於缺乏生命目標、對於未來沒有信心，總是心猿意馬無法安定的狀況也有極佳幫助。

使用方式
一般使用者可藉由空晶石的首飾來協助自己建立穩定的生活作息，找到生命之中的信仰，嘗試著將自己的想法帶入生活之中並且落實。

進行療癒個案時，可以將空晶石放在個案長期虛弱的脈輪上，將個案所隱藏的問題或能量帶領出來，重新面對處理。

使用時機
■需要穩定時；　■感覺到無助、無力、無奈時；
■尋找人生方向時；　■不滿意自己目前生活時。

淨化方式
除了水流法之外，其餘淨化法皆可。

身體對應位置

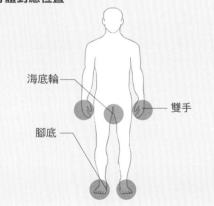

海底輪
雙手
腳底

金綠石
CHRYSOBERYL

在迷霧之中看見真相，開啟靈性之眼

★基礎知識

顏　　色	金黃、綠色、黃綠色
硬　　度	8.5
解　　理	完全解理
化 學 式	$BeAl_2O_4$
結 晶 系	斜方晶系
主 要 產 地	斯里蘭卡、巴西、印度、俄羅斯

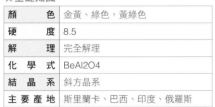

金綠石又稱為金綠玉，在寶石世界中稱得上第五大勢力，產量稀少而且珍貴，每克拉的價格都高出鑽石許多，可以說是目前最難取得的寶石。

適用領域 心靈成長　　**對應脈輪** 心輪·太陽神經叢　　**主要性質** 土元素　　**可得性** ★☆☆☆☆　　**價　　格** ★★★★★

外觀特徵

金綠石的名字來自於希臘文的"chryso"（金），意思是如黃金一樣。它是一種產量稀少而珍貴的貴寶石，其中有兩種最令人瘋狂：擁有貓眼現象的「金綠貓眼石」（Cat's Eye），以及在人工光線與自然光線下變色的「亞歷山大變色石」（Alexandrite）。

在斯里蘭卡與印度都將金綠貓眼石視為聖石，擁有賜與人新生命以及幸運的能量。

運用建議

脈輪訊息
金綠石對應心輪與太陽神經叢，可帶來嶄新的振動頻率並且讓磁性能量場重新提升。金綠貓眼石則擁有驅趕惡靈以及保護使用者的能力，對於長期感覺到精神不濟或萎靡不振的人們有極好的喚醒效果。

使用方式
一般使用者能透過金綠石的能量獲得重新規畫、扭轉生命的機會，對於生命一直有著負面想法或無法接受現況的人有很好的幫助，能協助重新回歸生命軌道上。

進行療癒工作時，金綠石能夠協助無法活在當下的人認清現實及真相，不再只活於妄想的世界。

使用時機
■希望獲得幸運眷顧；
■希望脫胎換骨成為全新的自己；
■無法接受現況；
■想獲得更強靈感與直覺。

能量型態

金綠石屬於斜方晶系，能夠協助能量復原以及解除過去創傷所帶來的陰影，雖然稀少，卻能夠為使用者帶來極大力量。對於經常受人蠱惑或無法適應社會殘酷面的人，可協助調整情緒與意識，看清楚人性並找到自己的立足點，不再受人鼓吹慫恿。金綠貓眼石則協助能量集中並驅離負面能量，如果時常感覺被他人打擾、無法專注活在當下，或時常被過去的情節與未來的擔憂所困住，可以使用金綠貓眼石來協助自己。

淨化方式
○：香氛／煙薰、晶洞、聲音、流水、海鹽法
✕：日光法

身體對應位置

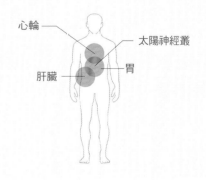

心輪
太陽神經叢
肝臟
胃

異極礦
HEMIMORPHITE

調和相異極端能量，帶來成長與和諧的夢想之石

美麗的異極礦常與同為天藍色的拉利瑪石搞混。

★基礎知識

顏　　色	白色、藍色、藍綠色、無色
硬　　度	4.5〜5
解　　理	完全解理
化 學 式	$Zn_4Si_2O_7(OH)_2 \cdot H_2O$
結 晶 系	斜方晶系
主 要 產 地	美國、墨西哥、剛果、奧地利、中國雲南

異極礦與菱鋅礦都生長在鉛鋅礦床上，能夠提煉出鋅元素，區別在於異極礦遇到鹽酸不會起泡，但是會融化。在台灣少見，但是在美國則是受到喜愛的礦石。

適用領域 健康・心靈成長　**對應脈輪** 喉輪　**主要性質** 水元素　**可得性** ★★☆☆☆　**價格** ★★★☆☆

外觀特徵

異極礦的名字來自於希臘文 "hemi"（一半）及 "morhpe"（外型），也就是說它的結晶型態非常不固定，有塊狀、球狀及板晶狀。與水晶一樣有壓電性，施加能量時會有電荷從兩端放射出來。

能量型態

異極礦屬於斜方晶系，同時擁有兩種以上不同型態，這說明它的能量活潑，能夠讓人感覺輕鬆而且有活力。

異極礦能夠協助需要改變生命慣性的人們利用輕鬆而且喜悅的方式面對自己的問題，不再只是停留在制式而且傳統的道德框架中。

運用建議

脈輪訊息

異極礦對應著喉輪，能夠協助我們了解自己的靈魂藍圖，真正規劃自己的未來與符合靈魂的方向。如果有人深受傳統框架束縛，無法真正活出自己的生命，或時常受到家族力量的影響，異極礦能夠將全新的能量帶入，令其回到自己的生命之中。

使用方式

一般使用者可以佩戴異極礦來調整自己與他人的距離，保有個人色彩並且建立健康的人際關係。

進行能量療癒時，可以使用異極礦來協助深受身體痛楚困擾的人，將異極礦放在患處能夠舒緩不適感。對於無法擺脫家族課題，承受家族壓力的人們，使用異極礦也能夠活出自己的本色。

使用時機

■受到家族業力困擾時；
■無法確定自己真正的需求時；
■犧牲自己成全別人；
■希望了解自己的靈魂使命；
■舒緩關節炎或身體僵化問題。

淨化方式

○：聲音與晶洞法
✕：海鹽、流水、日光法都會使礦體變色或脆弱化，煙薰法則可能使礦物染色。

身體對應位置

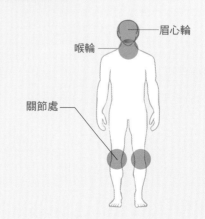

- 眉心輪
- 喉輪
- 關節處

紫蘇輝石
HYPERSTHENE

一分陰陽，頂天立地的大徹大悟之石

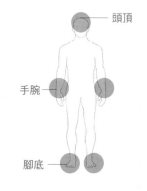

紫蘇輝石通常同時擁有黑色與透明的質地。

★ 基礎知識

顏　　色	黑色、褐色、灰色
硬　　度	5～6
解　　理	完全解理
化 學 式	$(Mg,Fe)_2Si_2O_6$
結 晶 系	斜方晶系
主 要 產 地	美國、挪威、澳洲、南非

紫蘇輝石還有兩種兄弟石，一種是含鐵量較高的頑火輝石，第二種是含鐵量介於兩者之間的古銅輝石。輝石在岩層中雖然是最常見的礦物之一，但是要能夠形成美麗晶體或做成首飾還是少見的。

適用領域 健康・心靈成長　**對應脈輪** 海底輪・頂輪　**主要性質** 火／土元素　**可得性** ★★☆☆☆　**價　格** ★★★★☆

外觀特徵

紫蘇輝石通常為深黑色，只有含微量鐵元素之處會形成透明狀態，所以會呈現黑色與透明的交錯視覺。因為其解理為完全解理，容易碎裂或因碰撞而磨損，佩戴時應該要謹慎小心。在台灣，紫蘇輝石的名字並不響亮，有些業者稱它為「星光黑碧璽」或「貓眼黑碧璽」。但是輝石與碧璽是完全不同種類的礦物，在選購前應詳細詢問。

能量型態

紫蘇輝石屬於斜方晶系，可療癒創傷並帶來平靜，對於曾經遭受過傷害或者無法從創傷的陰影中脫離的人們有很大的幫助。有許多人在生命的某個階段受過創傷之後，就一直帶著痛苦與悔恨生活著，雖然生活在現實之中，卻一直無法擺脫過去陰影的糾纏，甚至讓生物磁性能量場混亂，讓負面的能量繼續吞噬自己的心。使用紫蘇輝石能夠協助我們活在當下，站在過去與未來之間而不被迷惑，安定自己的心，做出正確的選擇。

運用建議

脈輪訊息

紫蘇輝石對應著海底輪的能量，但是也可以協助頂輪的活化，因為它同時兼具黑色與透明無色的質地，代表天空與大地的力量。它能夠強化海底輪的能量，讓人感覺到踏實與安定，還能夠調整我們的意識層次，讓我們能夠站在更高角度上思考。

使用方式

一般使用者可以佩戴紫蘇輝石，協助自己強化生物磁性能量場。它能夠讓生物磁性能量場穩定，使我們像大樹一樣穩穩地扎根於土地，卻依然擁有輕盈如天空的意識狀態。

對於能量療癒工作者，紫蘇輝石可以協助我們回歸到中心，不因自己的偏見或創傷而失去穩定的能量頻率，保持在中道的平衡上。

使用時機

■感覺頭重腳輕時；
■無法面對自己陰暗面時；
■有過多虛幻妄想時；

■希望能夠扎根於大地，獲得來自大地的穩定能量支持時。

淨化方式

○：香氛／煙薰、晶洞、聲音
×：流水、海鹽、日光法皆會造成晶體損傷。

身體對應位置

- 頭頂
- 手腕
- 腳底

能量水晶療癒全書

菫青石
IOLITE

澄澈靈魂，向未來前進的方向之石

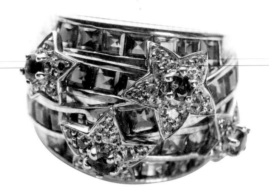

★基礎知識

顏　　　色	藍色、灰色、藍紫色
硬　　　度	7～7.5
解　　　理	無解理
化　學　式	(Mg,Fe)2Al3(AlSi5O18)
結　晶　系	斜方晶系
主要產地	巴西、印度、斯里蘭卡、馬達加斯加、台灣

菫青石的學名是 "Cordierite"，來自於一名法國地質學家之名，在日本也稱為櫻石。因為擁有二色性，只要轉動方向就能夠反射不同的光而變色，在古代維京人的航海生活中扮演了重要的羅盤角色。

外觀特徵

　　菫青石的名字來自於希臘文中的「紫羅蘭」，意思就是「紫藍色的石頭」，其中色澤最高級而美麗者極似藍寶石，因此也獲得水藍寶石（Water Sapphire）的稱號。

　　菫青石的另一個古老名稱為 "dichroite" 在希臘文中為「雙色石」之意，也指出菫青石的二色性特徵 — 也就是説，從不同方向來看，菫青石可能呈現不同顏色；例如從正面看是藍色，側面看則是紫色。這樣的特色有助於古代北歐人航行大西洋時用來判定方向，因此也被稱為「維京人的羅盤石」。

　　菫青石結晶如果分離、變質而風化之後，會在斷面形成櫻花形狀，這時候就稱為「櫻石」，深受日本人喜愛。如果經過更嚴重的變質，菫青石則會變為雲母、綠泥石、滑石等礦物。

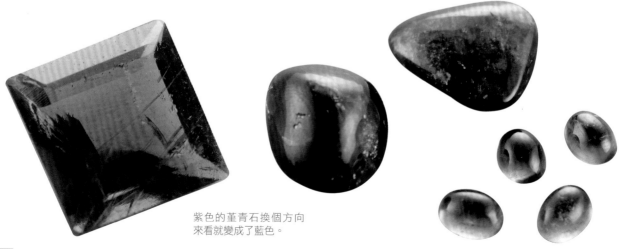

紫色的菫青石換個方向
來看就變成了藍色。

能量型態

董青石屬於斜方晶系，能量穩定而且能夠帶來清明的意識，可協助我們專注於真正應該努力的方向，不被其它外來因素迷惑。

董青石也能保持脈輪的能量暢通並且使其穩定，尤其針對於能量不斷起伏、焦躁，感覺自己無法斷除誘惑，不斷重複讓自己後悔的慣性，能有很大的幫助。董青石有讓人看清楚真相並且戒斷惡習的功能，是一種能夠進行自我管理的礦石。

董青石中含有鐵離子與鎂離子，鐵離子能夠讓人感覺到活力百倍，並且致力於自己的目標；鎂離子則是能夠帶來生命力，讓身體機能快速恢復。

運用建議

脈輪訊息

董青石能夠對應眉心輪的能量，為眉心輪帶來高度專注力。

當我們感覺到精神渙散時，往往都是因為眉心輪能量阻塞或虛弱所引起，長期下來會影響到生活上各層面的運作。董青石能夠協助降低這樣的狀況，並且幫助使用者將注意力集中到重要的事物上。

透過董青石的力量，眉心輪的能量將會提升，我們的自省、自覺能力也會越來越清晰。

帶著董青石的智慧，我們也能夠有效地制止盤據在生命中的負面慣性，甚至排除負面能量。如果希望進行某些計畫，董青石也能夠協助制訂完善的計畫。

擁有雙色性的董青石也能夠協助我們看見每件事情的不同角度，成為擁有先見之明的有謀之人。

使用方式

一般使用者能夠藉由佩戴董青石戒除某些惡習，並且排出身上的廢物，因此董青石也有「減肥之石」的稱號。

在董青石的能量中，我們會變得自律與通達情理，帶著這一股覺醒而且清明的能量，還能夠讓身邊大大小小的事情統整得不紊亂。

進行能量療癒時，董青石能夠協助處理個案根深蒂固的偏執觀念，解除腦部與眼部的壓力；它也能協助個案從自我不滿足中脫離，保持自在輕鬆的感覺。

使用時機

■希望思慮清晰時；
■希望瘦身或排毒時；
■壓力過大而無法排解時；
■無法抵抗某一種誘惑時。

淨化方式

○：香氛 / 煙薰、晶洞、聲音
✕：海鹽、流水法可能會造成晶體損傷；日光法則可能使礦石褪色。

身體對應位置

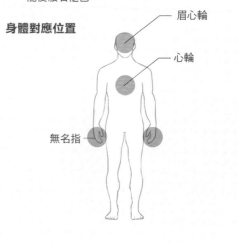

眉心輪

心輪

無名指

橄欖石
PERIDOT

光明尊貴，擊碎黑暗邪惡勢力的太陽之石

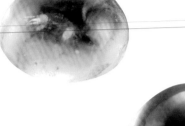
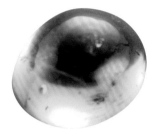

★基礎知識

顏　　　色	黃綠色、綠色	
硬　　　度	6.5～7	
解　　　理	無解理	
化　學　式	$(Mg,Fe)_2SiO_4$	
結　晶　系	斜方晶系	
主要產地	巴西、埃及聖約翰島、義大利、挪威、德國、美國、墨西哥、中國	

橄欖石，又稱貴橄欖石，在礦物學中的學名是"Olivine"，來自於拉丁語中的食用橄欖一字。因為黃綠色的色澤與橄欖果實很像，因此得名。也有人稱之為「黃昏的祖母綠」，是一種非常珍貴的寶石。

外觀特徵

橄欖石生長於火成岩中，通常與火山活動有密切的關係，但是本身質地很脆且無法耐高溫，因此橄欖石結晶通常不會太大，在台灣較常見碎石狀的型態。由於橄欖石不會因為高溫熔解，所以也常應用於耐火材料之中。

橄欖石有兩種，一種含有鎂元素，色澤較強烈且翠綠，稱為「苦土橄欖石」或「貴橄欖石」；另外一種則含有鐵元素，色澤較深沉且產量稀少，稱為「鐵橄欖石」。一般市面上流通的是以苦土橄欖石居多。

距今三千五百多年前，人類在埃及聖約翰島第一次發現了橄欖石的存在。當時埃及人認為，這是太陽神的恩賜，是屬於太陽的寶石，並將它應用在神像與神廟之中，與青金石及祖母綠一起成為埃及人的療癒石。

爾後，橄欖石對猶太民族也有深遠的影響，將它列為祭司胸牌上的聖石之一；據說這是因為當時如果部落之間發生戰爭，橄欖石是講和的必要贈禮，因此在耶路撒冷可以看見許多神廟裝飾著橄欖石。

在北美洲，阿帕契族也將橄欖石視為聖石，並以橄欖石裝飾各種聖物。由此可見橄欖石在世界文化中舉足輕重的地位，在宗教與文化上都成為人們重要的精神寄託。

在自然療法先驅 — 聖席德嘉修女的書中，亦曾經提到橄欖石的療癒力量。她認為，橄欖石是太陽與風的結晶，能夠解除肝臟與胃部的疾病；如果將橄欖石放入食用橄欖油之中釀製精華油，每日食用，可以解除胃病並恢復身體健康。

療癒小叮嚀

我曾經有利用橄欖石製作精華液每天飲用的經驗，那段時間免疫力提升很多，也不覺得有過勞的現象，非常適合每天工作忙碌的現代人。

能量型態

橄欖石屬於斜方晶系，能夠清理負面能量的淤塞，療癒曾經受創的脈輪。由於橄欖石是在火山地質中形成，帶著強大的火能量，能夠加速身體機能的新陳代謝，確保身體能量的健康。

在精神方面，橄欖石對於總是猶豫不決或不敢為自己負責的人有很好的幫助，能夠讓人承擔自己的責任，正式成為一個成熟的人。

橄欖石中含有鎂元素，能夠帶來成長的力量，協助我們度過尚未成熟的生命階段，帶領我們走入生命的巔峰之上。

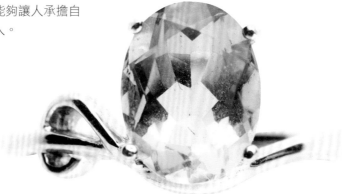

運用建議

脈輪訊息

橄欖石對應心輪與太陽神經叢，能夠帶來穩定而且高頻的療癒能量。如果脈輪能量受到創傷，或長期處在阻塞的狀態之中，造成能量不均衡、怨天尤人、不斷出現失落與逃避的行為模式。

橄欖石能夠將創傷修復並且讓能量回歸和諧平衡的狀態。在許多自然療法中也會利用橄欖石製作的精華液給無法拿出男子氣概的人飲用，藉此增加陽性能量。

橄欖石能夠協助療癒肝臟、胃、膽、心臟等器官能量，如果曾經有過嚴重疾病也能夠用橄欖石來保養。

使用方式

一般使用者可以佩戴橄欖石來強化自己的生物磁性能量場，產生氣勢與自信，調整緊張無法放鬆的情緒能量。橄欖石能夠協助肝臟排毒並且讓眼睛明亮，對於長期身體能量虛弱或者大病初癒者都能夠有快速恢復能量的作用。

進行能量療癒工作時，橄欖石能夠增強療癒者的力量，協助療癒過程順利流暢。對於長期有皮膚問題或肝臟問題的個案，可以給予橄欖石進行療癒；如果個案屬於無法順利轉大人的類型，也可以用橄欖石來協助身心靈成熟平衡。

橄欖石也能夠粉碎黑暗邪惡的力量，驅退惡靈並且帶來光明，是非常重要的療癒石。

使用時機

■ 長期憂鬱或負面思考者；
■ 無法成長、一直在原地踏步者；
■ 希望提升社交能力與自信；
■ 需要清理負能量時；
■ 感覺有外來干擾，無法保持寧靜時；
■ 有肝臟或胃部的問題。

淨化方式

除了海鹽法之外，其他淨化方式皆可。

身體對應位置

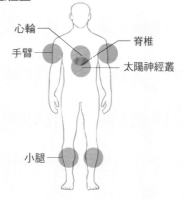

心輪
手臂
脊椎
太陽神經叢
小腿

葡萄石
PREHNITE

擁有柔軟之心，帶來和諧與美德的心靈品質

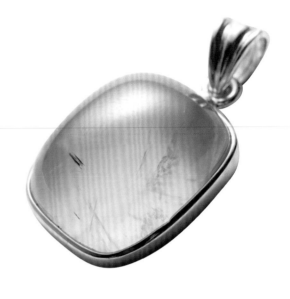

★基礎知識

顏　　　色	綠色、白色、黃綠色、黃色
硬　　　度	6～6.5
解　　　理	完全解理
化　學　式	Ca(AlSi3O10)(OH)2
結　晶　系	斜方晶系
主 要 產 地	澳洲、印度、美國、南非、義大利、法國、俄羅斯、捷克、中國

顧名思義，葡萄石擁有青綠色的圓形結晶，形成小塊突出的晶體，就像葡萄一般。被發現時，有人稱它為「好望角祖母綠」，與橄欖石的別名「黃昏祖母綠」相提並論。

外觀特徵

葡萄石的名字來自於它的發現者 — 熱愛礦石的荷蘭陸軍上校培恩（H. V. Prehn）。後來這個發現由世界級的地質學家偉納先生（Werner）所發表，其特殊又美麗的光澤很快吸引了寶石愛好者的目光。

葡萄時常與方解石、沸石、針納鈣石一起共生，屬於火成岩的一種，經過切割拋磨後，會呈現淡綠色的半透明光芒，就像是白葡萄一樣。有時候其內部會含有黑鐵礦或其它雜質，也是一種特色。

雖然葡萄石本身便已經是極可愛的寶石，但無瑕疵的葡萄石曾經在市場上被當作冰種翡翠來販賣；另外也有一些商人以綠石榴石當作葡萄石來賣，選購時應該留意。

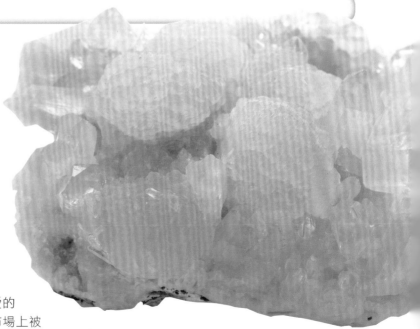

與水晶共生的葡萄石原礦，可看出其結晶特性及名字的由來。

能量型態

葡萄石為斜方晶系，具有溫柔力量的療癒石，能夠撫平過去創傷留下的陰影，帶來健康而且正面的能量，協助身體排毒並且讓所有負面能量軟化。

葡萄石與橄欖石常拿來相比較，在能量上橄欖石較為陽性，而葡萄石較為陰性溫柔。葡萄石能夠幫助能量過度運作或身體過於疲累的人放鬆，使平時一絲不苟的人感覺到溫暖以及安全感，非常適合已經過度疲累的上班族使用。

葡萄石溫柔又溫暖的愛，能夠協助我們回到大地的懷抱之中，重新與大自然和平共處，並且在人際關係之中不再處於鬥爭的狀態。

在化學元素方面，葡萄石含有鈣元素以及鋁元素，鈣元素能夠讓人感覺到放鬆而且身體機能回復，讓停緩的成長能量恢復；鋁元素則能協助我們接受並包容生命中所有的負面經歷，將其轉化為成長的動力。

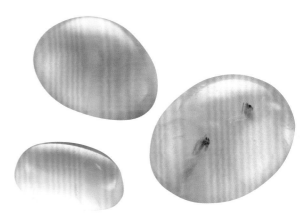

葡萄石溫潤的質地與淡綠的色澤，使它們廣受歡迎。其中可能會含有一些黑鐵礦或其它雜質，是正常現象。

運用建議

脈輪訊息

葡萄石對應心輪，其半透明的綠色質地就像是一潭湖泊，能夠為心輪帶來溫柔的撫慰。

曾經在情感關係中受過嚴重創傷的人們，往往會產生對於愛情不再相信、時常須要武裝自己，面對新的感情關係也無法信任的情況。葡萄石能夠協助轉化這種不信任能量，讓人願意接受各種挑戰與機會。

葡萄石也能夠轉化存在身體之中的所有毒素，與橄欖石一起解除肝臟的毒素，讓身體能量恢復正面振動狀態，並解除累積在身體肌肉裡的深層疲憊感。

使用方式

一般使用者可以配戴葡萄石讓自己的能量場變得更有彈性，對於經常保持嚴肅外表或者沒有幽默感的人有助於找回生命的彈性，不再嘴硬。葡萄石的能量也能夠帶來冷靜與優雅的品質，讓人不再急躁面對生命中所有事物。

進行能量療癒時，葡萄石非常適合使用在第一次見面的個案身上，有助於打開心房並且讓能量順利流動。如果能量場之中有任何毒素也能夠透過葡萄石的力量來轉化，對於能量固著或思想僵化的個案也能夠讓意識恢復彈性。

使用時機

- ■需要支持時；
- ■需要恢復彈性時；
- ■想要輕鬆自在的能量；
- ■不想假裝也不想戴上面具時；
- ■需要保持理性與感性的平衡；
- ■優雅冷靜的心靈品質。

淨化方式

除了海鹽法之外，其他淨化方式皆可。

身體對應位置

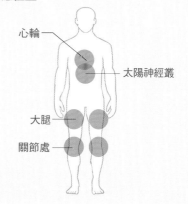

心輪

太陽神經叢

大腿

關節處

斜方晶系 ORTHORHOMBIC │療癒│

丹泉石
TANZANITE

來自非洲聖山上，黃昏天空下的靈感之石

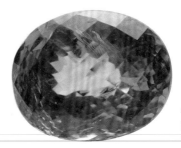

等級較高的丹泉石擁有美麗的藍紫色，身價不斐。

★基礎知識

顏 色	藍紫色、藍色、紫色
硬 度	6～7
解 理	完全解理
化 學 式	Ca2Al3(SiO4）3(OH)
結 晶 系	斜方晶系
主 要 產 地	坦桑尼亞

丹泉石有許多名字，其中最有名的就是坦桑石。這個名字是為了紀念當初新成立的坦尚尼亞共和國（Tanzania），因為丹泉石最初是在該國被發現，色澤就如同當時黃昏的天空一般，呈現美麗的藍紫色。

| 適用領域 心靈成長·事業 | 對應脈輪 眉心輪·喉輪·頂輪 | 主要性質 風元素 | 可得性 ★☆☆☆☆ | 價 格 ★★★★☆ |

外觀特徵

丹泉石屬於黝廉石的一種，看起來與藍寶石十分相似，與菫青石一樣擁有多色性，在光源轉換的過程中會變換顏色。因為目前礦區稀少，價格一直非常昂貴，已經成為炙手可熱的明星寶石。

目前尚無技術能夠人工合成丹泉石，不過大部分丹泉石都需經過熱處理來顯色，這已經成為國際認可的標準程序。

能量型態

丹泉石屬於斜方晶系，能夠帶來強大的療癒能量，對於提升靈性能量與個人未來規畫等需要，有相當特別的力量。

在現實生活中，如果感覺時常懷才不遇或者是被人看輕的情境，內心充滿無法平復失望與沮喪的情緒，可以藉由丹泉石的能量，協助我們重新挖掘自己的潛能，對於內心的夢想堅定不移，教導我們不需要成為別人，只要成為自己。

運用建議

脈輪訊息

丹泉石能夠對應眉心輪，協助我們找到靈魂的方向與使命，提升自己與生俱來的能量。

當我們面對無法決定的抉擇，或者感覺不到認同時，會讓眉心輪與喉輪的能量虛弱；丹泉石能夠重建我們的信心。

當我們過度堅持自己的信念，無法評估現實並且適當轉換時，丹泉石能夠提升我們的內省能力，讓我們調整自己的想法。

使用方式

一般使用者可以佩戴丹泉石來提升自己的直覺力以及靈性成長速度，更快速選擇有利於自己與他人的雙贏決定。進行能量療癒時，丹泉石能夠協助整體能量提升，並且協助療癒者從更高的角度來觀察個案的狀況，提供更有力量的建議。

使用時機

■提升自己的靈性能量時；
■需要加速思考速度時；
■想要追尋自己的夢想；
■獲得他人的支持。

淨化方式

除了日光法之外，其他淨化方式皆可。

身體對應位置

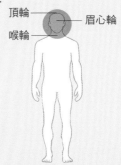

頂輪
眉心輪
喉輪

拓帕石
TOPAZ

**太陽神降臨處所生出，絕對
勇敢的帝王之石**

★基礎知識

顏 色	黃色、無色、藍色、綠色、粉紅色
硬 度	8
解 理	完全解理
化 學 式	Al2(F,OH)2SiO4
結 晶 系	斜方晶系
主 要 產 地	巴西、斯里蘭卡、美國、緬甸、中國

拓帕石原礦即擁有多
樣化的色彩。

適用領域	健康・事業	對應脈輪	太陽神經叢・頂輪・喉輪	主要性質	火元素	可得性	★★★★☆	價 格	★★☆☆☆

拓帕石又稱黃玉或黃晶，但是因為容易與其他礦物搞混，所以直接英譯的名稱
反而讓人印象深刻。因為硬度高，所以能夠製作為軸承，高級者則成為受人喜
愛的寶石。

外觀特徵

　　拓帕石有非常多謎樣的色彩，過去在埃及聖約
翰島所發現的拓帕石又被稱作黃玉，因此也就以
該島為名，希臘語是 "topazon" ，意為「難追
尋的島」。另外有一些學者則認為它的名字來自
於梵語中的「火」，發音也近似於 "topaz" ；
或許這是因為它也被視為「陽光之石」，帶有火
焰的特質。

　　拓帕石在世界各地都很受歡迎，其中一種橘黃
色帶有粉紅的拓帕石，被稱為「帝王拓帕／帝王
黃玉」，在市場上擁有很高的價值。無色拓帕石

經過輻射處理之後會轉變為藍色拓帕石，有些業
者用以假冒海水藍寶，選購時應該特別注意。

　　埃及人認為拓帕時所生之處是太陽神Ra所降
臨之處，所以拓帕石也被認為是太陽之石。在希
臘人眼中，也認為它能夠趨吉避凶，驅趕邪靈。
如果將拓帕石磨成細粉浸泡在酒中，能夠治療氣
喘與燒燙傷等問題。

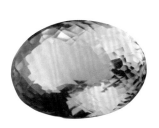

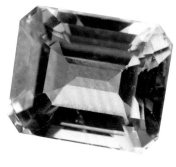

能量水晶療癒全書

能量型態

拓帕石屬於斜方晶系，具有將能量放射出去，並且療癒創傷的功效。對於缺乏個人魅力或欠缺領導能力的人來說，這是一種能夠帶來信心，展現內在權威的重要礦石。從希臘與葡萄牙國王都喜歡將拓帕石鑲在皇冠上來看，就知道它是一種代表領導者能量的療癒石。

拓帕石具有縱向生長紋，迥異於水晶的橫向生長紋，因此拓帕石能夠更快速並且更直接的傳遞能量，是非常適合作為能量清理疏通的礦石。對於能量時常淤塞造成身體腫脹感的人，拓帕石應該是非常適合的療癒石。

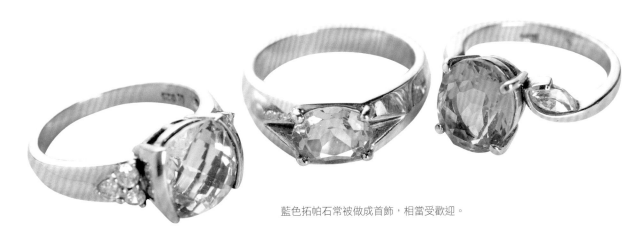

藍色拓帕石常被做成首飾，相當受歡迎。

運用建議

脈輪訊息

拓帕石能夠對應到太陽神經叢，將我們內在的權威力量提出，協助我們扮演好一個領導者的角色。

如果面對改變時常常退卻，無法接受新事物或不願意學習，這可能是太陽神經叢虛弱或阻塞的現象。拓帕石能夠補充太陽神經叢的能量，讓我們重新面對生命中所有的挑戰。

對於總是喜歡利用權威來展現自己、不願意聆聽他人意見，或對他人施以各種形式暴力者，則可能是屬於太陽神經叢過度運作的狀態。拓帕石能夠疏通多餘能量，讓整體能量回到平衡的狀態。

使用方式

一般使用者可以利用拓帕石的能量來完成自己的理想，非常適合當作意念程式化的療癒石。如果有需要演講或是面對大眾的情境時，拓帕石也能夠協助你拿出自己的群眾魅力與信心。

在進行療癒工作時，拓帕石能夠協助將整體能量清理淨化，對於磁性能量體的提升有非常好的效果。對於個案長期出現抑鬱或信心建立有問題，拓帕石能夠協助療癒過去的創傷並且重新建立完整能量。

使用時機

■需要面對群眾時；
■希望獨立自主不再依賴他人；
■希望別人不依賴自己；
■想要找到自信以及個人魅力；
■驅除邪惡能量。

淨化方式

所有方法皆可。

身體對應位置

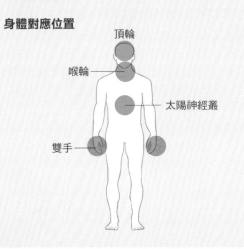

頂輪

喉輪

太陽神經叢

雙手

單斜晶系
MONOCLINIC

【充能】

能量纖細柔軟，可快速進行能量交換，為人類補充能量。

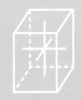

單斜晶系 MONOCLINIC │充能│

銅礦共生礦石家族

藍銅礦
AZURITE

天生哲人，理性冷靜的思維之石

★基礎知識

顏　　色	深藍色
硬　　度	3.5～4
解　　理	完全解理
化 學 式	$Cu_3(OH)_2(CO_3)_2$
結 晶 系	單斜晶系
主 要 產 地	摩洛哥、納米比亞、澳洲、俄羅斯、美國、法國

藍銅礦又稱為石青，是一種重要的繪畫顏料，能夠做成比青金石更深的藍色，在日本繪畫中佔有非常重要的地位。與孔雀石一同出產於銅礦脈，容易與孔雀石共生，其共生的礦物就稱為藍銅礦孔雀石（Azuromalachite）。

外觀特徵

藍銅礦的名字來自於波斯語 "Lazdward"，意指「深藍色」。

藍銅礦是一種珍貴的礦物，與孔雀石共生於銅礦床，同為繪畫的重要顏料。它的結晶非常易碎，因此不太會出現寶石，但即使是收藏礦物做為擺飾，依然要注意保護，同時也要避免它受到汗水或其它酸性溶液的侵蝕。

藍銅礦是日本繪畫中不可或缺的重要顏料，自古以來，它就被認為是一種神聖礦物，在俄羅斯是用來裝飾教堂，在歐洲則是認為藍銅礦可以避邪並且帶來幸運，對於德國人來說，這種礦物更象徵著夫妻生活幸福美滿。

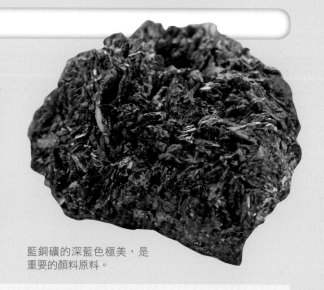

藍銅礦的深藍色極美，是重要的顏料原料。

知識補給站

認識藍銅礦孔雀石

藍銅礦孔雀石（Azuromalachite），是由藍銅礦與孔雀石共生時所產生的礦物。

通常被認為能夠療癒心輪與喉輪，協助我們找回內在的女性特質，將陰性能量完全找回，在這一股力量下也能夠讓我們重新回到生活的感動之中，懷抱著感恩之心來面對一切，更能夠自由自在的生活著。

不過因為此種礦石質地脆弱容易碎裂，因此有許多業者會灌入樹脂或溶膠，讓其牢固不鬆散，選購前宜多注意。

能量型態

藍銅礦屬於單斜晶家族的礦石，具有非常細緻的療癒能量，不管與任何人的能量場共振，都能夠為對方迅速補充能量。單斜晶系的療癒石具有尋找虛弱脈輪能量的特性，所以藍銅礦不管放置在哪一個位置，都能夠將能量平均分配。

藍銅礦中含有大量的銅元素，能夠協助人找到自己的信心與美麗，面對困難也能夠充滿信心與微笑。在睡前使用含銅量高的礦石，能夠讓睡眠更深層，身體更放鬆；但因為這些礦物大多脆弱易碎，請勿帶上床一起睡覺，以免礦石遭遇不測。

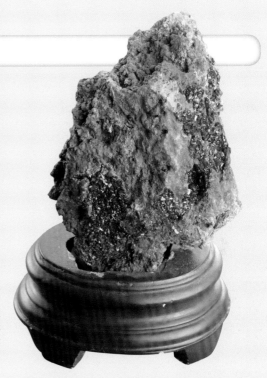

藍銅礦與孔雀石共生的礦物標本。藍銅礦硬度低且解理發達，易碎裂，因此通常是以原礦形式放在家中或辦公室，做為擺飾。

運用建議

脈輪訊息

藍銅礦對應著眉心輪，擁有難得一見的深藍色，這樣的顏色能夠使我們的心情穩定下來，讓人進入到放鬆但是卻專注的狀態之中。

藍銅礦被認為能夠開啟眉心輪的第三隻眼能力，當這股力量被開啟，我們會感覺到內心之中的強大力量集中到眉心輪，你的所有感官都會變得非常敏銳。

藍銅礦也適合容易過於認真的人，解除死板傳統的思考方式。對於用腦過度或者大量使用直覺力或靈感的療癒師、占卜師等工作者，藍銅礦能夠快速補充能量，讓腦壓降低，是一個非常靈性的療癒石。

使用方式

一般使用者可以將藍銅礦放置在書房或者用來閱讀的空間，它所帶來的能量能夠使人安靜下來，並且開始進行閱讀。

這一股力量也能夠使用在臥房中，藍銅礦放置在臥房中能讓親密關係穩定且理性，不容易發生爭執口角。

對於療癒工作者而言，藍銅礦是非常好的靈力補充夥伴，因為藍銅礦帶有大量的銅元素，能夠協助身體中的陰性能量以高頻共振。

使用時機

■需要深度放鬆時；
■希望解開傳統束縛的思想時；
■準備好看清世界的實相；
■需要恢復體力時；
■開發直覺力與感受力。

淨化方式

除了聲音與香氛／煙薰法之外，其餘淨化法都容易使礦體受損。

身體對應位置

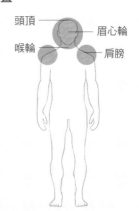

頭頂
眉心輪
喉輪
肩膀

銅礦共生礦石家族

矽孔雀石
CHRYSOCOLLA

喚醒陰性能量，與大地海洋連結的新時代之石

★基礎知識

顏　　色	藍色、藍綠色
硬　　度	2～4
解　　理	無解理
化 學 式	(Cu,Al)2H2Si2O5(OH)4.nH2O
結 晶 系	單斜晶系
主要產地	美國、墨西哥、英國、捷克、俄羅斯、以色列、贊比亞、納米比亞、剛果、澳洲、智利、台灣

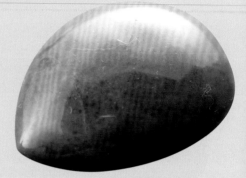

矽孔雀石生長在銅礦床上，與藍銅礦、孔雀石一起共生，質地細緻，許多人會將它與土耳其玉搞混，但是它們屬於完全不同的礦物。在美國與南美洲擁有超高人氣，成為最受喜愛的寶石之一。

外觀特徵

矽孔雀石的名字來自兩個希臘文 "chryso"（金）與 "kolla"（黏膠），這是因為它與一種與黃金合成的礦物長相非常相似。雖然矽孔雀石的礦物本身為藍綠色，但是也可能因為混入其它礦物，而呈現出黑色或褐色的部分。

矽孔雀石的形成，是因為在銅礦分解過程之中遇到了二氧化矽的水，兩者結合之後產生一種帶有玉髓質感、又有銅離子明亮色彩的礦石。有一些學者認為，在台灣著名寶石 — 台灣藍寶之中，能帶有藍色與藍綠色，就是因為含有部分矽孔雀石而來。

能量型態

矽孔雀石屬於單斜晶系，具有非常溫柔也溫暖的能量。它帶有一種不透明到半透明的質感，創造出一種能療癒人心的品質。

在目前依然講究功利與名聲的環境中，所有社會規範與遊戲規則都還是依照男性主義的標準，不管男性或女性，有許多人往往在生活中遭受到許多打壓，也感覺自己似乎一無是處，對於生活顯得毫無興趣。

矽孔雀石能夠將能量帶入這些受創的心靈之中，填滿那些因為失去希望而空洞的靈魂，帶來撫慰也帶來新的力量。

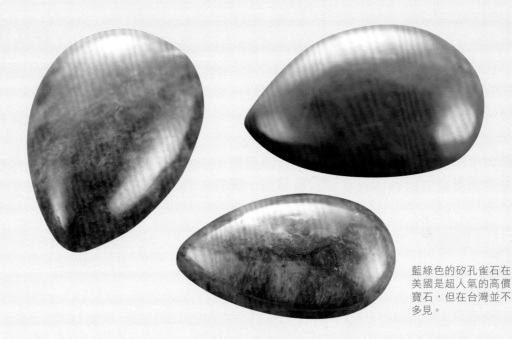

藍綠色的矽孔雀石在美國是超人氣的高價寶石，但在台灣並不多見。

運用建議

脈輪訊息

　　矽孔雀石能夠對應到喉輪與心輪，它的色彩就像是從外太空觀察到地球的模樣，因此其能量能使我們與地球連結，就像是流過森林的河流或者是沉靜的湖泊顏色，帶來大地之母的訊息，使我們感覺到內在充滿力量。對於那些常常受到打壓而無法表達心聲也無法展現自己的人來說，矽孔雀石能夠帶給他勇氣與力量，進而真實的表達自己。

　　矽孔雀石也被認為是帶來慈悲能量的礦石。它與海王星的能量連結，是一種帶領新時代女性意識抬頭的重要礦石，在它的能量中，我們將能夠再一次與自己的陰性能量重逢。對於在過去親密關係嚴重受創或者遭受過任何形式暴力對待的人，矽孔雀石都能夠帶來撫慰心靈的能量，讓我們的內心感受到溫暖與愛。

使用方式

　　對於一般使用者來說，能夠藉由佩戴矽孔雀石來獲得能量上的支持，對於剛經歷過感情創傷如失戀或背叛經驗的人來說，它能夠恰如其分地提供心靈力量的支持。

　　矽孔雀石也能將隱藏於你內心之中的想法帶領出來，讓你有機會找到宣洩的出口；而對於一直沒有辦法說不的人，它可以提供內在堅定的力量，讓你能夠正面拒絕所有不喜歡的事物。

　　進行療癒工作時，矽孔雀石能夠將能量流入個案內在最脆弱的部分，並且與負面能量進行交換，在療癒過程中帶領個案進行心靈上的能量解放，不過要特別注意個案結束後的淨化。

使用時機

■ 希望提升自信時；
■ 想要擺脫受害者情結時；
■ 脫離低潮的情緒能量；
■ 希望獲得成功；
■ 撫慰空虛的心靈。

淨化方式

○：香氛／煙薰、晶洞、聲音
×：海鹽、流水、日光法皆會使晶體受損

身體對應位置

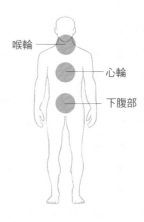

喉輪
心輪
下腹部

銅礦共生礦石家族

孔雀石
MALACHITE

化悲痛為力量，吸收負面能量，帶來光明堅定的意志力

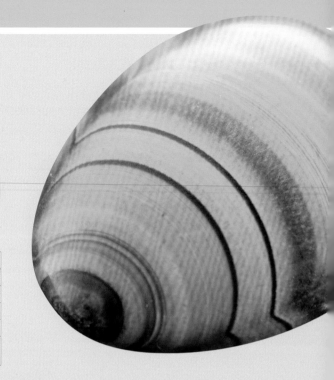

★基礎知識

顏　　色	綠色、淺綠色
硬　　度	3.5〜4
解　　理	單方向解理
化　學　式	$Cu_2Co_3(OH)_2$
結　晶　系	單斜晶系
主要產地	俄羅斯、非洲、摩洛哥、剛果、馬來西亞、中國、美洲、澳洲

自古以來就是一種非常重要的顏料，就算磨成細粉也會呈現非常美麗有金屬光澤的綠色，在中國古代稱為石綠或青琅玕。

外觀特徵

孔雀石（Malachite）是從希臘語 "Malakee"（一種錦葵科〔Mallow〕植物）而來的，這種植物的葉子與孔雀石一樣綠。

孔雀石是一種含銅的碳酸鹽礦物，常見於銅礦床上，也常與銅礦物共生而另成不同的色澤，例如藍銅礦。孔雀石遇到鹽酸或強酸就會被腐蝕溶解，當它一邊溶解一邊沉澱結晶時，就會形成一層又一層顏色深淺不一的綠色，就像孔雀尾羽一樣的顏色，也像是同心圓花紋，因此得名。

孔雀石容易因為汗水而受侵蝕，所以建議佩戴以該石製成之首飾後，能將孔雀石擦拭清理乾淨。挑選時，注意顏色鮮艷者越好，色帶紋路需要清晰，帶有類似絲綢的光輝者越好。

雖然孔雀石粉末具有毒性，吸入肺中會形成塵肺症，但是經過處理之後卻可以當成磷毒解毒劑。在中國可以解除肝膽之毒，內服外用都是強力的解毒劑，需要謹慎使用。

除了醫藥用途之外，在藝術上也是一種重要顏料，據說埃及艷后克里奧派托拉（Kleopatra）將它磨成粉末，調製成眼影，而現代也會用在修復古代畫作上。

療癒小叮嚀
實用配方推薦

將孔雀石浸泡在山金車按摩油中，或是能紓解痠痛的有機按摩油中，可以協助解除因精神創傷造成的肉體痛感，也能有效軟化肌肉，是身體工作者的最愛。

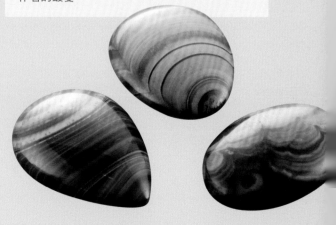

孔雀石是印度貴族最喜歡的寶石之一，深綠色的它可以解決身體與心靈的毒素。

能量型態

孔雀石是最古老的療癒石之一，約四千年前埃及人就在蘇伊士（Suez）與西奈（Sinai）礦山開採孔雀石，認為它可以保護兒童防止邪惡的靈魂入侵。在歐陸，孔雀石特有的眼睛形狀也被認為可以保護靈魂，免於死神的威脅。在印度以及中國，孔雀石的眼睛圖樣被認為是可以反彈詛咒或者驅除蠱術的重要象徵，也因此有許多巫師或薩滿都會尋求孔雀石的保護力量。

屬於單斜晶系的它具有與人體交換能量的溫柔力量，能夠吸取生命中的傷痛以及情緒毒素，並且交換自身美好能量給我們。這是一種脆弱溫柔的礦石，加上容易碎裂解理，使用時請小心。

孔雀石含有大量銅礦，說明它與金星的頻率相近（古代神祕學認為銅與金星能量對應），可帶來愛與美麗的訊息，相信配戴它的女性都能夠散發內在自信美。

孔雀石具有解毒的能量，不管是肉體或是情緒上所產生的毒素，透過孔雀石的交換作用轉移出來。因此我們發現當有重大創傷或是身體疼痛現象，透過緊握或將它敷在患處，有不可思議的緩解效果，但是孔雀石本身也容易因為吸收過多負面毒素而顯得暗淡。它能將負面痛苦的力量容納進自己本體之中，使人有動力前進；就像是印度神話中可以日食毒蛇毒蟲毒草的孔雀明王，將世間一切汙穢吸進肚中，除去我們內心的毒素以及悲痛。

運用建議

脈輪訊息

屬於單斜晶系深綠色的孔雀石對應到心輪，具有吸收心輪傷痛的效果，也可以將陳年的創傷逐漸清除，故建議佩戴項鍊以對應心輪的位置；也因為它對於悲傷、悲痛甚至怨恨、詛咒等負面能量都有相當的化解效果，甚至可以阻擋邪惡的意念。此外，對於因為過去感到悲傷，或失去珍愛之人的人，孔雀石也有不可思議的療癒效果。

使用方式

一般使用者可以配戴孔雀石項鍊，用來處理自己內心之中深層的情感創傷；也可以利用孔雀石的能量強化自己的心輪，讓自己感覺到活在愛之中，沒有任何恐懼與擔憂。

在進行水晶療癒個案時，孔雀石常被運用在心懷悲傷或者喪失親人、寵物的對象上，也能運用在已婚婦女或對自己非常沒有自信的女性身上，可以協助她們重新發現內在的美麗，並且變得更有自信。

孔雀石也常使用在身體疼痛部位，但是礦石往往很快變得黯淡，因此我個人有多顆孔雀石來協助我與我的個案。當孔雀石完全黯淡失去光澤時，表示其能量已經耗盡，此時建議將之埋回山林之中，讓它回歸大地母親的懷抱。

使用時機

■ 長期感覺內心有壓力無法解除；
■ 悲慟無法言喻；
■ 內心感覺怨恨，無法平靜；
■ 進行解毒後，想加速毒素排出；
■ 身體出現紅腫瘀痛的部位；
■ 長期熬夜作息不正常，導致肝功能較弱。

淨化方式

○：晶洞、聲音、月光淨化法。
×：因為是銅酸鹽類礦物，容易形成化學作用，使用流水法以及海鹽法都會使其變色或腐蝕；使用日照法會變色；使用煙燻法，長期下來恐怕會沾染煙霧顏色。

身體對應位置

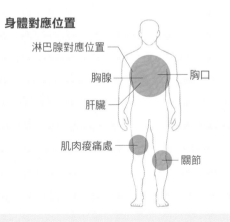

淋巴腺對應位置
胸腺
肝臟
胸口
肌肉瘀痛處
關節

能量水晶療癒全書

紫龍晶
CHAROITE

**不斷解放與不斷重建的心靈成長過程，
變化中學習成長**

★基礎知識

顏　　　色	紫色、紫紅色、白色、黑色
硬　　　度	4.5～5.5
解　　　理	完全解理
化　學　式	(K,Na)5(Ca.Ba.Sr)8Si18O46(OH).3H2O
結　晶　系	單斜晶系
主要產地	俄羅斯

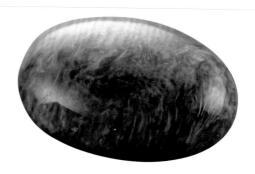

紫龍晶的生成需要在極端特殊的環境與壓力下，讓所有礦物扭轉在一起才有辦法形成，所以礦產量稀少，也顯得特別珍貴。其絲絨般的光芒以及多種色彩扭轉在一起的狀態，往往令人感覺十分著迷。

外觀特徵

紫龍晶的名字來自於發現它的河流 — 西伯利亞的查拉河（Chara River）。它美麗的色彩來自於多種礦物的混合，其中主要的是紫矽鹼鈣石，那是由帶有強鹼性的霞石侵入石灰岩而形成的，另外還有微斜長石等礦物交織在一起。受到特殊壓力與溫度的作用，這些礦物逐漸被「揉」在一起，形成擁有大理石紋、最美麗亮眼的紫色礦物。

紫龍晶、紫鋰輝石、舒俱來石這三種礦石被稱為「新時代的贈禮」，因為過去人類很少發現紫色的礦物。一般認為，紫色的礦石象徵著來自神靈或天神的力量，在二十世紀能發現多種紫色礦石，代表人類的靈性層次更加提升。

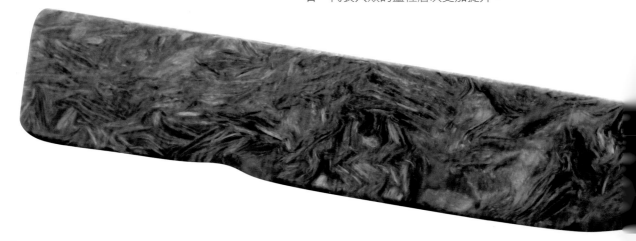

能量型態

　　紫龍晶為單斜晶系的療癒石，在它的結構之中原本就含有非常多種礦石的力量，這代表它能夠協助我們消除團體或個人之間的歧異，接納並且理解他人的想法，並且給予他人表達的自由。在紫龍晶的力量之中，我們能夠獲得真正的包容與慈悲心，就如同它與多種礦石一起交織為一股更強大也更美麗的力量一般。

　　紫龍晶擁有多種金屬元素的影響，它能夠協助我們在肉體層面擁有更好的機能，並調整身體中荷爾蒙的分泌。在精神層面，它能夠帶來一種強大而且整合的力量，這能幫助你真正面對自己的黑暗面以及光明面，你會發現，原來自己的光明黑暗從來未曾分開過，它們都來自一個源頭，那就是你。當你能夠認清這一點，紫龍晶就能夠協助你在靈性修為上更進一步。

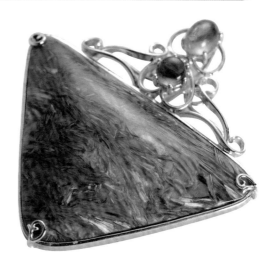

紫龍晶是一種新時代療癒石，能帶來靈性提升的力量，和舒俱來石一起使用會有神奇的效果。

運用建議

脈輪訊息

　　紫龍晶對應著頂輪，它同時擁有紫色、白色、黑色的能量交融在一起，然而每種顏色又能夠各自閃耀，不會彼此吞噬或壓制。

　　因此，紫龍晶能夠協助我們對抗自己的競爭意識，讓我們從喜歡與人競爭比較的心態中離開，看見自己的野心與企圖心。它也能夠協助所有深受權力金錢遊戲困擾的人，脫離無止盡的貪婪地獄。

　　對於生活一直無法整合的人，或感覺無法完美扮演生命中各種角色的人，可以借助紫龍晶的力量，重新分配自己的時間。

使用方式

　　一般使用者能夠利用紫龍晶來改變自己的生活習慣，或者適應全新的環境；也可以藉著將紫龍晶放置在生活空間之中，利用它的高頻能量振動來改變家庭之間的氣氛。紫龍晶能夠協助我們包容家人彼此之間的不同，學習傾聽他們的需求與想法。

　　進行能量療癒工作時，紫龍晶能夠協助處理有關於家族業力方面的問題，讓家族之間的能量再次流動。如果感受到個案正在為家庭方面的問題困擾，紫龍晶正是一個非常適合的療癒石。

使用時機

■生活有重大轉變或者面臨轉職、搬家時；
■想要整合自己的生命，面對真實自我時；
■嚴重家族議題或者家庭不和睦者；
■無法與他人和諧相處；
■深受金錢權力議題困擾的人。

淨化方式

○：香氛／煙薰、晶洞、聲音
×：日光法、海鹽法與流水法皆會造成晶體的損傷。

身體對應位置

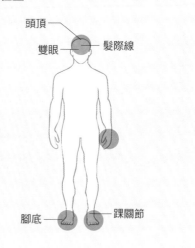

頭頂
雙眼
髮際線
腳底
踝關節

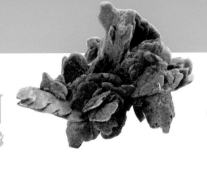
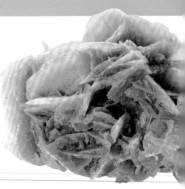

沙漠玫瑰
DESERT ROSE

隱藏於沙漠之中，千年不變的愛情見證

★基礎知識

顏　　色	褐色、淺褐色、白色
硬　　度	2
解　　理	完全解理
化 學 式	CaSO4.2H2O
結 晶 系	單斜晶系
主 要 產 地	美國、墨西哥、摩洛哥、中國

沙漠玫瑰的來由有個美麗傳說：據說沙漠中有一種植物，不僅種子天生成對，開花後也根根相連，花形如同玫瑰；只要一株枯萎，另一株也會凋零。它們的身形與沙交融後，就形成千年不滅的愛情見證。

適用領域 溝通・愛情　　**對應脈輪** 太陽神經叢　　**主要性質** 土元素　　**可得性** ★★★★☆　　**價　　格** ★★☆☆☆

外觀特徵

沙漠玫瑰的主要成分是含水硫酸鈣，也就是石膏的結晶狀礦物，十分脆弱也無法做成飾品。它只出現於沙漠之中，可能也是受到沙漠自然環境所影響，才有辦法出現多重花瓣的玫瑰花形。美麗的外表自然而然地成為愛情的象徵，在美國沙漠地區因有非常多的產量，因此也就形成了送沙漠玫瑰石而不是真正玫瑰的風氣。

能量型態

沙漠玫瑰屬於單斜晶系，它能夠協助我們放下心中強烈的負面情緒，了解到所有的情緒都是從自己心中生起，而不是別人丟給我們的。

沙漠玫瑰含有大量鈣元素，能夠使我們感覺到放鬆，並且解除肉體的緊繃，放下精神上那些緊抓不放的執著，回到生命之中最自然、輕鬆的狀態。

運用建議

脈輪訊息

沙漠玫瑰對應到太陽神經叢，也能夠滋養所有其它脈輪。當太陽神經叢能量過度發展時，我們很容易用憤怒或權威去掌控別人，希望別人只聽自己的話，也無法真正對別人寬容。沙漠玫瑰能夠協助我們改變這狀況，讓我們消解憤怒並且了解負面情緒無法解決問題，因為它本來就是問題所造成的。

使用方式

一般使用者與療癒者都能夠放置沙漠玫瑰在空間之中，它能夠協助空間之中的溝通和諧，並且讓所有人都能感覺到放心與安全。令緊張與戰鬥競爭的能量逐漸的消失，人與人之間的距離也會感覺到更拉近。

我個人喜歡將沙漠玫瑰隱藏在房間中的角落，讓他靜靜的協助我們轉化負面能量，帶給我們平靜。

使用時機

■ 各種公共空間；　　■ 出現過度憤怒的情緒；

■ 會議或討論進行中；　　■ 無法讓自己平靜時。

淨化方式

只能使用香氛／煙薰、聲音淨化法，其餘方式皆會造成晶體受損。

身體對應位置

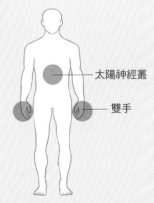

— 太陽神經叢

— 雙手

透輝石 (十字星石)
DIOPSIDE

衝破黑暗，光明重現的退魔之石

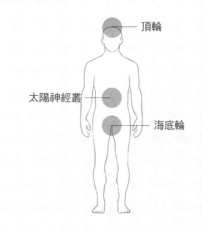

十字星石因光線所產生的十字形，猶如神的祝福。

★基礎知識

顏　　　色	無色、白色、灰色、綠色、紅棕色、墨綠色
硬　　　度	5.5～6.5
解　　　理	完全解理
化　學　式	$CaMgSi_2O_6$
結　晶　系	單斜晶系
主 要 產 地	巴西、義大利、緬甸、南非、西伯利亞、印度、巴基斯坦、美國

透輝石是一種常見礦物，可形成多種礦石，端看所含的金屬元素而定；在翡翠中也能夠發現它的足跡。透輝石中若出現兩個方向的貓眼現象，且垂直交叉為十字形的光芒，就稱為十字星石。

適用領域 心靈成長・健康　**對應脈輪** 頂輪・海底輪・太陽神經叢　**主要性質** 火／土元素　**可得性** ★★★★☆　**價　格** ★★★☆☆

外觀特徵

透輝石一名來自希臘語 "dis"（雙重）及 "opsis"（影像），說明其結晶可形成雙重影像的特性。由於其內含物能規律排列，光線照射下會形成直線閃動的光芒，幾乎所有透輝石都有貓眼現象，如果貓眼現象出現兩個方向而形成十字狀便是十字星石，與空晶石、十字石同為基督教的聖石，在宗教活動中扮演極重要的角色。

運用建議

脈輪訊息

十字星石能夠對應身體外的第八脈輪，也能夠協助所有脈輪穩定能量。因為十字星石特殊的能量，能夠協助我們與上天溝通，獲得來自上界的訊息。當我們感覺到生命動盪不安時，或者周圍人事物出現劇烈改變而失常，這時候可以使用十字星石來讓能量變得平穩與單純，不再因為外來影響而輕易失去自己的底線。

使用方式

一般使用者可以佩戴十字星石，它具有驅逐邪惡力量，並且將祈禱的力量投射到宇宙之中的力量。對於有情緒困擾或是精神疾患的人，這種療癒石能夠協助我們穩定情緒，並且試著將自己拉回現實世界之中。

進行能量療癒時，可以將十字星石放置在需要集中能量之處，協助能量快速提升。

使用時機

■需要穩定心神時；　■從白日夢中清醒；
■驅逐邪惡力量；　　■集中注意力。

能量型態

十字星石屬於單斜晶系，能夠帶來柔軟而且穩定的補充能量，協助我們轉化負面情緒，也能夠保持專注的心。而因為十字星石的特性，能夠協助我們找出問題的根源，真正處理內在的情緒問題，面對自己的恐懼而不是逃避。

淨化方式

除了海鹽法之外，其他淨化方式均可以。

身體對應位置

－頂輪
太陽神經叢－
－海底輪

單斜晶系 MONOCLINIC ｜ 充能 ｜

白紋石
HOWLITE

擁有純淨心靈並且善用潛能的謙遜之石

★基礎知識

顏　　　色	白色
硬　　　度	3.5
解　　　理	無解理
化 學 式	Ca2B5SiO9(OH)5
結 晶 系	單斜晶系
主 要 產 地	美洲

白紋石也稱為白松石，因為它是最常用來仿冒綠松石的礦物 — 它的內部也含有與綠松石相同的黑色或褐色的條紋，又十分容易染色。如果染成紫色也能夠假冒是紫龍晶，可以說是礦石界中的模仿高手。

適用領域	心靈成長	對應脈輪 頂輪	主要性質 水／土元素	可得性 ★★★★☆	價　格 ★★☆☆☆

外觀特徵

白紋石的學名是軟硼鈣石，是一種不透明的白色礦石，有時候也會含有黑色的網狀條紋。它是1868年在加拿大由化學家、地質學家兼礦物學家亨利·豪（Henry How）所發現，在台灣並不常見。因為白紋石的特質很類似陶土，非常容易染色或上色，常常被拿來假冒青金石、綠松石、紫龍晶。

能量型態

白紋石屬於單斜晶系的療癒石，能夠轉化負面能量。它能夠協助我們專注於自己的光明面，深入了解自己的優點以及正面特質，並且知道自己的潛能。

它含有大量的鈣元素，能夠使我們放鬆，除去身上的疲累以及長期運動傷害所造成的能量阻塞，也能夠使我們恢復精神。

運用建議

脈輪訊息

白紋石對應頂輪，能夠協助我們面對自己的傲慢以及執著。它純淨的白色以及柔軟的能量可溶解固著的傲慢能量，尤其是依附在頂輪的靈性傲慢。這些傲慢能量阻礙成長與修行，讓我們感覺不到宇宙的力量與愛，甚至不再相信團結和諧的力量；而白紋石能夠協助我們回到中心，清理傲慢能量，走上謙卑之道。

使用方式

若能在身上攜帶白紋石，便可以隨時回到謙遜的內在，並且了解自己真正的優點並非別人認可的才能，而是真正能夠讓自己喜悅快樂的善良特質。

進行能量療癒時，白紋石能夠協助我們放鬆個案的能量場，讓療癒能量順利進入。面對傲慢或者不願意面對自己問題的個案，也能夠藉由白紋石的力量來轉化他的習氣。

使用時機

■感到別人都不如自己時；
■希望深入了解自己的潛能與優勢；
■希望獲得純淨能量的淨化。

淨化方式

○：香氛／煙薰、晶洞、聲音。
×：日光法、海鹽法與流水法皆會造成晶體的損傷。

身體對應位置

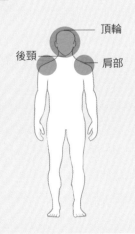

頂輪
後頸
肩部

玉家族

翡翠 (輝玉)
JADEITE

帶來生命力、青春、高抗壓的自由之石

★基礎知識

顏　　色	無色、白色、綠色、紫色、紅色、灰色
硬　　度	6.5～7
解　　理	無解理
化　學　式	NaAl(Si2O6)
結　晶　系	單斜晶系
主 要 產 地	緬甸、俄羅斯、美國、瓜地馬拉

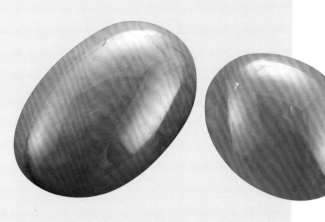

翠綠的色澤使翡翠受到人們高度喜愛。

| 適用領域 健康・事業 | 對應脈輪 心輪 | 主要性質 土元素 | 可得性 ★★★★☆ | 價格 ★★★★☆ |

在中國有一句話：「石之美者為玉」，因此在中國其實並沒有分為硬玉或軟玉，全部稱為玉。但是在礦物學中，現在以玉石主要成分作為分野，分為「輝玉」（過去稱為「硬玉」）以及「閃玉」（過去稱為「軟玉」）。

外觀特徵

翡翠的名字來自於西班牙語，意思是「繫在腰上的寶石」。在中國則是由緬甸傳入，宋朝的時候才有翡翠這樣的稱呼，本意是「非翠」，也就是「非中國產的翠玉（閃玉）」。據說翡翠是一種水鳥的名字，其色鮮豔而且翠綠異常，這種寶石與翠鳥相似，所以得名。

翡翠的結構緊緻密實，能發出微微的光澤，在中國與日本非常受歡迎。在清朝，翡翠是用來祭天的寶石之一，因為翡翠象徵青天與森林。在日本則為許多修行者或靈能者用來增加感應或靈感的神聖寶石。

翡翠的韌性很高，能夠承受不同的撞擊，這是因為它的結晶纖維化而且非常緊密，因為含有鉻與鐵的元素，所以呈現翠綠色，有時也會出現紫紅色的「紫羅蘭翡翠」，更是稀有。

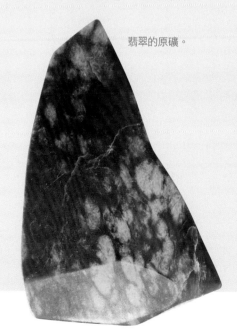

翡翠的原礦。

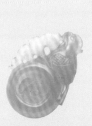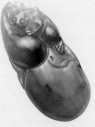

在輝玉中，以緬甸所生產者品質最佳。

玉家族

能量型態

翡翠屬於單斜晶系，能夠主動將能量灌注在人體所需要的地方，感覺到能量低落或振動緩慢的時候，翡翠也能夠帶來穩柔而且細緻的波動，協助使用者恢復氣力。因此有人認為，翡翠是一種具有善心的療癒石，能協助我們恢復能量以及保護生物磁性能量場。或許也是如此，在緬甸與中國等東方國家，均將翡翠視為是一種帶來生命力並且帶來幸運的礦石，十分受到喜愛。

翡翠的形成是非常奇蹟式的，因為它需要低溫但是高壓的環境。一般來說，越接近地心的下層地殼壓力越大，同時溫度也越高；所以科學家證實，翡翠只有在進行劇烈地殼變動時才會產生，是一種高抗壓的礦石，這也是為何翡翠都出現在境內有火山的國家。

翡翠含有鉻與鐵元素，鉻元素能夠帶來勇氣，充滿熱情；鐵元素則是能夠協助防禦負面能量，並且加速身體排毒。

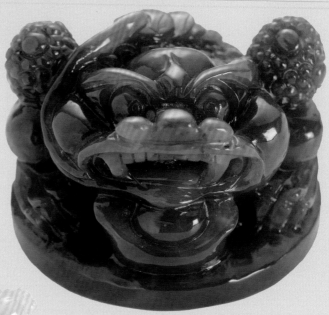

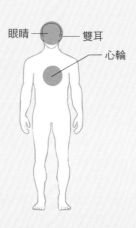

台灣玉則是軟玉的一種。

運用建議

脈輪訊息
翡翠對應著心輪，能夠協助心輪修復所有傷口，帶來正面的振動能量，當我們面對困難與恐懼時，翡翠也能夠給予我們勇氣去做正確的決定。如果我們持續感覺到生命帶來龐大壓力，翡翠也能夠協助我們去對抗與解決這些壓力源，重新成為一個真正成熟的人。

使用方式
一般使用者佩戴翡翠時，能夠帶來平靜穩定的心性，並且協助身體細胞的活化；透過身體的接觸，翡翠能夠調整失衡的身體現象，帶來和諧與平衡的狀態。

為他人進行能量療癒工作時，翡翠適合給予經常失去平衡並且喜歡怨天尤人的個案使用，協助療癒所有失衡的情況。此外，翡翠更能協助我們在面對惡勢力時不膽怯或畏懼，更能夠保時謙卑與忍讓的美德。

使用時機
■希望獲得好人緣；
■想要平靜穩定、處變不驚；
■需要抗壓力高且心細謹慎時；
■守護能量場完整。

淨化方式
○：香氛／煙薰、流水法、晶洞、聲音。
×：海鹽與日光法可能使晶體受損或表面變得粗糙。

身體對應位置

眼睛 ── ── 雙耳

心輪

軟玉 (閃玉)
NEPHRITE

帶來和平無爭，美德之心的君子之石

產自中國和闐的軟玉因其純淨絕美的質地，數千年來始終備獲華人熱愛。

★基礎知識

顏　　　色	白色、綠色、黑色、褐色
硬　　　度	6.5〜7
解　　　理	無解理
化　學　式	$CaMg5(Si8O22)(OH)$
結　晶　系	單斜晶系
主要產地	中國、緬甸、西伯利亞、台灣、美國、加拿大、墨西哥、義大利

軟玉，這是一個古老的稱呼，目前在礦物學中稱為閃玉。這種礦石中國人使用已久，在十八世紀之前，中國還沒有翡翠，軟玉是最重要的祭天地的神器，與中國文化息息相關。

適用領域	健康・事業	對應脈輪	心輪	主要性質	土元素	可得性	★★★★☆	價　格	★★★★☆

外觀特徵

軟玉由透閃岩組成，質地溫潤而且油脂光澤，例如和闐玉或青海玉；相較於出生於火成岩，並且需要高壓的環境才能生成的翡翠，還是有些不同。因此後來在礦物學中，已經不將這兩種礦石稱為軟玉與硬玉，而是依照它們所組成的岩石來命名，將前者稱為閃玉，後者稱為輝玉。

能量型態

軟玉為單斜晶系的療癒石，能夠帶來穩定而且舒服的頻率，協助我們汰換陳舊的能量，不管在肉體或是精神上都是非常好的能量補充劑。在古代煉丹術中，也認為佩戴玉或是將玉磨成粉末服用，不僅能強化五臟六腑的能量，甚至可以長生不老。由此可知，軟玉能夠針對細胞進行能量活化，對於精神也有穩定及提升靈性層次的作用。

運用建議

脈輪訊息

軟玉對應心輪，它的能量相當柔軟，能夠深入我們無法探知的深層領域，協助補充乾涸的心靈能量。對於一直無法振作，或是總想透過小聰明與捷徑來獲得勝利的人而言，軟玉能夠協助他們產生勇氣，並且有智慧接受挑戰。

使用方式

一般使用者能夠藉由軟玉來獲得生命能量，緩解過度疲累或身體失衡的情況，對於肌肉緊繃等狀況也能夠有效。它也能不斷給予使用者勇氣以及鼓勵，協助面對挑戰，讓人更有智慧處理問題。

進行療癒個案時，軟玉能夠協助大量耗能而呈現虛弱狀況的脈輪，快速將能量轉換入身體中。它也能夠協助有著前世議題的個案，處理來自於過去靈魂記憶的困擾，甚至協助靈魂印記的拔除。

使用時機

■莫名身體不適感；　■過度失衡；
■心態無法成熟；　　■感覺被前世或靈魂問題困擾；
■恐懼面對挑戰；　　■需要加強肝臟能量。

淨化方式

○：香氛／煙薰、流水法、晶洞、聲音。
×：海鹽與日光法可能使晶體受損或表面變得粗糙。

身體對應位置

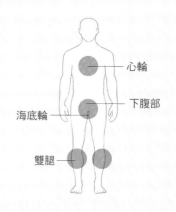

心輪
下腹部
海底輪
雙腿

能量水晶療癒全書

紫鋰輝石
KUNZITE

傳遞愛與美善的夜之光輝，帶來幸福的希望

★基礎知識

顏　　　色	無色、粉紅色、粉紫色
硬　　　度	6.5〜7
解　　　理	完全解理
化　學　式	LiAl(Si2O6)
結　晶　系	單斜晶系
主 要 產 地	巴西、馬達加斯加、美國、緬甸、俄羅斯、瑞典

紫鋰輝石屬於鋰輝石的一種，另外還有綠色的鋰輝石（**Hiddenite**）的存在，以及黃色鋰輝石（**Triphane**）。紫鋰輝石近年來頗受關注，它已經與舒俱來、紫龍晶等礦石被並稱為新時代療癒石，受到廣大群眾的喜愛。

外觀特徵

紫鋰輝石的名字來自於它的發表者 — 寶石家孔茲（George Frederick Kunz），它被發現得很晚，大約在1902年才確認它的存在。紫鋰輝石具有二色性，從不同方向觀察時會有不同的色彩，而且在不同光源下也能夠反射出不同的顏色，因此特別適合在夜晚的室內配戴；加上紫鋰輝石十分容易破裂，如果長期照射太陽更會造成褪色的狀況，因此也稱它為「夜之寶石」。

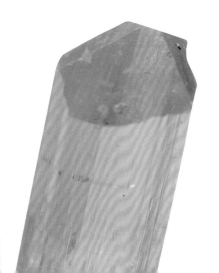

能量型態

紫鋰輝石是單斜晶系中少數透明的礦石，此一特性使得它的能量具有更直接而且更有效的介入效果。它能夠直接將能量輸入能量場中，並且讓過去隱藏的問題也一起清理出來，讓所有的問題與無所遁形。相同的，它也能夠協助人將隱藏在內心的真心話或者極力想要掩飾的情感一併帶領出來，協助我們真誠展現自己的情感。

紫鋰輝石含有大量鋰元素，這是最輕盈的元素，能夠協助我們提升自己的能量，讓沉重嚴肅的情緒轉化為樂觀與積極的能量，打從心裡感覺到喜悅與力量。

在新時代的水晶療癒中，紫鋰輝石與粉紅色碧璽被認定為最能夠解除壓力、釋放負能量，並且全面提升能量品質的重要療癒石，因此幾乎所有水晶療癒者都會至少擁有一個紫鋰輝石，用來釋放負面能量，帶來正面的頻率。

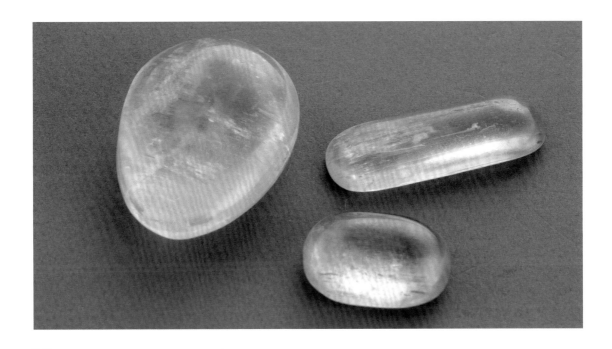

運用建議

脈輪訊息

　　紫鋰輝石對應心輪，能夠療癒心輪之中隱藏或不為人知的情緒創傷。

　　有些時候這些創傷太過於隱密，但是卻會不斷困擾我們，就像是一根沒有拔出來的尖刺一樣；紫鋰輝石能夠協助我們找到這些細微的創傷，或許是過去的感情經驗困擾我們，也或許來自於某些你早已說服自己遺忘的歷史。

　　利用紫鋰輝石的能量，能夠協助我們整理所有的脈輪，處理隱藏在其中的創傷以及負面能量，並且接受紫鋰輝時所帶來的療癒之愛，它的粉色能協助我們保持在愛與和平的能量之中。

使用方式

　　一般使用者可以藉由佩戴紫鋰輝石來協助自己放鬆，輕鬆面對所有生活之中的問題；當被人誤會的時候，紫鋰輝時會協助你平心靜氣地面對。它也非常適合帶給親朋好友作為禮物，能夠協助對方進入更美好的頻率之中。

　　進行能量療癒工作時，療癒者可以配戴紫鋰輝石，以協助自己保持放鬆與中立的心情，避免落入個案所帶來的情緒氛圍之中。而紫鋰輝石也能夠協助個案釋放內心之中的罪惡感，讓對方從自我束縛的罪惡之中解脫出來。

使用時機

■ 情緒或身體緊繃時；
■ 感覺無法脫離負面情緒時；
■ 受到他人能量影響時；
■ 想要帶來被愛的幸福感；
■ 解除罪惡感；
■ 讓自己成熟，擺脫過去陰影。

淨化方式

○：香氛／煙薰、晶洞、聲音。
×：海鹽與日光法、流水法可能使晶體受損，或讓表面變得粗糙。

身體對應位置

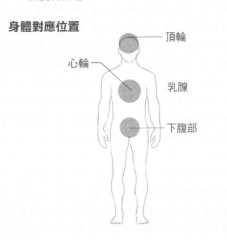

頂輪
心輪
乳腺
下腹部

能量水晶療癒全書

單斜晶系 MONOCLINIC｜充能｜

鋰雲母
LEPIDOLITE

以柔克剛，處變不驚地完成目標

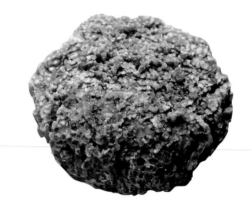

★基礎知識

顏　　色	無色、紫紅色、紅色、白色
硬　　度	2.5～3
解　　理	完全解理
化 學 式	K(Li,Al)3(Si,Al)4O10(F.OH)2
結 晶 系	單斜晶系
主 要 產 地	巴西、馬達加斯加、美國、阿富汗、辛巴威、中國、加拿大

鋰雲母是屬於雲母的一種，含有大量鋰元素而成為提煉鋰的重要原料，在中國與日本因為鱗片狀的結晶排列，所以也稱為「鱗雲母」。

| 適用領域 | 健康・心靈成長 | 對應脈輪 | 心輪 | 主要性質 | 土元素 | 可得性 ★★★☆☆ | 價　格 ★★★☆☆ |

外觀特徵

鋰雲母的名字來自於希臘語 "lepidos" —「鱗片」，因為它擁有板晶狀結構，加上硬度很低所以常常脫落而變成薄片，看起來就像是魚的鱗片。它很難得形成大形結晶，而保存的時候也要特別注意，以免碎裂。

在中國神話中，八仙中的何仙姑，據說就是服用雲母而保持童顏永駐，直到羽化成仙。

能量型態

鋰雲母屬於單斜晶系中硬度最低的療癒石，因此它通常會竭盡所能地將能量輸出給人類，當它能量耗盡之後，就會逐漸乾涸粉碎，因此在使用時要特別注意。

鋰雲母能夠協助我們去體驗變革，當我們面對劇烈變化時若總是感覺力不從心或是懷疑自己，就可以讓鋰雲母協助我們一步一步達成目標。

運用建議

脈輪訊息
鋰雲母能夠對應到心輪，滋養乾涸的心，將我們從過去戀愛中自己所犯的錯誤或遺憾裡解救出來，協助我們接受過去的一切，並且重新珍愛自己，給自己一個重新站起來的機會。

使用方式
一般使用者可以將鋰雲母放在私人空間中，將自己的私密心事說給鋰雲母聽，它能夠協助我們將視野開闊、提高，將那些自己鑽牛角尖還有不願意放下的事情逐一軟化，讓它們不再是痛苦的問題。

進行療癒時，可以將鋰雲母放置在個案的心輪，或者感覺到疼痛緊繃的身體部位上；它能夠補充能量，並且協助脈輪之中固著硬化的能量軟化，讓人感覺到輕鬆愉快。

使用時機
■情緒激動亢奮而失眠時；　■解除緊繃與衝突；
■須滋養心輪時；　　　　　■青春永駐。
■想要帶來被愛的感受；

淨化方式
○：香氛 / 煙薰、聲音。
×：海鹽、流水、晶洞、日光法可能使晶體受損且解體。

身體對應位置

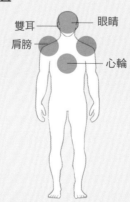

雙耳　　　　眼睛
肩膀
　　　　　　心輪

月長石
MOON STONE

溫柔守護，帶來身心靈補給的母親之石

★基礎知識

顏　　　色	無色、白色、橙色、黃色、淺藍色
硬　　　度	6～6.5
解　　　理	完全解裡
化　學　式	KAlSi3O8
結　晶　系	單斜晶系
主　要　產　地	斯里蘭卡、印度、馬達加斯加、緬甸、美國

適用領域 健康·心靈成長	**對應脈輪** 頂輪·眉心輪	**主要性質** 水元素	**可 得 性** ★★★★☆	**價 格** ★★★☆☆

月長石，也稱為「月光石」，能夠在表面上反射出藍色或白色的光芒，像是一片月光在上面閃耀。自古以來，這種礦石就用來代表月亮，也曾經有人提出中國的和氏璧可能就是一種月光石。

外觀特徵

月長石屬於長石家族，通常都由納長石與冰長石交互作用，相互夾層所造成的月暈效應。月暈效應與貓眼效應同樣都是由礦物內含物的排列一致所造成的現象，不過月暈現象呈現的方式為一片一片，而貓眼現象則是呈現為線狀。

月光石被認為與月亮女神有關係，在歐洲也曾經用來作成宗教獻祭的寶石，被視為能夠帶來幸福與長壽的寶石。

月光石的月暈效應有三種：白色光暈，彩虹光暈與藍色光暈。月光石本身通常是半透明乳白色，但印度出產的月光石則有橘色等色，通常帶有白色月暈效應。而斯里蘭卡出產的帶有藍色月暈，是最美麗的月光石，那是因為其中所含的冰長石比例較高的緣故；如果是鈉長石比例高，就可能會呈現白色部分較多。

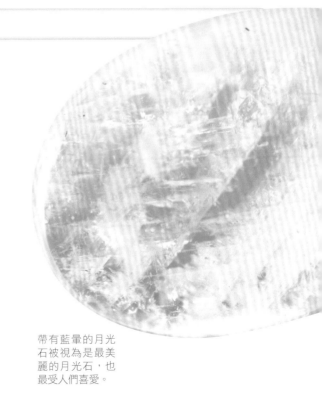

帶有藍暈的月光石被視為是最美麗的月光石，也最受人們喜愛。

能量型態

　　月長石屬於單斜晶系的療癒石，它擁有最細緻的能量，能夠進入人體深層之中，並且協助我們處理陰性能量的問題，讓我們的能量逐漸平衡。

　　在現代這個講求功利與效率的世界，我們往往無法停下來聆聽自己內在的聲音，只顧著一味向目標拚命前進；在這樣的過程中，也時常讓我們感覺疲累、無法好好休息，也可能因此而無法與其他人建立信賴與親密的關係。但月長石的細緻能量能夠補充所失去的能量，將陰性能量帶入我們的生命之中，讓我們再一次獲得寧靜與和諧。

　　月光石中含有大量鉀元素，鉀元素能讓我們感覺到精神百倍，可以提起精神來面對生活上所有挑戰；此外，而鉀元素也能夠協助我們代謝脂肪，維持身形以及內臟健康。

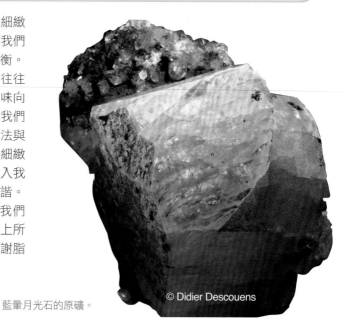

藍暈月光石的原礦。

© Didier Descouens

運用建議

脈輪訊息

　　月光石能夠對應頂輪，在頂輪失衡的狀況中，最常見的就是身體的內分泌系統失常，或者是荷爾蒙的失調，不管是哪種狀況都可能會使我們的肉體機能下降，讓精神感覺到暴躁或憂鬱。

　　而月光石能夠協助頂輪能量完整，解除負面情緒，並且讓我們的生命回到原有的軌道上。

　　對於因為某些宗教經驗或者心靈經驗而受到打擊或驚嚇，從此對於宗教有偏見甚至出現攻擊性的人們，月光石能將內心之中以及靈性之中的創傷修復，讓人逐漸願意接受信仰的力量。

使用方式

　　佩戴月光石能夠幫助一般使用者增進自己的魅力，不管是男是女，都可以用月光石來協助自己開啟愛情的能量；這是一般中性的力量，能夠將你內在最美好的一面引發出來。

　　進行能量療癒的過程中，可以將月光石放置在個案的心輪與臍輪上，帶來療癒的能量，處理過去因為創傷而固化僵硬的心靈能量，或者心臟與婦科方面的問題。

　　而佩戴月光石也能夠協助療癒工作者帶來更強的直覺與靈感力，可以更清楚、精準地感受到能量的變化。

使用時機

■希望提升靈性能量；
■希望能夠擁有一段穩定關係；
■緩解婦科疾病；
■渴望與靈性能量緊密連結；
■需要從處創傷與驚嚇中回神。

淨化方式

○：香氛／煙薰、晶洞、聲音。
╳：海鹽與日光法、流水法可能使晶體受損或表面變得粗糙。

身體對應位置

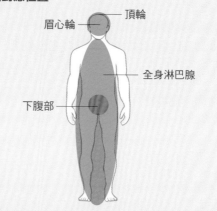

頂輪
眉心輪
全身淋巴腺
下腹部

透石膏
SELENITE

晶瑩剔透，看入靈魂深處的月神之石

★基礎知識

顏　　　色	無色
硬　　　度	2
解　　　理	完全解理
化　學　式	CaSO4.2H2O
結　晶　系	單斜晶系
主要產地	美國，墨西哥，俄羅斯

擁有絲綢一般的光芒，透亮卻帶有乳白的光暈，透石膏擁有纖細又美麗的外表卻，因為硬度過低所以無法成為寶石等級的礦物，就算如此它依然用高頻能量波動來服務人類。

適用領域 心靈成長	對應脈輪 頂輪	主要性質 水元素	可得性 ★★★★☆	價　格 ★★☆☆☆

外觀特徵

透石膏為石膏家族的變種，能形成柱狀或片狀結晶，與沙漠玫瑰同為石膏家族的明星。透石膏非常脆弱，必須小心保存，也不能有濕氣沾入。它的名字來自於古希臘月神Selene，她象徵月亮的本體，後來出現的Artemis則象徵月光。古希臘人認為這種礦石與滿月的能量有關，可加強願望或魔咒的力量。

能量型態

透石膏為單斜晶系，因為硬度很低所以能量釋放得特別快速也特別直接，能夠讓人感到清涼。就如同月光一樣，這個礦石能夠撫慰我們在靈魂上的創傷，透過它柔軟又細緻的能量，我們有機會療癒深藏在靈魂之中的傷痛，甚至是累世的創傷。透石膏中含有大量的鈣，能夠放置在身上任何的位置，協助能量放鬆並帶來信心與勇氣。

運用建議

脈輪訊息

透石膏對應到頂輪，能夠療癒頂輪能量虛弱或缺乏所造成的精神問題，對於情緒上的問題能夠有非常好的協助。除了讓能量放鬆與穩定之外，也能夠讓頂輪能量統整，不再感覺到分裂。

使用方式

一般使用者可以將透石膏擺在枕邊，這樣能夠讓睡眠順利且減少作噩夢的機會，因為它會使我們的大腦放鬆，也不會在睡眠中出現任何緊張感。

在療癒工作中，可以透石膏適合放在個案需要療癒的部位，能夠使隱藏的負面能量與創傷逐漸浮現出來；在這個過程中，療癒者也可以扮演導引的角色，協助清理負面能量。

使用時機

■希望增加與月亮的連結；
■希望增加直覺力與觀察力；
■感情受到嚴重創傷；
■有一些疾病或傷口一直無法痊癒。

淨化方式

○：香氛／煙薰、晶洞、聲音。
×：海鹽與日光法、流水法可能使晶體受損或表面變得粗糙。

身體對應位置

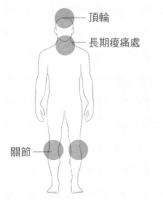

- 頂輪
- 長期痠痛處
- 關節

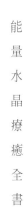

綠龍晶
SERAPHNITE

聆聽上天訊息，帶來希望的天使之石

★基礎知識

顏　　　色	綠色、灰色
硬　　　度	2～2.5
解　　　理	完全解理
化　學　式	(Fe2+,Mg)5Al(Si3Al)O10(OH)8
結　晶　系	單斜晶系
主要產地	俄羅斯、美國

綠龍晶與紫龍晶名字聽起來很像，產地、成分、結構等也十分相近，但還是有不同之處。它的紋路來自於內含物，就像是天使的羽毛散落在綠泥石之中。

適用領域 健康‧事業‧心靈成長　**對應脈輪** 心輪‧頂輪　**主要性質** 土／水元素　**可得性** ★★★★☆　**價　格** ★★☆☆☆

外觀特徵

綠龍晶的名字來自聖經中天使位階最高的「熾天使」（seraphim），其白色紋路浮現在綠色的底上，就像是天使張開翅膀。它的學名是斜綠泥石（Clinochlore），質地細緻但是非常脆弱，需要小心對待。在俄國，綠龍晶擁有「天使之石」的稱號，據說得到的人都能夠獲得幸運以及幸福。

能量型態

綠龍晶是屬於單斜晶系的療癒石，它能夠釋放出輕柔而且有力的能量，協助所有心輪曾經受到傷害的人們。當我們堅持某一種信念但不被接受，甚至被迫害的時候，或者當我們渴望自由但是卻被囚禁在一處監獄，這樣的狀況可能讓我們的心輪能量感覺到阻塞或痛楚，也因此我們需要綠龍晶來將這些創傷淨化清理。

運用建議

脈輪訊息

綠龍晶對應著心輪，它的能量能夠協助我們清理心輪上的負面能量，並且將能量灌注入我們自己可能都尚未察覺的負面意識中。在日常生活之中我們常常批評甚至詛咒自己，在不知不覺中也將束縛了自己，而無法進行更大的突破。綠龍晶能夠協助我們解除自己對自己的批評與負面想法，並且讓自己有機會去證實自己的能力。綠龍晶也能夠用來放在團體之中，療癒所有人的心輪，它是一個協助我們敞開心胸的療癒石。

使用方式

一般使用者可以配戴綠龍晶來強化自己的能量，保護心輪並且讓心輪能量回到純潔的高頻狀態中。

進行能量療癒時，綠龍晶能夠協助療癒者閱讀個案的狀況，感受到個案希望療癒的真心，它也能夠放置在心輪上，或者任何一個脈輪，仔細療癒所有我們未知或已知的靈魂創傷。

使用時機

■渴望融入團體時、；　　■想要寬恕自己的過錯；
■想要連結天使或高靈；　■欣賞自己的不完美。
■冥想靜坐時；

淨化方式

○：香氛／煙薰、晶洞、聲音。
×：海鹽與日光法、流水法可能使晶體受損或表面變得粗糙。

身體對應位置

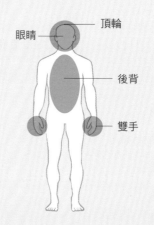

頂輪
眼睛
後背
雙手

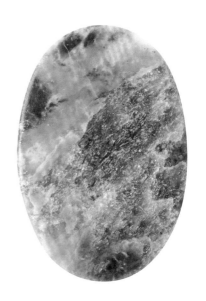

蛇紋岩
SERPENTINE

和諧活於天地之間，閱讀大地之心的薩滿之石

★基礎知識

顏　　　色	綠色、黃色、灰色、白色
硬　　　度	2～3.5
解　　　理	完全解理
化　學　式	Mg3Si2O5(OH)4
結　晶　系	葉蛇紋石（Antigorite，單斜晶系）、纖蛇紋岩（Chrysolite，斜方晶系）、蜥蛇紋岩（Lizardite，三斜晶系）
主要產地	中國、紐西蘭、阿富汗、南非、墨西哥、美國、希臘、印度、英國、奧地利

適用領域 健康・心靈成長　**對應脈輪** 海底輪・心輪・頂輪　**主要性質** 火元素　**可得性** ★★★★☆　**價　格** ★★☆☆☆

蛇紋岩是一個集合名詞，它包含了三種礦物：葉蛇紋石（Antigorite）、纖蛇紋岩（Chrysolite）、蜥蛇紋岩（Lizardite）。

外觀特徵

蛇紋岩的名字來自於拉丁語 "serpentinus"，意思是「如同蛇一樣的」，因為它的外皮就像是一條大蟒蛇的花紋，深綠色中帶有淺綠與黑色，複雜又美麗。蛇紋岩中也有一個美麗的品種 ─「硬綠蛇紋岩」，就像是翡翠一樣引人矚目。

在古老的年代裡，蛇紋岩本身就是令人畏懼的礦石。古代人們十分畏懼蛇，因為它們蛻皮就好像重生一樣，它們有劇毒能夠致人於死地，似乎蛇類是不死的。因此當人們發現這樣的礦物石，肯定是又驚又喜的，後來薩滿們（巫師或巫醫的角色）就將蛇紋岩當作是蛇的化身，用來施咒或治病。

蛇紋岩也可以當作護身符，因為以毒攻毒的概念，所以會傷害人類的邪惡力量也會遠離。在古羅馬以及歐洲發現的墓穴遺跡中都會看見以蛇紋岩陪葬的飾品，因為蛇在古老文明中象徵大地之母的使者，它能夠協助亡者順利走上重生之旅。

療癒小叮嚀

蛇紋岩的經驗

當我在英國與愛爾蘭旅行時，發現它們有很多教堂或紀念品店會販賣蛇紋岩當作是一種施咒的工具。店家告訴我，如果我要想要得到幸福，就對這石頭許願之後放在身邊；如果希望去除煩惱，就將煩惱說給石頭聽，然後遠遠地丟掉。多麼富有魔法意涵的作法！當然我也跟他買了一個。

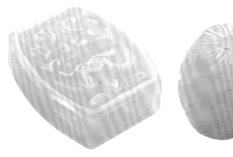

蛇紋岩中的上品又稱為岫玉，有些店家會將之當作軟玉來販售，購買時要小心。

能量型態

蛇紋岩屬於單斜晶系的一種，但是它也含有斜方晶系與三斜晶系的礦物，它的能量是非常多變的，能夠隨著我們的能量變化而轉變，成為我們內在力量的基礎。

蛇紋岩的能量進到人的生命之後往往不曾馬上出現力量，它會隨著我們的需求而轉變成一種支持，你或許會感覺到自己的力量成長了，但往往已經是你佩戴蛇紋岩一陣子以後。

蛇紋岩可以協助我們與大地連結，在生活之中感受到大地的力量，提升我們的觀察力與專注力，能夠感受到大地的變化並藉此調整自己的生活與力量。

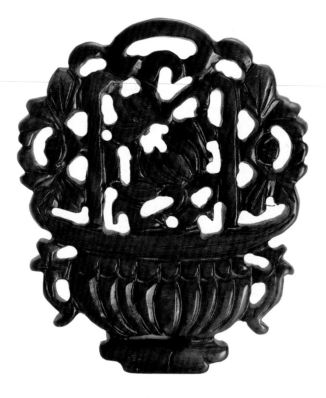

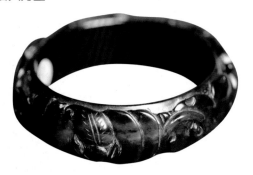

運用建議

脈輪訊息

蛇紋岩能夠對應心輪與海底輪。它的能量進入心輪後，能夠協助心輪的力量茁壯，成為脈輪力量的基礎之一。對於時常需要關心他人，或因為愛一個人而感覺到精疲力竭的人們，蛇紋岩也能夠協助他們補充能量，並且回到自己的中心。

使用方式

一般使用者可以使用蛇紋岩來安定自己的心，如果感覺在日常生活之中不斷失去自己的界限，而且也很容易感覺精疲力竭時，就可以佩戴蛇紋岩來協助自己。

進行療癒個案時，蛇紋岩能夠穩定療癒者的能量狀態，並且帶來大地的頻率與力量，讓空間中的能量穩定和諧。如果個案需要進入深度的催眠或靈魂療癒，蛇紋岩能夠協助療癒者進入靈魂的力量之中。

使用時機

■需要大地力量支持；
■感覺到自己內心是孤寂的；
■無法做出重大決定時；
■無法感覺到自己的成長時。

淨化方式

○：香氛／煙薰、晶洞、聲音。
×：海鹽與日光法、流水法可能使晶體受損或表面變得粗糙。

身體對應位置

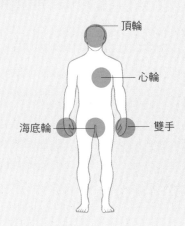

頂輪
心輪
海底輪
雙手

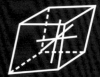

三斜晶系
TRICLINIC

【吸收】

吸收負面能量，將正面能量輸進人類能量場中。

天河石
AMAZONITE

帶著森林與大河的力量，展翅翱翔的成長之石

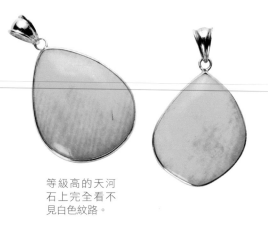

等級高的天河
石上完全看不
見白色紋路。

★基礎知識

顏　　　色	藍色、綠色、藍綠色
硬　　　度	6～6.5
解　　　理	完全解理
化　學　式	KAlSi3O8
結　晶　系	三斜晶系
主 要 產 地	美國、巴西、加拿大、馬達加斯加、南非、印度、巴基斯坦、俄羅斯

天河石屬於微斜長石的藍色變種，有時候會呈現藍綠色。曾經有翠綠色的天河石被誤認為翡翠，是一種多變而且質地細緻溫潤的礦石，通常會帶有些微白色部分，就像天空與白雲一樣。

外觀特徵

　　天河石的名字來自於亞馬遜河，這是因為它經常被誤認為是另外一種在亞馬遜流域出產的藍綠色礦石之故。但是也有很多人說，那是因為天河石的色彩讓人想起亞馬遜河以及雨林，礦石的顏色正好是河流的白色與樹木的綠色。

　　天河石因為含有鉛元素而能夠形成藍色部分，一般的微斜長石通常為白色、無色、黃色等，少有單純藍色者。

　　在美洲，天河石被認為是能夠增加賭博運氣的礦石，具有不可思議的神奇魔力。

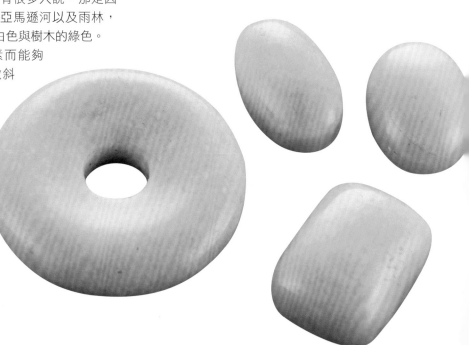

能量型態

天河石屬於三斜晶系的礦石，它具有吸收負面能量的能力，並且能夠將正面能量導入人類能量場中。

通常三斜晶系的礦石都具有軟化能量的作用，天河石能夠軟化我們在成長過程之中僵化固著的負面記憶，尤其是那些我們追求獨立卻沒有成功的狀況。

在我們的成長過程中，總是會有很多關於成長的記憶或情緒，有一些回憶會不斷地困擾著我們，就像是你永遠會記得因為做了某一件事情，而讓你慘遭差辱，或者因為某個原因，讓你受到別人的誤會。

通常我們不會記得細節，但是卻會記得最後的結果；那些負面的情緒與感覺可能隱藏在我們心靈某處，持續對我們造成傷害。天河石可以協助我們，將這些負面情緒帶領出來，吸收進它自己裡面，並且將它的正面能量帶入我們的能量場。

天河石之中含有鉛元素，而鉛元素與占星學中的土星對應，代表我們生命中所有沉重而無法輕易跨越的課題。因此，天河石對一個人的成長有非常大的幫助，能夠協助所有困在叛逆期的人，即使已經成為父母的人也能受惠。

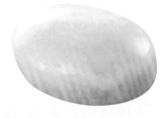

運用建議

脈輪訊息

天河石對應著喉輪，它能夠吸收附著在喉輪上所有負面能量，這些負面能量可能會使得我們說話不經大腦，或無法順暢表達。將負面能量吸收之後，天河石還能夠將正面能量帶入喉輪之中。

藍綠色的天河石也被稱為勇者之石，它可以協助所有不願意長大的孩子勇敢踏上個人的旅程，進行一段個人的冒險，讓自己的內心更加堅強。

使用方式

一般使用者可以佩戴天河石來協助自己度過所有轉變階段，例如搬家、轉學、移民、留學、重大手術，天河石能夠在這些轉變的過程中，幫助讓我們感到獨立以及堅強，轉化過去曾經因為渴望學習獨立自主而受到的傷害，靠自己的力量成長。

進行能量療癒時，天河石能夠協助青少年以及兒童，讓他們順利地學習、成長；當然，這樣的過程還是需要有親人陪伴在旁。

如果有人已經決定好目標，卻遲遲不敢向前跨一步，或者在生命的過程中因為創傷而決定不再堅強勇敢，天河石也能夠協助他們，勇敢走上自己的生命道路。

使用時機

■ 經歷人生重大轉變階段時；
■ 無法決定未來方向時；
■ 面對新生活無法跨出第一步；
■ 無法擁有良好的親密關係；
■ 需要提升喉輪的能量；
■ 使人表達順暢。

淨化方式

○：香氛／煙薰、晶洞、聲音。
╳：日光法、海鹽法與流水法皆會造成晶體的損傷。

身體對應位置

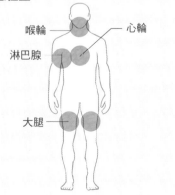

喉輪
心輪
淋巴腺
大腿

藍晶石
KYANITE
改變固著僵化思考，帶來全新能量

★基礎知識

顏　　色	藍色、藍綠色、白色
硬　　度	4～7.5
解　　理	完全解理
化 學 式	Al2SiO5
結 晶 系	三斜晶系
主 要 產 地	美國、加拿大、愛爾蘭、法國、義大利、瑞士、巴西、印度、澳洲

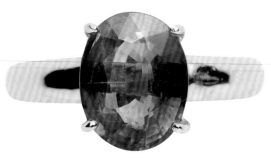

除了項鍊，藍晶石也可以做成戒指戴在與喉輪相應的食指上，也能達到相似的效果。

藍晶石與紅柱石（空晶石）、矽線石等礦石均屬於同一種礦物的不同型態。由於具有耐高溫、不易腐化的特性，藍晶石目前是非常廣泛運用的防火材料之一，在各種防火建材之中都會添加藍晶石。

外觀特徵

　　藍晶石的名字來自於希臘語中的 "kyanos"，亦即「藍色」的意思。大陸地區也會將藍晶石稱為「二硬石」，這是因為藍晶石為藍色結晶多重層疊出來的礦石，在解理發達的方向與垂直結晶的方向，硬度是截然不同的，因兩種方向硬度不同，故得其名。

　　因為解理發達、較容易碎裂的關係，所以藍晶石非常不容易雕刻成飾品，但是由於其美麗的色澤與質地，依然受到許多著迷藍色礦物的收藏家喜愛。

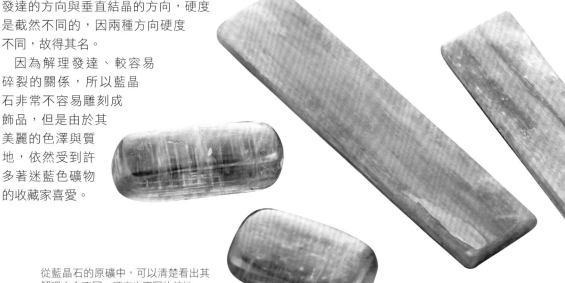

從藍晶石的原礦中，可以清楚看出其解理方向不同、硬度也不同的特性。

能量型態

藍晶石屬於單斜晶系的療癒石，它能夠吸收人類的負面能量，並且帶入自己的正面頻率。藍晶石也因為帶有結晶紋路，因此被認為具有清理能量或令能量加速代謝的力量，擁有強大的療癒力。

在我們日常生活或成長過程中，一定會需要使用到大量語言或文字，然而在我們表達的過程中，難免會因為一時的情緒或偏見，而說出令人受傷的話；或者是我們希望向重要的人說重要的事情時，卻沒有辦法獲得對方的認同，甚至是不被尊重。

這些狀況可能造成我們對於表達溝通產生陰影，進而形成一種障礙，最後甚至可能會無法順利溝通，而失去理解他人的機會。

藍晶石能夠療癒有關於所有在溝通表達上所遇到的障礙與困難，它擅長清理固著在我們意識層面或思想上的負面慣性模式，讓我們有機會改變思考以及說話的方式。

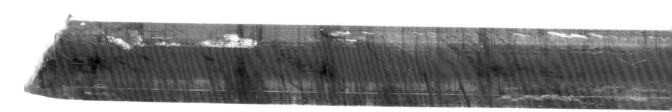

運用建議

脈輪訊息

藍晶石對應喉輪，它能夠清理喉輪上的負面能量，並且加速全身的能量流動。對於時常語塞或者無法與他人順利溝通表達的人來說，藍晶石能夠帶來非常高頻的振動能量，讓阻塞的能量被淨化，使得溝通能夠順利進行。

藍晶石也能夠協助我們轉換舊有的思想，調整我們自以為設定好的生命道路，重新回到靈魂之中去實踐我們的靈魂藍圖，堅持自己所做的一切都是必須依照自由意志。

使用方式

一般使用者建議佩戴藍晶石的項鍊，一方面是因為這樣能讓它靠近喉輪，更直接且快速地強化喉輪的能量；另一方面是因為藍晶石解理的關係，沒有辦法製作成手珠或太小的首飾。如果遇到需要公開演說或者是要去參加重要約會時，藍晶石可以帶來良好順暢的溝通能量。

進行能量療癒時，藍晶石可以擺放在喉輪以及所有能量阻塞的位置，如果個案能量阻塞已經很嚴重，也可以搭配碧璽來加速能量淨化的速度。

使用時機

- ■良好的溝通技巧；
- ■需要面對重要會議或場合；
- ■遇到挫折；
- ■無法冷靜思考時。

淨化方式

○：香氛／煙薰、晶洞、聲音。
×：日光法、海鹽法與流水法皆會造成晶體的損傷或褪色。

身體對應位置

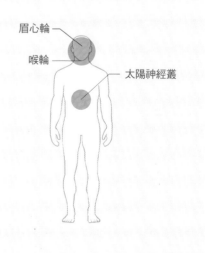

眉心輪
喉輪
太陽神經叢

拉長石
LABRADOUITE

帶來希望的彩虹，引領我們飛翔的蝴蝶之石

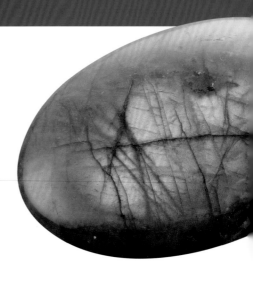

★基礎知識

顏　　色	無色、黃色、橙色、粉紅色、藍綠色、藍灰色
硬　　度	6〜6.5
解　　理	完全解理
化 學 式	(Na,Ca)Al1-2Si3-2O8
結 晶 系	三斜晶系
主 要 產 地	加拿大、美國、莫三比克、馬達加斯加、中國

拉長石內部含有多種礦物，在不同的光線照射角度下，會展現出橘、黃、藍、藍綠等多樣的色彩，故能對應到多個脈輪的能量。

拉長石又名光譜石，是一種閃著七彩光芒的神奇礦石。拉長石常與紫蘇輝石共生，兩種礦石都有色彩改變的特性。

外觀特徵

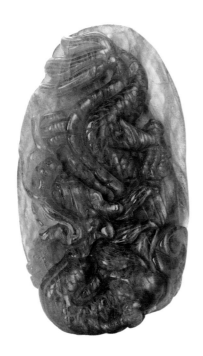

以帶有七彩光暈的彩虹拉長石製作的雕件，相當少見。

拉長石的名字 "Labradouite" 來自於其發現地 — 加拿大的拉布拉多（Labrador）地區，所以也有人稱它為「拉布拉多石」。

因為集合了多種金屬元素結晶礦物在內部，層層交疊之下，形成了色彩干涉的作用，因此對著光線改變照射的角度，就能夠出現七彩光暈。這樣的現象也稱為「拉長石現象」，因此拉長石又被稱作「光譜石」。

拉長石的傳說與北美洲人印地安人有關係。在北美洲與南美洲之間，時常會有蝴蝶跨海遷徙的壯舉，這些蝴蝶會隨著氣候而改變棲息地以及遷徙路線。在北美洲傳說之中，就有一位女神，據說她有著一千張面具，能夠幻化成各種不同的生物，甚至是人。

這位女神被稱為蝴蝶女神，會帶領著所有的蝴蝶遷徙；而她與這些蝴蝶途中休息之處，就生出這些擁有美麗蝴蝶翅膀的療癒石。因此在北美洲，如果能夠擁有這些美麗的療癒石，就代表自己擁有女神的祝福，甚至可以成為一族之長。

能量型態

拉長石為單斜晶系，它能夠將負面能量吸收之後，給予正面的能量支持。它也擅長協助我們療癒過去在轉化過程中的痛苦，或嘗試改變卻失敗的經驗。

在我們成長的過程中，總是有許多挑戰與機會等著我們，有時候我們滿懷期望進行大改造，但是卻沒有得到自己想要的結果；有時候我們企圖將過去隱藏的黑暗面挖掘出來，並且嘗試徹底轉化它，但是我們無法堅持到最後，只好將這些令人驚恐的記憶塞回心靈的某個角落。

即使時間過去，記憶也逐漸淡忘，但是這些能量可能依然傷害著我們；而拉長石能夠協助我們將這些負面能量吸收，使這些負面能量不再干擾我們，讓我們的心靈能夠順利地度過暗夜。當拉長石將我們隱藏的負面回憶帶領出來之後，我們能更輕鬆的面對生命，藉由它帶給我們的力量，真正跨越所有不堪的一切，準備飛翔。

運用建議

脈輪訊息

拉長石能夠對應到第八脈輪，是一種非常特殊的礦石，品質越好的拉長石能夠看見更多色彩，代表著它所能帶來的能量更多元。

■橙色 — 靈魂的價值，找到活出真正自我的勇氣；
■黃色 — 靈魂的威嚴，讓靈魂不再遭受任何委屈；
■藍色 — 靈魂的力量，從內在中找到靈性的光，不再疑惑自己的未來；
■藍綠色 — 靈魂的成長，從內而外展開自我追尋的旅程。

使用方式

一般使用者能夠透過拉長石來協助自己轉化，尤其是感覺生命需要更上一層樓或者希望面對自己的黑暗面時，可以藉由拉長石的幫助找到力量，面對靈性上的挑戰。

進行能量療癒時，拉長石能夠提供超乎我們想像的力量。面對渴望獲得支持或夥伴的人來說，拉長石能夠帶領他們找到自己的靈魂家族，就如同蝴蝶遷徙時總是群體行動一般。

另外對於渴望生命產生改變的個案，拉長石也能夠協助他們轉變，重新塑造自己的未來。

使用時機

■渴望轉變時；
■感覺自己原地踏步沒有前進時；
■需要一些奇蹟時；
■想要好好面對自己的黑暗面。

淨化方式

○：香氛／煙薰、晶洞、聲音
×：日光法、海鹽法與流水法皆會造成晶體的損傷或褪色。

身體對應位置

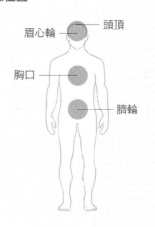

眉心輪　　頭頂

胸口

臍輪

拉利瑪
LARIMAR
如同海洋母親之手，撫慰靈魂的海洋之石

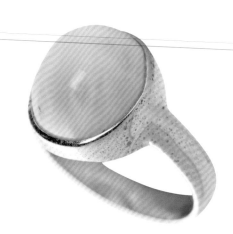

★基礎知識

顏　　色	藍色、藍綠色
硬　　度	4.5～5
解　　理	完全解理
化 學 式	NaCa2Si3O8(OH)
結 晶 系	三斜晶系
主 要 產 地	多明尼加、美國

拉利瑪其實很早就被居住在現今之多明尼加的印地安人發現了，他們認為拉利瑪能夠用來治病或者是帶來好運。也因為多明尼加傳說是亞特蘭提斯的一塊陸地，因而拉利瑪石也被稱為「亞特蘭提斯石」。

亞特蘭提斯是一個傳說中擁有高度文明但是滅亡的文化，傳說中水晶療癒的技術就是由亞特蘭提斯人所發明。

外觀特徵

拉利瑪石的學名稱為「藍色針鈉鈣石」（Blue Pectolite），屬於針鈉鈣石的變種藍色。其它針鈉鈣石大都是白色或無色的，因此拉利瑪石的產量十分稀少。它的名字來自於當初發表這種礦石的地質學家之女拉莉莎（Larisa），又因為此種礦物本身擁有海一般色彩，故又加上了西班牙語中的「海」— "mar"，兩者結合之後就成了拉利瑪（Larimar）。

針鈉鈣石中含有銅元素，因此能呈現海洋一般的藍色，除了「海洋石」的別稱之外，也有人將它稱為「海豚石」。其美麗的藍色搭配白色的色彩，非常像是多明尼加的海洋。

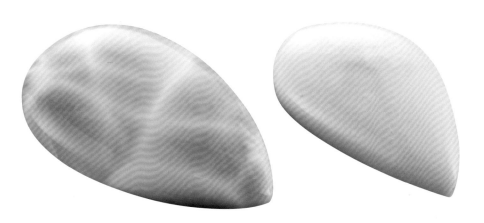

淺藍與白色交織的拉利瑪又稱為海洋石，可以溫柔撫慰因愛受傷的人們，帶來療癒的能量。

能量型態

　　拉利瑪石屬於三斜晶系，能量非常細緻柔軟，加上與大海的能量頻率相吻合，因此被認為具有滋養靈魂的力量。

　　在我們的靈性能量裡，陰性能量常常因為社會文化的關係而被打壓，我們常常無法真實展現自己的陰性能量，或是無法自由且隨時隨地產生感動；我們付出關懷之前總要非常理性的思考，我

們面對自己的情緒時需要偽裝自己很超脫，我們凡事都以金錢與時間當作評量標準。這些情況都讓我們內在的陰性能量無法順利流動，也無法真實展現，而拉利瑪石能夠協助我們將過去陰性能量受挫的經驗轉化吸收，並將它本身所攜帶的源源不絕陰性能量帶入我們的能量場之中，讓我們再一次感覺到靈魂的飽滿。

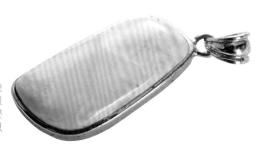

拉利瑪硬度較低，建議儘量佩戴項鍊、墜子或戒指，以避免受損。

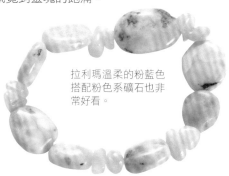

拉利瑪溫柔的粉藍色搭配粉色系礦石也非常好看。

運用建議

脈輪訊息

　　拉利瑪對應喉輪，它能夠補充並修復喉輪所需要的能量。當我們說話常常得不到尊重，或者被別人取笑忽略，甚至常常挨罵，感覺好像多做多錯時，喉輪的能量也就受到打擊與創傷；長期有這樣的經歷，可能會讓人的喉輪變得虛弱，變得不想開口或無法開口。面對這樣的狀況，拉利瑪石能夠帶來力量與滋潤的能量，因為它擁有大量水元素的力量，能夠滋養喉輪並且修復過去留下的創傷。

　　拉利瑪也能有助於人際關係以及親密關係，透過它的療癒能量，可以化解人際關係中的誤解與誤會，讓親密關係更加倍。

使用方式

　　一般使用者可以佩戴拉利瑪來增強自己的溝通能力，並且創造出溫和的談話過程；如果是要告白或戀愛約會，拉利瑪也能夠協助你增加浪漫的性格。對於常常說不出口的心意，或者在人際關係中產生任何誤會，拉利瑪都能夠轉化誤會的能量，讓誤會能夠澄清。

　　進行能量療癒時，拉利瑪時能夠協助我們進入海洋的能量之中，接受海洋之母的懷抱，清理情緒上的負面能量。如果個案屬於缺乏母愛或需要陰性能量支持時，拉利瑪也能夠帶來協助。

使用時機

■希望獲得溫柔的能量；
■希望融入團體之中；
■希望獲得陰性力量的支持；
■無法接受自己的陰性面。

淨化方式

○：香氛／煙薰、晶洞、聲音。
×：日光法、海鹽法與流水法皆會造成晶體的損傷或褪色。

身體對應位置

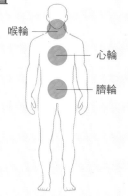

喉輪
心輪
臍輪

薔薇輝石
RHODONITE

永恆的感情，在心中開出愛的玫瑰之石

★基礎知識

顏　　　色	粉紅色、紫紅色、褐色
硬　　　度	6
解　　　理	完全解理
化　學　式	(Mn,Ca)Mn4(Si5O15)
結　晶　系	三斜晶系
主要產地	美國、瑞典、俄羅斯、澳洲、巴西、墨西哥

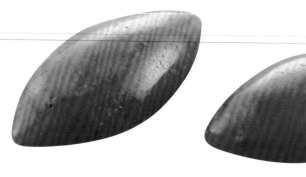

色澤紅豔的薔薇輝石又稱為玫瑰石，是三大以玫瑰為名的療癒石之一。少有斑點或雜質的薔薇輝石多半來自澳洲，是送給情人的好禮物。

薔薇輝石，在台灣也稱為「玫瑰石」，與菱錳礦、粉晶一樣都以玫瑰為名。世人認為它們都象徵愛情，也是女性消費者最喜歡的礦石。

外觀特徵

薔薇輝石的名字來自於希臘語 "rhodon" 一「玫瑰」，是一種擁有黑色與紅色共存的美麗礦石。在世界各地開採出來的薔薇輝石中。最有名者來自於澳洲，顏色鮮紅而且雜質少，故被稱為「帝國玫瑰」，是送給情人的最好禮物之一。

薔薇輝石中含有大量錳元素，所以能形成鮮豔的粉紅色的色澤，如果含有鐵元素，則該部分則會轉為紅褐色甚至是氧化錳的黑色，所以要找到一塊完全紅色或粉紅色的薔薇輝石非常困難；再加上薔薇輝石較為脆弱、容易損傷，需要小心保存。選購時，建議選擇項鍊或胸墜，儘量避免容易磨損的手珠。

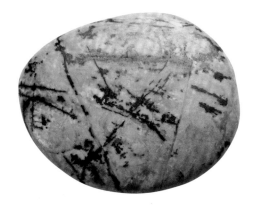

薔薇輝石中如果含有鐵元素，該部分則會轉為紅褐色甚至是氧化錳的黑色。

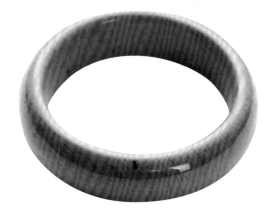

像這樣以顏色鮮豔又少有雜質的大塊原礦雕琢而成的薔薇輝石手環往往身價不斐。

能量型態

薔薇輝石為三斜晶系中特別針對愛情創傷而生的療癒石。當人們在戀愛的過程之中，心理上幾乎是完全沒有防備的；對於感情的互動也好，生活上的改變也好，談戀愛的時候，我們是完全投入的，一直到自己或是對方想要分手為止。

在這個認真投入的過程之中，我們可能會有不少時刻必須違背自己的心意，或者為了達成對方要求而去做某些事情。這樣的過程對我們的心靈能量是一個很大的耗損，尤其當你必須進行你並不喜歡的事情時。

薔薇輝石的力量就是深入我們的心靈世界，去撫慰你內心之中在愛情裡所做的犧牲，療癒你的愛情創傷，並且協助你感受到自己的愛。這雖然對剛分手或者是遲遲無法走出上一段感情的人重要，至於感情仍然持續進行的人們，薔薇輝石會讓你感覺到自己的愛有多麼深，而其實你有多麼願意為對方進行改變，發現自己真正的愛其實是薔薇輝石真正要帶給人類的禮物。

薔薇輝石因為含有錳元素，能夠帶來幸福與美麗，讓我們體驗到愛的真諦。

療癒小叮嚀

當我遇到受過家暴或親密關係中被施暴的個案時，我習慣將薔薇輝石放置在臍輪上，或者靠近肚臍位置，這能夠協助個案釋放恐懼的能量。

運用建議

脈輪訊息

薔薇輝石對應著心輪，它也可以療癒臍輪。

在人生的旅途上，我們可能會發現自己所愛非人，或者發現對方根本就不愛自己，這些打擊都可能讓心輪留下相當大的創傷。由於每一次重新愛上一個人的能量強度與分手的悲傷一樣強烈，所以我們每一段戀情都是一種挑戰，也是一個重新發現自己的過程。

薔薇輝石則能夠協助我們處理愛的創傷，解除被背叛的痛楚，讓我們發現，不管經過多少挫折，自己其實還是可以愛人，因為愛是人類的天性。

薔薇輝石還能療癒曾經被家暴或任何性暴力對待的創傷，對於在童年就經歷過這些打擊的孩子來說，薔薇輝石就像是一位伸出雙手擁抱的母親般一樣溫暖。

使用方式

一般使用者可以配戴薔薇輝石來讓自己的能量達到和諧，散發出自己的魅力或者讓氣色變好。在澳洲它是非常有名的桃花石，能夠增強你的魅力並且讓你找到自己的真愛對象。

進行療癒個案時，薔薇輝石能夠協助無法走出情傷的人，更快速的了解他們依然擁有愛人的能力，並且感謝過去的戀情。而它也能夠協助遭受過任何形式暴力對待的人，重新找回自己的愛。

使用時機

■感情不順利；

■與愛人、家人發生手執；

■拒絕表達自己的感情；

■想增加自己的魅力。

淨化方式

○：香氛／煙薰、晶洞、聲音。

✕：日光法、海鹽法與流水法皆會造成晶體的損傷或褪色。

身體對應位置

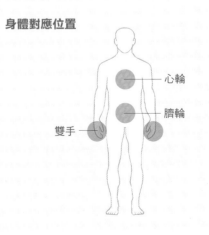

心輪

臍輪

雙手

太陽石
SUNSTONE

閃耀著勝利色彩的太陽之石

★基礎知識

顏　　　色	黃色、橙色、紅色
硬　　　度	6～6.5
解　　　理	完全解理
化　學　式	(Na,Ca)(Si,Al)4O8
結　晶　系	三斜晶系
主要產地	印度、加拿大、美國、俄羅斯

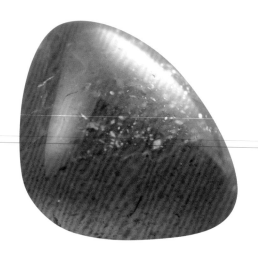

含有赤鐵礦與針鐵礦等片狀結構礦物的太陽石在光線反射下會閃耀出金色光芒，因而得名。

太陽石又稱為「日長石」，與月長石（月光石）同為長石家族的一員，因為擁有閃亮的金色內含物而令人想起太陽的光線。太陽石與月光石被用來象徵太陽月亮，成為重要的神聖象徵。

外觀特徵

　　由於被認為具有陽光的特質，太陽石因而得名。這是因為在它的晶體中含有赤鐵礦與針鐵礦等片狀結構的礦物，經過陽光反射之後會閃耀出金色光芒，我們也稱這種現象為日光效應；與散發出藍暈光芒、令人想到月亮的月光石是截然不同的。

　　在古希臘，太陽石被視為盜火之神 ─ 普羅米修斯（Prometheus）的化身。遠古以前，人類並不知道要使用火，是由天神普羅米修斯偷盜天上火焰傳遞給人類，人類才得以學習文明與知識，開始與野獸有了區別。

　　不過這讓普羅米修斯陷入苦境，因為盜火是不被允許的重罪。希臘的神之王 ─ 宙斯（Zeus）於是將普羅米修斯綁在奧林帕斯山上，每日讓神鷹吃掉肝臟，晚上肝臟又重新生出來；這罪罰日復一日從不間斷，而普羅米修斯也因在山上每日接受陽光照射，逐漸與岩石融為一體，成為了擁有太陽能量的美麗礦石。

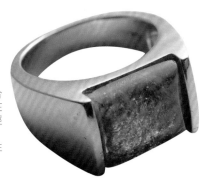

太陽石很適合做成戒指戴在對應太陽神經叢的中指上，可以強化陽性的能量。

能量型態

太陽石屬於三斜晶系的療癒石，雖然象徵剛強的陽性能量但是能量十分柔軟，它能夠協助我們療癒失衡的陽性能量。在我們逐漸成長的過程，會因為工作或是社會責任的需要而改變自己，變得嚴肅堅強不求助，變得喜怒不形於色。當我們不再允許表現內在柔軟的一面時，我們的內在也感覺不和諧，在日積月累的狀況下我們的陽性能量也會出現過度發展的狀況，造成我們驕傲自大又自恃甚高。太陽石能夠協助我們將陽性能量回到正常狀態，並且協調陰性與陽性能量之間的均衡。

另外一種狀況則是無法適應社會，感覺到自己格格不入，不願意進入到團體之中，寧願將自己封閉起來。這樣的狀況也是陽性能量失衡的現象，太陽石能夠將阻礙它的能量吸收，並且輸入正面能量，讓陽性能量再一次活耀起來。

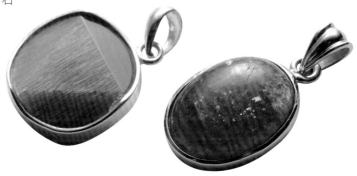

太陽石有兩種紋路：點狀與線條狀的，兩者各有千秋但都很美麗。

運用建議

脈輪訊息

太陽石對應著太陽神經叢，具有補充陽性能量的作用，並且協助我們療癒太陽神經叢的創傷。我們在求學或求職的過程中難免會遇到老師、上司等權威角色，當我們無法取得對方的認同或受到打壓時，就可能讓太陽神經叢受到創傷。

有時這些創傷無法輕易地被療癒，尤其當我們持續在某個環境中生活時；太陽石能夠深入最細微的地方，療癒那些連我們自己都沒有意識到的創痛。

使用方式

一般使用者可以佩戴太陽石增加太陽神經叢能量，提升自信與能力，堅定面對所有挑戰。男性也可以戴太陽石加強男性氣概或平衡過度發展的陽性力量。

進行能量療癒時，可以透過太陽石來處理受到團體打壓或排擠的心靈創傷，並且帶領出個案內在真實的力量，讓他不再感覺到恐懼。

使用時機

■需要被鼓勵的感覺；
■想要積極在工作上發展；
■想要獲得上司長輩的青睞；
■提升勇氣與自信。

淨化方式

○：香氛／煙薰、晶洞、聲音、日光法。
×：海鹽法與流水法皆可能會造成晶體的損傷或褪色。

身體對應位置

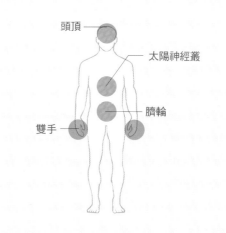

頭頂
太陽神經叢
臍輪
雙手

土耳其石 (綠松石)
TURQUOISE
驅逐邪惡帶來和諧力量的天空之石

★基礎知識

顏　　色	藍色、綠色、藍綠色、黃綠色
硬　　度	5～6
解　　理	無解理
化　學　式	CuAl6(PO4)4(OH)8.4H2O
結　晶　系	三斜晶系
主要產地	伊朗、智利、美國、墨西哥、智利、中國

土耳其石又稱為綠松石，受到世界各種古文明的青睞，成為人類使用歷史最長的聖石之一。在西藏還能看到許多神像上都鑲有綠松石，可見其神聖性。

外觀特徵

綠松石之所以被稱為土耳其玉，是因為古代波斯所產的綠松石會透過土耳其商人轉進歐洲，但是土耳其本身並不產土耳其石，這是常常讓人誤解的地方。

在北美洲印地安人的神話中，藍色土耳其石象徵天空之神的力量，在他們的傳說中，天神來到世界上創建萬物，經過了許多時間之後，祂確定世界的運作十分和諧，於是祂將一部份神力放在石頭裡，這些石頭就是土耳其石；從此之後，美洲的土耳其石就成為藍色的美麗礦石了。你也會發現，北美洲的薩滿巫師們身上肯定至少都有一顆土耳其玉，甚至越多越好，因為這代表他們獲得天神的協助，得到上天的允許。

目前找到最古老的土耳其玉首飾，來自於五千多年前的埃及皇后陵墓（ZER皇后），發現了鑲有高級土耳其玉的金色手環。古埃及人會將土耳其玉雕成財神，放在金庫中以求得好運發財。至於西藏以及喜馬拉雅山一帶的國家，也都認為土耳其玉具有神力，代表天空以及靈性的力量，時常佩戴以獲得信仰的力量。

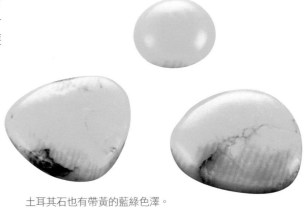

土耳其石也有帶黃的藍綠色澤。

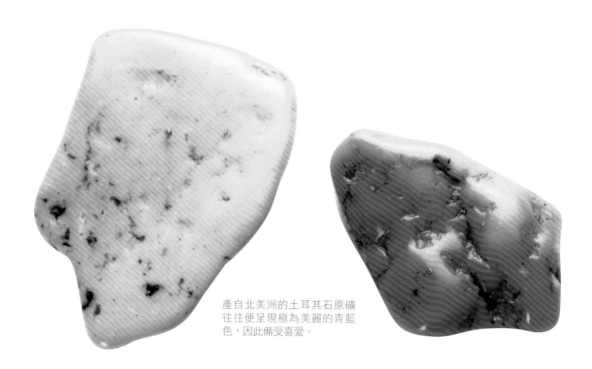

產自北美洲的土耳其石原礦
往往便呈現極為美麗的青藍
色，因此備受喜愛。

能量型態

土耳其玉是屬於三斜晶系的療癒石，數千年來一直協助人類，它的存在本身就象徵所有開悟的大師以及高層次的靈性力量，當我們跟它接觸，也能夠獲得來自於上天的指引。

土耳其玉能夠協助我們處理有關於靈魂方面的創傷。在我們學習自我成長的過程中，很多人會選擇接受宗教信仰的指引，借助那些過去已經開悟、解脫的靈魂經驗來成長。在這樣的過程中，有些人可能因為某些理由而打退堂鼓，或受到打擊、打壓而退卻，從此之後就會對某些宗教或自我成長這件事情感覺到懷疑。

處理這種屬於精神上與靈性上的創傷，正是土耳其玉的專長，它的能量十分細緻，能夠進入人類潛意識底端，協助我們處理這些受創經驗，讓我們再一次對於靈性經驗產生信心。

土耳其玉也能夠協助那些深陷於幻想或已經分不清楚夢境與現實的人。某部分人的症狀來自於大腦的問題，有一些人則是因為已經對於靈性經驗中毒，無法真正回到現實生活之中，感覺總是虛無飄渺，連說話都不切實際。這種靈性中毒的狀態在經過醫療協助之後，也可以使用土耳其玉讓他回到當下，暫停與現實脫離的狀態。

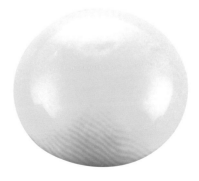

色彩純淨沒有雜質的土耳其石也可經研
磨拋光，作為半寶石來佩戴。

能量水晶療癒全書

191

北美洲巫師製作的土耳
其石項鍊，這是他們必
備的重要療癒石。

運用建議

脈輪訊息

　　土耳其玉對應喉輪與眉心輪，它能夠協助我們處理喉輪上的創傷，尤其是那些無法自由表達的人，或是因為言論而受到打壓的經驗，進而拒絕說話也拒絕任何溝通形式的人，都可以透過長期佩戴土耳其玉來緩解這樣的能量糾結。

　　土耳其石也能夠療癒眉心輪受創。通常眉心輪受創後，會造成孤僻或疏離的社會關係，也會對他人缺乏同理心；這通常來自於被排擠的經驗，有些是在母胎裡就形成了。土耳其玉能夠在眉心輪以最溫柔的方式來療癒這些創傷，使這些人們再一次相信他人。

使用方式

　　一般使用者能夠佩戴土耳其石來讓自己保持在清明的狀態之中，使思考能力以及邏輯能力強化，甚至能夠加強記憶能力。如果遇到感冒咳嗽發燒等症狀，也可使用土耳其玉，放置在喉嚨部位能夠帶來舒緩發炎的作用。

　　進行療癒工作時，療癒者可以配戴土耳其玉來協助自己連結上天的力量，讓自己感覺到受到宇宙支持，透過理性與直覺並用的方式來進行個案。如果個案有困難表達自己的問題，可以透過土耳其玉的能量來進入更深度的靈魂療癒。

使用時機

■ 需要上天指引時；
■ 準備進行個人旅程時；
■ 準備留學或進修時；
■ 深度思考或冥想時；
■ 療癒過去（甚至前世）靈魂創傷；
■ 需要穩定能量時。

淨化方式

○：香氛／煙薰、晶洞、聲音。
×：日光法、海鹽法與流水法皆會造成晶體的損傷或褪色。

身體對應位置

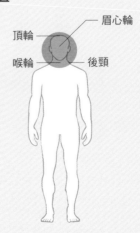

頂輪
眉心輪
喉輪
後頸

潛晶質結構
Crypto-Crystalline

【安定】

撫平創傷能量，平穩躁動的能量狀態。

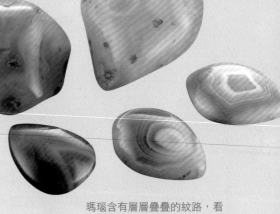

瑪瑙家族

瑪瑙
AGATE

帶來團體和諧，平復集體創傷的古老療癒石

★基礎知識

顏　　色	透明到褐色，多彩
硬　　度	6.5～7
解　　理	不發達
化 學 式	SiO2
結 晶 系	三方晶系潛晶質
主 要 產 地	巴西、美國、中國、日本、印度、墨西哥

瑪瑙含有層層疊疊的紋路，看起來就像是腦部皺折一般，或許這就是它中文名稱的來由。

自古以來，瑪瑙在東亞地區非常受歡迎，尤其是中國與日本都將其視為具有神力的礦石，也被列為佛教七寶之一，是重要的東方文化象徵。

外觀特徵

瑪瑙的英文（Agate）來自於當初大量發現這種礦石的西西里島阿蓋特（Achates）河流域。至於其中文名稱的來由，有説法認為是因為其礦石特徵是層層疊疊的紋路，就像是馬的腦部皺褶一般，所以將這種礦石稱為「馬腦」，後來加上專指礦石的斜玉旁，就成了今日所見的瑪瑙。

瑪瑙的產量很大，它與玉髓、水晶同樣屬於矽酸鹽礦物，多生長在火山熔岩附近。瑪瑙的形成是因為二氧化矽礦物受到地熱影響後，形成二氧化矽溶液流入岩石孔洞之中，一層一層結晶而成。它美麗多變的顏色，就是因為二氧化矽溶膠所含有的氧化金屬成分不同，進而形成截然不同的色彩，由淡色到深色不一。

有時候，我們也會發現某些礦物出現外層是瑪瑙或玉髓，而內層出現石英水晶的礦石，例如廣受國人喜愛的瑪瑙蛋（俗稱雷公蛋）；晶洞中也可以看見這樣的現象。

在瑪瑙形成的過程中，有時則會因為生長環境的特殊，可能會將水分包在裡面，形成所謂的含水瑪瑙，在瑪瑙類群中特別稀有。

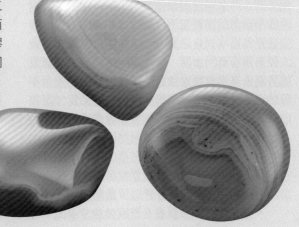

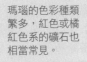

瑪瑙的色彩種類繁多，紅色或橘紅色系的礦石也相當常見。

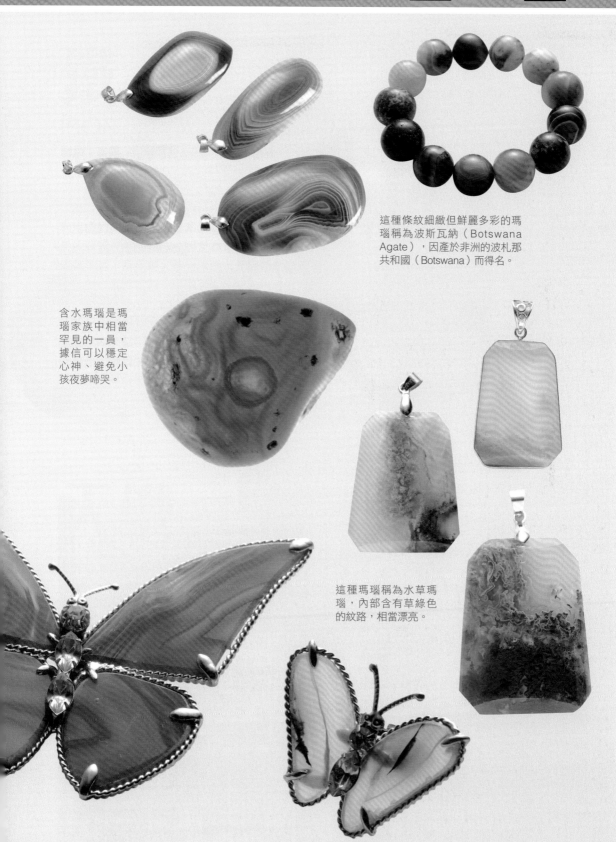

這種條紋細緻但鮮麗多彩的瑪瑙稱為波斯瓦納（Botswana Agate），因產於非洲的波札那共和國（Botswana）而得名。

含水瑪瑙是瑪瑙家族中相當罕見的一員，據信可以穩定心神、避免小孩夜夢啼哭。

這種瑪瑙稱為水草瑪瑙，內部含有草綠色的紋路，相當漂亮。

能量水晶療癒全書

195

能量型態

在考古文化中，人類很早就拿來當作裝飾品或神器，雖然與水晶玉髓為同種礦物但是卻在色彩上擁有更多色彩並且質地溫潤。在日本據說是重要的勾玉材料，被許多靈媒或宗教人士看重。

由於瑪瑙層層疊疊的紋路讓人想起山川河流的紋路，在東方人心目中這是一種很重要的和諧之石，能夠將團體或是國家之中的暴戾之氣轉化為祥和的能量，並且讓人趨向團結，因此許多通靈人士都會配戴瑪瑙在身上。

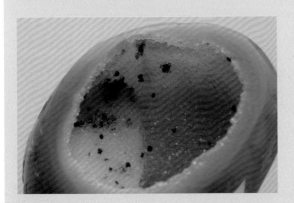

三方晶系的排列讓它能夠協助能量障礙打通，疏通細微的能量通道，而隱晶系的特質讓它能夠釋放能量，並且讓人穩定，撫平創傷帶來溫和穩定的力量。因為隱晶質的礦石都有讓能量收斂並且鎮定的效果，往往會讓人感覺到溫和而且平靜，因此瑪瑙或玉髓在古代中國貴族的心目中是最高等的枕頭材料。

在瑪瑙家族中，含水瑪瑙在過去更被認為是安定心神的重要法器，有一些印地安巫師認為，含水瑪瑙可以協助孩童不受到惡夢的侵害，並且讓我們在夢境之中保持清明，免除日有所思夜有所夢的困擾。

瑪瑙有鎮靜的作用，其細緻而且溫柔的能量型態更能讓人平靜，通常會在居家環境中作為一種擺設，尤其是在眾人聚會的場合或者是接待大廳如果放置瑪瑙，也會有凝聚眾人團結的效果。

外層是瑪瑙或玉髓而內層是石英水晶的現象稱為瑪瑙蛋（俗稱雷公蛋），頗受國人喜愛。

運用建議

脈輪訊息

瑪瑙是一種二氧化矽水化之後形成的美麗礦石，本身含有水型態的能量訊息，對應到掌管身體中水能量的臍輪，適合給臍輪運作不順暢而造成身體水分毒素無法排除的人。臍輪出現問題也容易造成驚恐或夜夢困擾，因此配戴手珠或腰鍊，甚至放在枕邊都有不錯效果。

通常臍輪出現問題的個案會恐懼人群以及親密關係，而瑪瑙可以協助這些創傷平復，減緩對於人群團體的抗拒感。

使用方式

一般使用者可以在枕邊擺放瑪瑙，讓夜夢減少。如果家中孩子容易情緒緊張，也可以使用瑪瑙帶來安心的能量。

對於療癒工作者來說，當遇到眼神總是驚慌，遇到事情容易慌張而且不容易冷靜下來的個案，可以建議對方佩戴瑪瑙來舒緩情緒。

若是在團體中常常感覺到不和諧，彼此之間有心結或糾紛時，可建議在空間中佈置球形或不規則形的瑪瑙飾品，能增加水一樣的和諧能量。

夜夢過多或容易被夢驚醒的個案，尤其是孩子，建議在枕邊擺放一個含水瑪瑙，協助度過噩夢並且容易回到清明的狀態。

使用時機

■ 身體水腫，或有腎臟問題；
■ 夜夢過多，容易心慌被驚嚇；
■ 過度緊張，需要鎮靜；
■ 日有所思夜有所夢。

淨化方式

○：水流、聲音、海鹽、晶洞等方法皆可，但是避免長時間煙。
✕：避免日照法以免變色。

身體對應位置

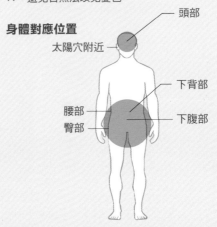

頭部
太陽穴附近
下背部
腰部
臀部
下腹部

藍紋瑪瑙 BLUE LACE AGATE

療癒能量如母親的手，撫慰人心的公關之石

★基礎知識

顏　　　色	藍色、白色
硬　　　度	7
解　　　理	無解理
化　學　式	SiO2
結　晶　系	三方晶系潛晶質
主要產地	巴西、馬達加斯加、印度

藍紋瑪瑙屬於石英家族中的一員，被歸類於隱晶質類型，在日本文化中常使用來製作護身符或風水道具。藍紋瑪瑙產量較稀少，但是在台灣依然算是詢問度相當高的療癒石。

適用領域 溝通・人際　　對應脈輪 喉輪　　主要性質 水元素　　可得性 ★★★★☆　　價格 ★★☆☆☆

外觀特徵

瑪瑙的形成是因為二氧化矽礦物受到地熱影響下形成溶液流入岩石孔洞中一層一層結晶而成，這便是藍紋瑪瑙會有藍色與白色的紋路的原因；由於白色的部分看起來就像是蕾絲（Lace），因此而得名。目前被發現的礦區稀少，最有名的產區是在巴西以及非洲。它在古代就被認為是一種神石，在西藏與日本都曾經大量製作成護身符來使用。一直到現在依然可以常常看見以瑪瑙作成的神器或護身符，能夠穩定人心。

能量型態

隱晶質的藍紋瑪瑙紋具有撫平創傷以及恢復平靜的能量效果，能夠協助我們處理能量上的創傷，尤其是肉體出現創傷時，除了一般醫療處置之外，也可以使用藍紋瑪瑙（或其它隱晶質療癒石）來加速傷口修復；這是因為隱晶質結構可過濾能量並將之細緻化，也能協助我們的肉體細胞能量活化。藍紋瑪瑙也能將我們內在的溫柔還有陰性層面帶出來，讓我們就算是面對挑戰也能夠保持平靜與力量。

運用建議

脈輪訊息

藍紋瑪瑙對應喉輪，能協助我們修復喉輪的創傷，回復到最放鬆的狀態之中；也能協助在人際關係上無法取得良好平衡點、過於急躁或退縮的人們調整自己的能量，在人際關係中找到最好的平衡點。對於希望獲得良好友誼的朋友們，藍紋瑪瑙也可以讓關係變得均衡而且和諧，減少誤解並建立深度連結。

使用方式

佩戴藍紋瑪瑙可以讓一般使用者感到平靜，對於喜愛大海能量的人來說更能達到大海一般的舒緩效果。如果常感覺喉輪不適或者說話聲音粗糙，可將藍紋瑪瑙製作成療癒石精華液每日飲用，改善喉輪能量。

療癒工作者可以佩戴藍紋瑪瑙來提高自己的表達能量，增強與個案之間的信任感與連結，讓個案更信任你。個案若有長期表達問題、喉輪不適，甚至動過手術需要修復，也可以使用藍紋瑪瑙加速復原。

使用時機

■獲得平衡的人際關係；

■避開危險的可能性；
■守護友誼；
■在團體之中保持放鬆；
■術後調養。

淨化方式

○：水流、聲音、晶洞等方法皆可，若使用香氛／煙薰法，要避免長時間煙薰。

×：日照法容易使其變色，海鹽法亦不推薦。

身體對應位置

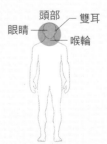

頭部　雙耳
眼睛
喉輪

瑪瑙家族

黑瑪瑙 ONYX-BLACK AGATE

退魔除厄，萬惡迴避的驅邪之石

★基礎知識

顏　　色	黑色
硬　　度	7
解　　理	無解理
化 學 式	SiO2
結 晶 系	潛晶質
主 要 產 地	印度、巴西、烏拉圭、中國、捷克

黑瑪瑙是最受歡迎的縞瑪瑙，傳說具有強大的驅魔能力。

黑瑪瑙屬於縞瑪瑙（有條紋的瑪瑙）一族，古代是指黑白相間的瑪瑙，後來黑瑪瑙及縞紅瑪瑙也被列入。目前黑瑪瑙已成為最受歡迎的縞瑪瑙。

適用領域 健康‧心靈成長	對應脈輪 海底輪	主要性質 火元素	可得性 ★★★★☆	價　格 ★★☆☆☆

外觀特徵

縞瑪瑙的英文來自於希臘語中 "onux"（條紋、花紋），黑瑪瑙後來才被列入其中。常有人將它與黑曜岩搞混，但它們完全不同。在日本沖繩一帶、東南亞及中國雲南等地流傳著一些詛咒術，若有人對他人懷有強烈怨恨或負面情緒，他的靈魂會因為過於強大的情緒及意念形成詛咒的力量，糾纏住當事者，直到對方死亡或重病。這些文化都提到一種黑色石頭可以破除詛咒，甚至反彈回去；日本人就認為黑瑪瑙有驅魔的神奇魔力，能夠反彈詛咒，讓人恢復健康與活力，是著名療癒石。現今市面上的黑瑪瑙通常經加熱處理，但有些業者會採用染色方式，選購時可以注意。

能量型態

黑瑪瑙為潛晶質的療癒石，能夠協助我們修復能量，並強化生物磁性能量場，讓人不受外來負面能量的侵害，減低環境或他人負能量影響我們的機會。黑瑪瑙的能量非常沉穩，能夠讓我們斷絕自己的慾望並穩固外圍能量場，讓人處在平安穩定的狀態之中。

如果常感覺自己受到他人干擾而無法專注，或者特別容易分心在意他人，黑瑪瑙能夠協助我們回到自己的能量場之中，當我們的生活中有重心時就不容易受到他人的影響。

運用建議

脈輪訊息

黑瑪瑙能夠對應到海底輪的能量，修復海底輪中的創傷，尤其是驚嚇或者曾被遺棄的經驗。如果成長過程中無法處在穩定而且受到支持的環境，家庭又充滿不確定感或暴力行為，便可能出現偏差行為；由於這來自於對自己生命的不肯定，可以用黑瑪瑙帶來穩定的能量來改善。

使用方式

一般使用者可以佩戴黑瑪瑙來穩定心神，不畏懼任何挑戰，讓自己處在一個和諧的狀態中。

進行能量療癒者可以配戴黑瑪瑙來避免沾染負面能量，也能夠使用在個案身上，讓他重新回到平靜穩定的能量頻率中。

使用時機
■守護自己不受外界干擾；
■肯定自己的努力與存在；
■接受挑戰也不畏懼

淨化方式
所有淨化方法皆可。

身體對應位置

海底輪
小腿
關節

玉髓家族

藍玉髓 BLUE CHALCEDONY

帶來和平，質地溫潤的療癒石族群

★基礎知識

顏 色	藍色、紫色、白色
硬 度	7
解 理	無解理
化 學 式	SiO2
結 晶 系	三方晶系潛晶質
主 要 產 地	巴西、印度、印尼、中國、美國、南非

適用領域	健康・愛情・事業	對應脈輪	喉輪・頂輪	主要性質	風／水元素	可得性	★★★★☆	價 格	★★☆☆☆

藍玉髓是早期被開採出來的玉髓，後來陸陸續續出現了其它多種色彩的玉髓，均依照色彩或花紋的不同來取名，也有紫玉髓與白玉髓等品種。

外觀特徵

前面提過，石英家族大致有兩種不同的形態，一種是能夠看見結晶型態的顯晶質，另外一種就是肉眼辨認不出的潛晶質。顯晶質以常見的石英水晶為主，潛晶質就屬瑪瑙與玉髓了。

俗話説「瑪瑙玉髓不分家」，玉髓與瑪瑙大致上是相同的，只是玉髓屬於色彩一致的結晶，瑪瑙則因為有各種不同內含物，顯得色彩十分豐富。

藍玉髓最早是在希臘被發現的，後來它成為祭祀月神的重要寶石之一，直到現在它依然被認為是與月亮女神有關連。

在中國文化中，玉髓被使用的時間非常早，甚至可以追溯到距今四千年前的墓穴配葬品中，有著大量的玉髓雕刻品。中醫也稱玉髓為「玉膏」，是一種藥材，可以研磨成粉之後服用，能解熱、消炎。在台灣也曾經生產過藍玉髓與紫玉髓，就在台東沿海一帶。由於台灣的藍玉髓含有矽孔雀石，曾經造成很大轟動，不過現在產量鋭減，礦脈逐漸枯萎了。

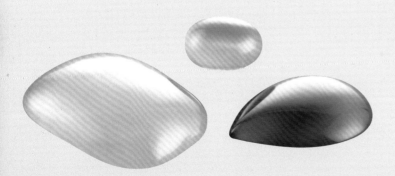

藍玉髓的質地溫潤、色彩豐富，可以提供溫和的修補能量。

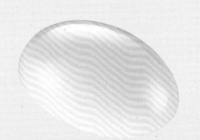

白玉髓又稱為白玉膏，是一種名貴藥材，可協助腦部修復並提升睡眠品質。

玉髓家族

能量型態

玉髓類屬於潛晶質療癒石，能協助我們修復所有創傷能量，並且帶來平靜穩定的能量。

在我們的生活裡，常常會因為外在能量的干擾而失去自己的想法或者被他人傷害攻擊，這是因為我們的磁性能量場不夠堅定穩固，所以被他人的想法或環境的狀況傷害。

玉髓能重新建立我們的能量場，為我們帶來更平和穩定的精神。這也是為什麼我們常聽到有人以玉髓作為枕頭，可平靜心神、更好入睡。

玉髓與瑪瑙在能量上最大的不同在於瑪瑙含有多種不同元素，能提供不同能量，但是玉髓類因為所含元素通常一致，故可更專注地療癒某一些特定領域。

療癒小叮嚀

我個人在高中時曾有非常嚴重的失眠問題，一點點小聲音都可以將我吵醒，常常感覺自己是不安全的。後來配戴白玉髓之後狀況就逐漸消失了，我想是白玉髓帶給我放鬆的能量。

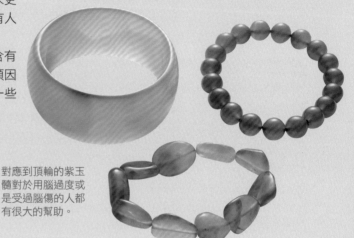

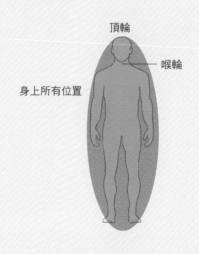

對應到頂輪的紫玉髓對於用腦過度或是受過腦傷的人都有很大的幫助。

運用建議

脈輪訊息

因為玉髓有非常多種色彩，能夠對應到各個脈輪，可以說是非常全方位的療癒石。它們主要能夠提供修復的力量，協助每個脈輪回到原本的能量狀態。

■藍玉髓　療癒喉輪創傷的問題，能夠讓長期懷疑自己或者無法表達自己心聲的狀況受到療癒。

■紫玉髓　又稱為紫玉，能夠修復頂輪的問題，可協助用腦過度或是受過腦傷的人更快恢復能量。

■白玉髓　又稱為白玉膏，是一種名貴藥材，協助療癒腦力不濟或者嚴重失眠、腦壓無法降低的狀況，帶來足夠放鬆的能量以及良好休息品質。

使用方式

一般使用者可以將玉髓帶在身上，能夠守護能量場並讓它完整，遇到心情特別無法平靜，或有任何生病徵兆之前，可以使用玉髓來緩解身體的不舒服。

進行能量療癒工作時，玉髓類療癒石能用在能量嚴重受創或者是虛弱的個案之中，當一個人的能量過於虛弱或大病初癒之後，其實不需過度強烈的療癒手法，可以先使用潛晶質或三斜、單斜晶系療癒石來穩定能量。

使用時機

■能量不穩定時；　　　■希望人際關係變得穩定；
■常常感覺到身體虛弱；■解除失眠問題。

淨化方式

○：水流、聲音、晶洞等方法皆可，香氛／煙薰法要避免長時間煙薰。

╳：日照法容易使其變色，海鹽法亦不推薦。

身體對應位置

頂輪

喉輪

身上所有位置

光玉髓
Carnelian / Cornelian
提升生命力與熱情的療傷之石

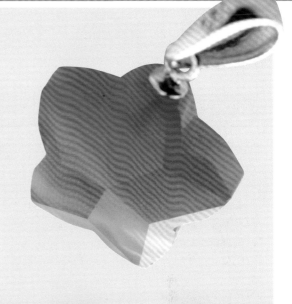

★基礎知識

顏　　　色	紅色、紅橙色
硬　　　度	7
解　　　理	無解理
化　學　式	SiO2
結　晶　系	三方晶系潛晶質
主要產地	印度、巴西、印尼、烏拉圭、美國

| 適用領域 | 健康‧愛情 | 對應脈輪 | 海底輪 | 主要性質 | 土元素 | 可得性 | ★★★★☆ | 價　格 | ★★☆☆☆ |

光玉髓也是玉髓的一種，後來還出現其它紅色變種 — 紅玉髓（Sadoine），區別方式很簡單：光玉髓通常為橘紅色，紅玉髓則是深紅色。但是基本上它們的成分與結構都是一模一樣，也無法直接區分，所以大多是將它們合在一起討論。

外觀特徵

光玉髓的名字來自於拉丁語，意思是「新鮮的血肉」，紅色部分來自於鐵元素，古人認為這是大地之母的血肉結晶，特別珍惜。

光玉髓是一種非常古老的玉髓，從五千年前的蘇美文化中，就能夠看見它被製作成護身符與印章的身影。在古埃及文化中，艾西斯（Isis）女神在引導亡者進入冥府時，就是帶著光玉髓作為接引石；只要有了光玉髓，就能平安抵達彼岸。

而紅玉髓在聖經中也被稱為紅玉，具有起死回生的力量；直到現在，印度教、藏傳佛教依然相信紅玉髓具有神秘的力量，將它製作成為法器將能夠為個人帶來強大的力量。

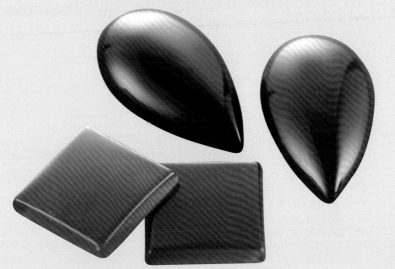

深紅色的玉髓被稱為紅玉髓，但其實成分與結構與光玉髓相同。

能量型態

光玉髓／紅玉髓都是潛晶質療癒石，具有強大的肉體回復能力，在許多傳說中，它都扮演重新給予人生命並且起死回生的重要工作。光玉髓／紅玉髓的能量非常細緻而且有著完整修復能量作用，因此不管是在能量場上或者身體上真的受了傷，做完一般醫療處置之後，都可以藉由光玉髓的力量來快速修復肉體。

在古代的歐洲，戰爭時士兵們都會準備一種以光玉髓磨成粉添加在其中的創傷藥，能比一般藥物更快速讓傷口修復。不過當我們需要光玉髓的能量時，其實只需要讓它碰觸到肉體就可以了，對於身體方面的疾病或創傷修復都比其它礦石來得有效。

在精神層面，光玉髓／紅玉髓也能夠有令人復活的感受，不管遇到多大的打擊或者情緒有多沮喪，光玉髓都能夠令精神力再生，重新提起生活的勇氣。在古代基督徒以及埃及人心目中，光玉髓是能夠阻擋邪惡力量並且帶來光明之力的重要守護石，可以消除沮喪以及悲傷等令人低落的能量。

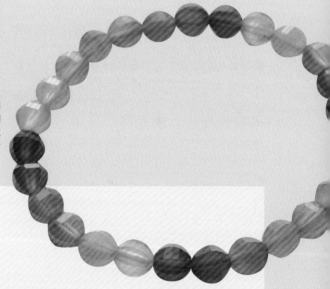

光玉髓具有充滿活力的橘紅色彩，能提升海底輪的能量，讓我們獲得來自大地母親的支持，對修復身體創傷也很有效果。

運用建議

脈輪訊息

光玉髓／紅玉髓都能夠對應到海底輪，它們透過振動頻率進入到海底輪之中，藉以療癒所有創傷，不管是在精神或是肉體上。在光玉髓的能量之中，我們常常感受到被支持的感覺，就像是大地之母真的與自己同在一樣；這是因為海底輪就像是大樹的樹根一樣，能夠讓我們感覺到穩定的力量。

使用方式

一般使用者可以隨身佩戴光玉髓，能夠調整身上的能量，療癒所有傷口並且帶來正面信念，對於生命更有勇氣與信心。光玉髓對於一直無法肯定自己，或者一直羨慕他人卻不肯表現自己的人特別有激勵作用。

進行療癒工作時，光玉髓能夠協助肉體問題的處理，對於身體有疾病或者是重大術後修復的個案，光玉髓能夠帶來極佳的修復能量。如果個案身邊有負面能量或者家族議題，都可以使用光玉髓協助「來訪」的靈魂離去，讓一切回復到和諧狀態。

使用時機

■感覺到疲累時；
■缺乏動力與活力；
■感覺自己不斷受到限制與束縛；
■重大術後；
■身體排毒；
■沮喪無奈時。

淨化方式

○：水流、聲音、晶洞等方法皆可，香氛／煙薰法要避免長時間煙薰。
×：日照法容易使其變色，海鹽法亦不推薦。

身體對應位置

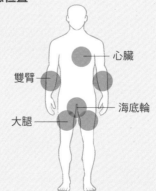

心臟

雙臂

海底輪

大腿

綠玉髓
CHRYSOPRASE

如春天森林一般翠綠的回春之石

★基礎知識

顏　　　色	綠色
硬　　　度	7
解　　　理	無解理
化　學　式	SiO2
結　晶　系	三方晶系潛晶質
主 要 產 地	澳洲、坦尚尼亞、巴西

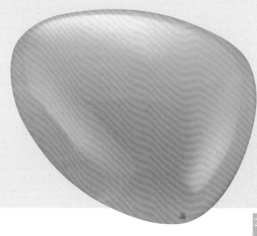

澳洲出產大量綠玉髓，因此又被稱為澳洲玉。

適用領域 健康・愛情　**對應脈輪** 心輪　**主要性質** 水／土元素　**可得性** ★★★★☆　**價　格** ★★★☆☆

綠玉髓又稱為澳洲玉，這是因為它在澳洲被大量開採之故；而一開始許多人以為他是翡翠，因此也稱它為綠翠。因為產量稀少，所以在所有玉髓中的價格最高，具有非常高的識別度。

外觀特徵

　　綠玉髓的名字來自於希臘語 "chryso"（黃金）以及 "prason"（韭菜），可能是因為它的顏色以及纖維讓人想到韭菜，也有人說那是因為它能協助療癒腸胃以及老化方面的問題。綠玉髓擁有綠色是因為含有鎳元素之故，在歐洲被認為能夠隱身，如果罪犯含住一顆綠玉髓就能夠自由進出，因此也有人常常花大筆錢來收購。

　　在古希臘時代，馬其頓的亞歷山大大帝（Alexander the Great）非常鍾情於這種礦石，甚至在腰帶上配了一顆鮮明的綠玉髓，據說這是讓他戰無不勝攻無不克的重要原因之一，也有人認為這是他在如此年輕的時候就可以稱霸歐亞的原因；據說後來他在印度遠征時，在河邊遺失了這條腰帶，後來就在印度敗下陣而病死。

　　在澳洲有綠玉髓的礦坑，因此也被稱為澳洲玉，以翠綠色的品質最受到歡迎。在現代的自然療法中已經被認定是一種重要的療癒石，具有讓人健康的神奇魔力。

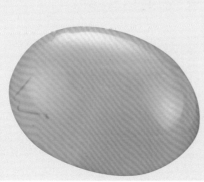

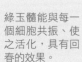

綠玉髓能與每一個細胞共振、使之活化，具有回春的效果。

玉髓家族

能量型態

綠玉髓是潛晶質的療癒石，能夠進入我們的內臟系統之中，協助我們恢復內臟器官的能量，進而避免疾病發生。

有的時候我們會在生活中因為一些疏忽而受傷，但是內傷並不易被發現，或有時候明明身體已經出現問題，但是卻因為沒有注意到，等發生問題時都已經造成嚴重的疾病。綠玉髓的能量能夠協助我們避免這種沒有預警的疾病或意外事件，它的能量非常細緻，能夠與身體每一個細胞共振，進而在我們尚未注意的狀況下維持身體能量，如果遇到了已經敗壞的器官能量，綠玉髓也能夠協助我們排出毒素。

療癒小叮嚀

我個人經常使用綠玉髓的療癒能量，在感覺肝指數特別高的時候，或者非常疲累的狀況下，我會飲用以綠玉髓及橄欖石、葡萄石製作的療癒石精華液，將這三個礦石放入水壺中每天飲用，約莫過幾天就會讓肝指數下降很多。當然這是我個人的經驗，僅供參考。

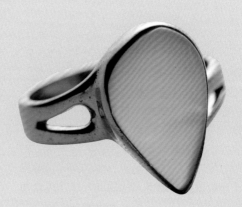

運用建議

脈輪訊息
綠玉髓對應心輪的能量，它能夠協助我們修復心輪、增強淋巴系統的能量、強化免疫能量，讓我們的磁性能量場更強壯，如此一來就不容易生病也不容易受到外來負面能量的攻擊。

綠玉髓也能夠協助肝臟排除毒素，加速身體復原能量，對於血液以及代謝方面的問題都能夠提供能量上的協助。它的能量非常有助於身體淨化，排除陳舊毒素，因此也有許多人稱它為回春之石。

使用方式
一般使用者可以佩戴綠玉髓來增加身體活力，並且強化能量場，讓自己有更多能量抵抗有害能量。另外一方面它也能夠帶來堅定的意志力以及青春洋溢的活力感。

進行療癒工作時，綠玉髓能夠進入深層的能量體中，協助個案轉化隱藏在深處的負面能量。對於心輪嚴重受創以及失去生命希望的個案，能夠療癒心輪帶來新的希望，重建勇氣與信心。對於許多過於老成、無法享受生命也無法感覺到喜悅的個案，能夠帶來新活力與青春的感覺。

使用時機
■感覺到身體需要排毒；　■長期重病；
■免疫力下降；　　　　　■希望獲得新希望；
■促進身體新陳代謝循環。

淨化方式
○：水流、聲音、晶洞等方法皆可，香氛／煙薰法要避免長時間煙薰。
×：日照法容易使其變色，海鹽法亦不推薦。

身體對應位置

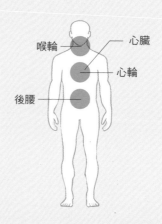

喉輪　心臟　心輪　後腰

血石
BLOODSTONE

喚醒勇氣與決心的聖血之石

★基礎知識

顏　　　色	紅色、深綠色
硬　　　度	7
解　　　理	無解理
化　學　式	SiO2
結　晶　系	三方晶系的潛晶質
主要產地	印度、巴西、俄羅斯

血石上的紅色部分據説是耶穌的寶血滴落翠玉上所形成，具有神聖的力量。

血石與其它玉髓同樣是潛晶質石英，但是血石通常是在深綠色之中帶有一些血紅色，與呈現同一種顏色的玉髓有所不同。

適用領域 健康・事業　**對應脈輪** 海底輪・心輪　**主要性質** 土／火元素　**可得性** ★★★☆☆　**價　　格** ★★★☆☆

外觀特徵

　　血石的名字來自於耶穌基督之血，據説是耶穌在十字架上滴下的血落到綠色碧玉上所形成。綠色部分被認為擁有青春與森林的力量，能守護心輪；紅色部分則被認為是神聖的血，可驅退負面能量，讓邪惡遠離。血石與雞血石雖然聽起來很像，但卻完全不同，血石屬於硬度七的石英，但雞血石硬度只有2～3。

能量型態

　　血石屬於潛晶質石英，可快速療癒創傷，尤其擅長處理能量上的創傷。當我們遇到重大驚嚇或突然衝擊，甚至無形能量的干擾，生物磁性能量場容易出現暫時性的損害，在台灣稱之為「沖煞」，通常會出現頭昏或身體不舒服的現象。血石的帶有平衡的陰性與陽量，能夠修復能量缺口，並保護我們的能量場避免侵害。

運用建議

脈輪訊息
　　血石通常由深綠色以及鮮紅色組成，這兩種顏色正好代表海底輪以及心輪的能量。血石能夠快速修復位於這兩個脈輪上的創傷，並且讓能量恢復原本的波動，讓我們有精神以及勇氣面對下一個生命關卡。當我們感覺到自己犯了無法挽回的過錯時，血石能夠協助我們度過靈魂的黑暗階段，將目標設定為未來的希望。

使用方式
　　一般使用者能夠將血石放在身上，如果感覺自己今天特別不順利或者是莫名生病感時，可以利用血石的能量來修復能量場。
　　進行能量療癒時，血石能夠協助個案的能量場完整修復，並且清理外來負面能量，讓恐懼與悲傷的頻率消失。

使用時機
■莫名疲累或生病感；　■希望生命出現未來方向；
■愧疚、有罪惡感；　　■需要決心與勇氣。

淨化方式
○：水流、聲音、晶洞等方法皆可，香氛／煙薰法要避免長時間煙薰。
×：日照法容易使其變色，海鹽法亦不推薦。

身體對應位置

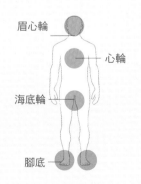

眉心輪

心輪

海底輪

腳底

能量水晶療癒全書

碧玉 海洋碧玉
JASPER/OCEAN JASPER

與世界同在，充滿希望與期待的堅定之石

★基礎知識

顏 色	綠色、黃綠色、紅色、白色、黃色、褐色
硬 度	7
解 理	無解理
化 學 式	SiO2
結 晶 系	三方晶系潛晶質
主 要 產 地	印度、印尼、巴西、中國、美國、俄羅斯、澳洲、馬達加斯加

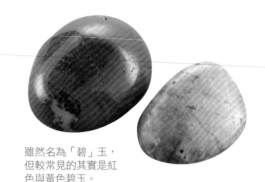

雖然名為「碧」玉，但較常見的其實是紅色與黃色碧玉。

碧玉與其它玉髓一樣，都是屬於石英家族的成員，但是因為含有太多種類的礦物在其中，所以就成為不透明狀。在台灣市面上最常見的是紅碧玉以及海洋碧玉，類似碧玉的礦物有血石，同樣都是屬於不透明石英。

外觀特徵

碧玉的名字來自於希臘語中的「有斑點的石頭」，這是因為此種礦物其中含有很多不純物，所以色彩無法一致。其中紅碧玉在古代是非常重要的療癒石，在許多古文明裡我們都可以看見紅色碧玉以及紅色玉髓的影響力，因為它們都象徵血與魔力。

至於近代才出現的海洋碧玉則是令人十分驚豔的一種礦石。它屬於碧玉的變種，目前只有在馬達加斯加的海灣出現，這種礦石有著許多圓形的同心圓斑點，顏色非常豐富多彩，因為小斑點太像海中的泡沫，因而得名。

在古希臘以及古巴比倫，紅碧玉都是象徵生育力的礦石，如果有人發現了紅碧玉，會送到神廟裡面去讓大家膜拜，而希望能夠懷孕的女性也會在床邊放置紅碧玉來增加懷孕機會。在南美洲，紅碧玉則是象徵太陽的血，會與黃金一起裝飾，象徵太陽神。

能量型態

碧玉也是屬於潛晶質的療癒石，它能夠協助我們療癒脈輪能量中的創傷，並且加入不同的能量，讓我們的脈輪能量可以快速恢復。由於在碧玉之中含有許多不同的礦石以及元素，而這些不純物質能夠和諧相處在碧玉之中，又能夠完美的呈現如同一幅畫，因此碧玉被認為具有讓混亂難以處理的事情進入到和諧規律的狀態，讓我們接受生命原本就會有的型態 ─ 不斷地改變，而我們不斷地隨著改變。

而海洋碧玉具有海洋豐富跟多元包容的能量，在它上面的圓圈斑紋就是碧玉內部結晶速度不一所造成的，但是卻能夠和諧地相處在一起。這也是為何碧玉被認為與多元民族融合還有地球村等宇宙同體概念相關，代表和平無戰爭的重要信念。

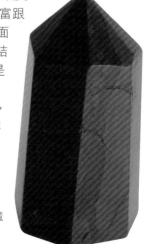

紅碧玉與紅玉髓一樣，在古代都象徵血與魔力，是重要的療癒石。

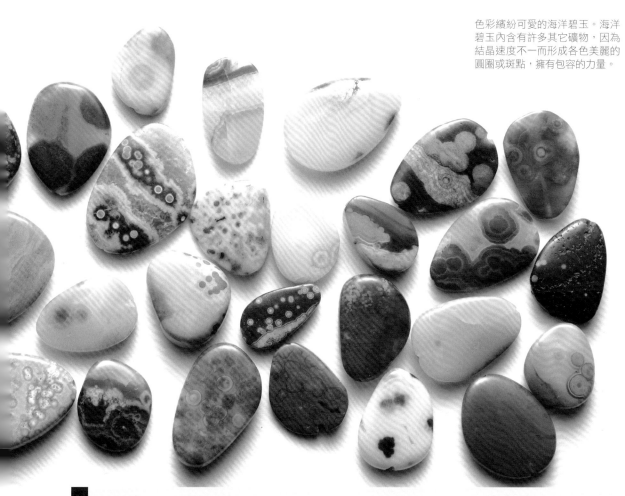

色彩繽紛可愛的海洋碧玉。海洋碧玉內含有許多其它礦物，因為結晶速度不一而形成各色美麗的圓圈或斑點，擁有包容的力量。

運用建議

脈輪訊息

碧玉因為色彩豐富，所以能夠對應不同的脈輪，帶來不同的能量效應。

■紅色碧玉 海底輪，帶來活絡血氣以及活化生命能量的功能。

■黃色碧玉 太陽神經叢，帶來財富與理性思考的能量。

■綠色碧玉 心輪，療癒心靈創傷，帶來愛與同理心。

■海洋碧玉 對應整體能量，帶來和諧與平靜。

使用方式

一般使用者可以選擇不同色彩的碧玉來滿足自己的需求，或者使用海洋碧玉讓自己整合能量。

進行能量療癒時，可以依照個案的需求選擇不同碧玉，協助個案達到整合與愉悅的效果。

使用時機

■身體感覺到疲累；

■生活選擇需要更多元；

■經常感覺到自己不和諧的人。

淨化方式

○：水流、聲音、晶洞等方法皆可，香氛／煙薰法要避免長時間煙薰。

✕：日照法容易使其變色，海鹽法亦不推薦。

身體對應位置

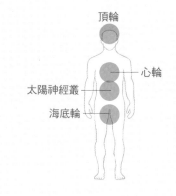

頂輪

心輪

太陽神經叢

海底輪

木化石
PETRIFIED WOOD

老兵不死，精神常在的長生之石

木化石是矽化作用後的木頭「重生」而成的礦石，被認為是最佳靜心石之一。

★基礎知識

顏　　色	褐色、綠色、白色、紅褐色、黃色
硬　　度	7
解　　理	無
化 學 式	SiO2
結 晶 系	三方晶系隱晶質
主 要 產 地	美國、中國

木化石也稱為「矽化木」或者「木變石」，是一種生物互相轉換的產物。因為稀有所以價格不斐，目前以美國跟中國發現最大群木化石。

適用領域 健康‧財富	對應脈輪 第八脈輪	主要性質 土元素	可得性 ★★★☆☆	價　格 ★★★☆☆

外觀特徵

木化石也就是矽化作用後的木頭。木化石原本是樹木，可能在地殼運動中被埋入地下，但是在腐爛之前就被地下水狀的二氧化矽侵入，經過長久時間的結晶，終於帶著樹木的形象重生。如果是由非晶質的蛋白石替換，則稱為木蛋白石（Wood-opal）。

能量型態

木化石能協助我們進入一個持續成長的心靈狀態，不會因為眼前的困難或是生活上的困境而放棄前方的希望，而能繼續前進並且不斷充實自己。木化石因為將生命轉換成礦物的型態，被認為是一種轉世的作用，將生命延續下去。這是重要的信念：不管怎樣都不可以放棄自己的生命。

運用建議

脈輪訊息

木化石有許多色彩，它的能量能夠強化第八脈輪，協助我們的能量直通天地，並且將身上的氣脈逐一打開，被認為是最佳的靜心石之一。我們能夠透過木化石的力量，逐漸整合自己的優點與缺點，為自己找出最適合自己的一條路。

使用方式

一般使用者能夠將木化石放在空間之中，木化石具有讓能量流動的特性，在它的能量之中還有大量的植物訊息，因為大部分成為木化石的樹木為油脂較豐厚的杉木或松木，都具有淨化驅邪的效果

在進行能量療癒的過程中，我們能夠藉由木化石的力量將我們的能量與個案合而為一，讓我們進入更直接而且強烈的能量共振之中，藉以強化療癒力量也能夠更快速協助補充個案的能量。

使用時機

■增強生命的鬥志；　　■堅定的意志力；
■不放棄也不抱怨；　　■一步一腳印。

淨化方式

○：水流、聲音、晶洞等方法皆可，香氛／煙薰法要避免長時間煙薰。

✕：日照法容易使其變色，海鹽法亦不推薦。

身體對應位置

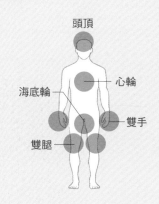

頭頂

心輪

海底輪

雙手

雙腿

非晶質結構
Non-Crystalline

【變化】

改變固有的能量狀態，帶來新生以及轉化的力量。

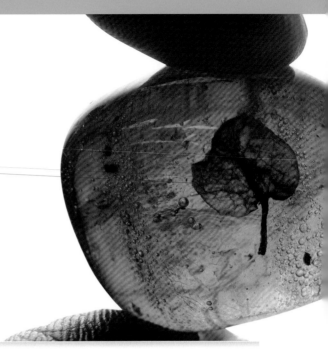

琥珀
AMBER
太陽神的賜福，海上的黃金

★基礎知識

顏　　色	黃色、白色、褐色、紅色、黃綠色、藍色
硬　　度	2～2.5
解　　理	無解理
化 學 式	C10H16O+H2S
結 晶 系	非晶質
主 要 產 地	波羅的海、俄羅斯、德國、挪威、英國、中國、墨西哥

琥珀是由黏稠的松樹脂所形成，其中往往包覆有小蟲、樹葉等物體，也是科學家研究用的好材料。

外觀特徵

琥珀的名字來源有非常多種說法，一個是阿拉伯語 "ambrum"（精髓），另外一個是 "anbar"（膠）或者 "anber"（龍涎香）。

不過，琥珀的來源就簡單得多。琥珀是古代的松樹林因為地殼運動而被埋入地層之中，樹幹中流出的樹脂經過與土地中的化學元素作用後，形成樹脂的化石。但是保有松樹脂的香氣，是相當珍貴的寶石，有時候也作成香料，擁有濃郁的香氣，據說能比黃金還要貴。

遠古時代的歐洲擁有一大片針樹林，經過地殼運動之後，樹脂逐漸轉變為琥珀。後來經過幾次地震之後，波羅的海中突然浮現很多黃金色的琥珀，當時的漁夫撈琥珀的多，打魚的少很多。於是在當時就稱這些琥珀為「海上黃金」，不少商人也因為買賣琥珀而賺進不少錢。

琥珀在歐洲自古便是非常珍貴的寶石，但是因為它怕火、怕高溫、怕撞擊更怕酒精，所以照顧起來比較麻煩，但是仍然不減眾人（尤其是貴族）渴望擁有它的慾望。傳說如果擁有琥珀，那就代表神將要眷顧你了。

能量型態

琥珀屬於非晶質的寶石，能量狀態非常活潑，能夠帶來溫暖而且明亮的療癒能量。在歐洲傳說它是太陽與海洋的結晶，加上它具有可燃性，所以帶有強烈的火元素能量。

琥珀的能量可以帶來極大的改變能量，就如同它從樹脂轉變為寶石一樣，讓我們從目前的生命層次向上跳躍，獲得更高更清明的覺醒。

在中國，琥珀則被認為就是猛虎的靈魂轉變的，這股力量能夠給我們帶來勇氣以及毅力，當我們有所覺悟了，希望生命徹底轉變了，琥珀就會協助我們更上一層樓，不管這個過程需要花多少時間。

當你接受了琥珀的能量，那也代表你將接受太陽之火的力量，你的陽性能量將會提高，過去困擾你的負面能量也將被淨化。所以琥珀也能夠加速我們身體的排毒速度，協助我們保持在健康以及正面的頻率中。

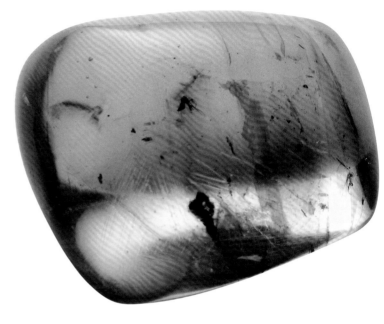

金黃色的琥珀被視為是太陽與海洋的
結晶，可以帶來極大的改變能量。

運用建議

脈輪訊息

　　琥珀對應著太陽神經叢，它能夠協助太陽神經叢能
量茁壯，對於失去父愛而造成生命失衡，或者是缺乏
社會責任感的人，能夠協助他們找回自己的能量，重
新讓太陽神經叢發光，並且負起自己應盡的責任。

　　琥珀也能夠協助臍輪能量失衡的人，對於那些渴望
代替父親角色或者不斷藉由權威去控制他人的負面狀
態，琥珀能夠以轉變的力量帶來新希望，重新調整脈
輪中失衡的能量型態，回復脈輪原本的和諧頻率。

使用方式

　　一般使用者能夠透過琥珀的力量獲得陽性的能量，
也可能在團體之中出現支持的力量或者在工作上能夠
有所突破。琥珀象徵陽性能量的轉變，對於原本厭惡
團體活動的人也能轉變孤僻的性格，適應社會活動。

　　在能量療癒中，琥珀能夠協助太陽神經叢的能量轉
變，對於有控制欲望或者對父親角色不滿的人來說，
琥珀能夠逐漸將負面能量與想法慢慢地轉移，並且重
建太陽神經叢的脈輪能量。

使用時機

■對生活感覺到厭倦；　　■祈求生產順利；
■逃避改變的人；　　　　■增進金錢運。
■身體需要淨化排毒；

淨化方式

○：香氛／煙燻、晶洞、聲音、流水法（請勿浸
泡）。
×：日光、海鹽並不建議。

身體對應位置

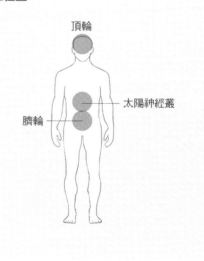

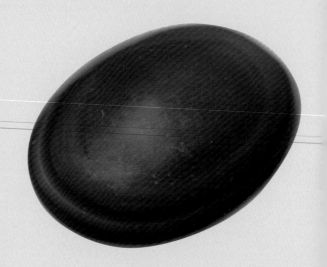

非晶質結構　Non-Crystalline　變化

黑曜岩家族

黑曜岩
OBSIDIAN

誠實無欺，映照人性的心靈之鏡

★基礎知識

顏　　色	黑色、黑底帶紅、黑底帶金或銀、黑底帶白色
硬　　度	5
解　　理	無解理
化 學 式	SiO_2+CaO,Na,K
結 晶 系	非晶質
主 要 產 地	墨西哥、美國、泰國、加拿大、祕魯、紐西蘭

黑曜岩是一個龐大的家族，原本就是火山玻璃的它，會因為內部內含物燃燒是否完全，加上內含物特性而呈現出不同的顏色或光澤，在這個世界上大概有近三十種黑曜岩的變種。

外觀特徵

黑曜岩的形成，是在火山噴發或者地底熔岩噴發出地面後墜落在地表或海上，快速凝結的結果。由於其凝結時間並不足以形成結晶，因此而形成玻璃狀的礦石。這種礦石遍布在火山地震帶附近，形成非常龐大的勢力。

黑曜岩因為產量大，所以價格便宜，但是在能量療癒的世界裡，卻是非常實用的礦石；也因為它的品種很多，所以能夠在很多不同的領域帶來能量的協助。

目前常見的有黑曜岩有：

■含有方晶石的雪花黑曜岩；
■因冷卻速度不同形成不同顏色的彩虹黑曜岩；
■含有氧化鐵的紅曜岩、金曜岩、銀曜岩等；
■看起來像油畫與絲絨的黑曜岩。

其中，金曜岩與銀曜岩是因接近表面處有金色或銀色物質加上些微氣泡所形成，十分少見。

在古代，黑曜岩因為有玻璃特質，斷面十分鋒利，常被用來製作武器與刀具。在南美洲的血祭儀式中，巫師認為使用黑曜岩則可以避免靈魂的糾纏，所以後來也被認為能夠驅逐邪惡的力量。

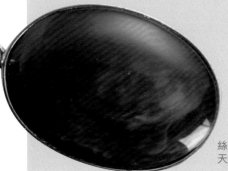

絲絨黑曜岩的表面有天鵝絨般的質感。

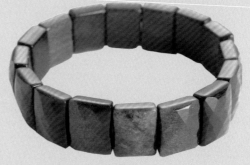

金色黑曜岩手排

能量型態

黑曜岩被認為是具有強大轉化力量的礦石，它的能量足以顛覆我們的生活，為我們帶來徹底的轉變。

黑曜岩的能量型態是顛覆所有的慣性以及結構，也就是說會讓我們脫離原本的生活方式，徹底地走向未來的目標。在面對改變的時刻，我們往往會因為人情或者是情緒的牽扯，所以每次都感到猶豫而且害怕；因為我們在生命中總是希望抓住安全感，這是根源自我們深層的恐懼。

黑曜岩能夠反射出我們內在的恐懼 — 害怕自己無法處理問題，或是無法面對自己的人性，而黑曜岩會要求我們去面對這一切。這也是為什麼新時代的水晶療癒者總是說黑曜岩就像是一個武士一樣，教導我們斷捨離的重要觀念，讓我們有不斷成長的心靈品質。

一般認為，黑曜岩還具有鏡子的功能，能夠反射所有的負面能量，所以它也成為我們心靈空間的最佳守護者。

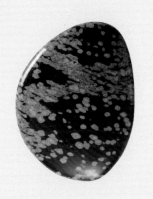
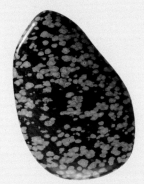

雪花黑曜岩

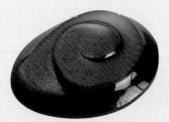
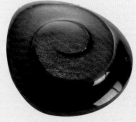

黑曜岩是一種火山玻璃，因為內含物不同，總共有近三十種變種。因為產量大，價格便宜卻威力強大，是相當受歡迎療癒石。

金曜岩與銀曜岩，兩者象徵太陽與月亮的能量，相當少見。

黑曜岩家族

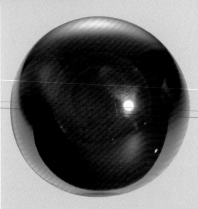

彩虹黑曜岩在正確角度下會反射出一圈圈彩虹般的光芒。

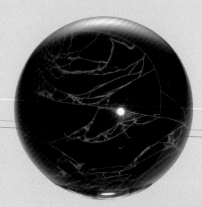

蜘蛛網黑曜岩的表面有明顯的白色網狀線條，因而得名。

油畫黑曜岩的表現有猶如油畫般的筆觸，十分有趣。

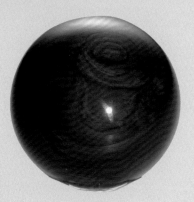

紅色黑曜岩的表面有明顯的紅色斑點，相當美麗。

運用建議

脈輪訊息

黑曜岩對應著海底輪，它能協助我們看清楚自己的需求以及安全感，看見我們緊抓不放的慣性，讓我們放手並且接受自己即將要徹底轉化。

■ 彩虹黑曜岩 帶來上天的訊息，協助我們找到自己未來的道路；
■ 雪花黑曜岩 連結光明面與黑暗面，協助我們認清自己並且改變自己；
■ 紅色黑曜岩 深入海底輪能量，轉化身體中的毒素；
■ 金色黑曜岩 帶來太陽般的力量，提升陽性能量；
■ 銀色黑曜岩 帶來月亮的祝福，提升陰性能量。

使用方式

一般使用者可以使用黑曜岩來進行冥想，讓自己的能量轉變，將自己不需要或希望改變的部分徹底轉化為未來的養分。平常也能夠使用黑曜岩放在神聖空間（靜心或閱讀處）的四個角落，讓自己的空間能量穩定，並且淨化神聖空間。

進行能量療癒工作時，黑曜岩能夠協助我們深入個案的脈輪能量之中，並且將長期固著的負面能量清理乾淨。面對有精神疾患或者身體長期被疾病困擾的個案，我們能夠使用黑曜岩來讓能量一點一點改變，並且讓他們了解在這個療癒過程中自己真正的問題為何。

使用時機

■ 希望生命徹底改變時；
■ 渴望自己脫離目前的生活方式；
■ 面臨人生重大改變時；
■ 感覺有負面能量侵害時。

淨化方式

所有方法皆可以用來淨化黑曜岩。

身體對應位置

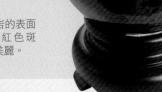

頂輪
脊椎
關節處
海底輪

阿帕契之淚
APACHE TEAR

幫助你擦乾眼淚，振作再起的印地安聖石

★基礎知識

顏　　色	黑色
硬　　度	5
解　　理	無解理
化　學　式	SiO_2+CaO, Na, K
結　晶　系	非晶質
主　要　產　地	美國

阿帕契之淚又稱為透明黑曜岩或冰種黑曜岩，與其它黑曜岩最大的差別就是幾乎全透明的內部。只有在美國亞利桑納阿帕契跳崖嶺所產者才是，具強烈神話色彩。

適用領域 心靈成長	對應脈輪 第八脈輪	主要性質 水元素	可得性 ★★☆☆☆	價　格 ★★★☆☆

外觀特徵

阿帕契之淚據傳十九世紀時，北美洲阿帕契族某次與美國新移民發生衝突，大部分阿帕契戰士都陣亡，倖存者不願被俘虜，也跳下懸崖而死。當阿帕契婦女們為丈夫、兒子、兄弟收屍時，她們悲痛的哭聲震撼了阿帕契族的大神；大神便將婦女的眼淚變成石頭，告訴她們眼淚已經流乾，現在開始要振作起來。故只有「阿帕契跳崖嶺」（Apache Leap Mountain）下找到的透明黑曜岩才能算是阿帕契之淚。

能量型態

阿帕契之淚是一種專門用來療癒悲傷以及哀痛的療癒石，從其神話故事就可以知道它與眼淚有關係，因此阿帕契之淚能教導我們何時應該停止哭泣以及哀悼，何時應該前進。

我常常覺得，阿帕契之淚帶給我們的，是擁有絕對不回頭也絕對不認輸的膽識，能夠讓我們往未來大步走去。

運用建議

脈輪訊息

阿帕契之淚對應的是第八脈輪，它將協助我們處理在靈魂記憶之中那些沒有被處理的悲傷，有些甚至是我們還在母胎之中就感受的母親的眼淚。這些能量積存在我們的細胞與DNA中，造成負擔以及前進的遲緩。阿帕契之淚能夠協助我們脫離，並且徹底改變自己的狀態，也能夠讓我們擁有如玻璃一般透亮的心，面對所有的問題都處之泰然。

使用方式

一般使用者可以利用阿帕契之淚的力量，改變一些困擾你長久的關係，例如想分手卻分不掉，想搬家卻搬不了，渴望獨立但是父母很寵愛等狀況。

進行能量療癒時，我個人會很謹慎的使用阿帕契之淚的能量，除非我已經充分了解個案狀況，否則阿帕契之淚可能會使個案有全然不同的轉變，而且速度就如同玻璃冷卻一樣快速 — 但個案並不見得已經準備好面對這一切

使用時機

■渴望快速而且徹底的改變；

■希望了解靈魂的創傷；

■處在一個負面的關係中無法脫離。

淨化方式

○：所有淨化法皆可。

×：請勿在烈日下曝曬太久。

身體對應位置

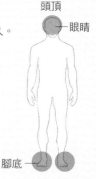

頭頂

眼睛

腳底

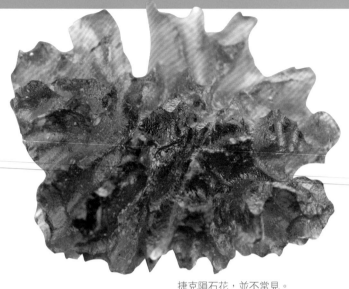

捷克隕石花，並不常見。

非晶質結構　Non-Crystalline｜變化｜

捷克隕石
MOLDAVITE
穿越時空，來自天外的進化之石

★基礎知識

顏　　色	綠色
硬　　度	5～6
解　　理	無解理
化 學 式	SiO2+Al2O3+其他
結 晶 系	非晶質
主 要 產 地	捷克、波西米亞

隕石主要有三種不同的形態：玻隕石、石隕石、鐵隕石。其中捷克隕石就是玻璃隕石，至今其形成過程與原因依然是一個謎，我們只能推論它是從外太空來的隕石所造成的產物。

外觀特徵

捷克隕石的名字來自於捷克的伏爾他河（Vltava），在德語中發音為"Modaw"，有人翻譯作「摩達維河」，所以後來也稱捷克隕石為「摩達維石」。科學家推測應該是在距今一千五百萬年前，來自外太空的隕石墜落地球時，通過大氣層燃燒不完全，降落在地面後快速凝結所形成的玻璃狀隕石。

捷克隕石雖然是為墨綠色，隨著厚度的不同顏色也不同，但是只要對著光線觀察，就可以看見它內部青綠色的質地。就算是很厚的捷克隕石，也會呈現翠綠色或青綠色的內部，而不會是墨綠色或黑色。

在歐洲認為這種隕石能帶來財富，就像是天外飛來的橫財一樣。在中國則稱為「雷公墨」，認為這種礦石穿越時間與空間的阻礙來到地球，也代表著能夠超越一切，獲得勝利。

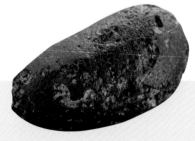

黑隕石的形成過程與捷克隕石相似，都是來自外太空的星際怪客，也都擁有強大的能量。

同場加映

捷克隕石的同宗 ─ 黑隕石

目前在地球上的玻璃隕石除了捷克隕石之外，還有另外一種稱為黑隕石（Tektite），有泰國隕石與北美隕石兩種，在台灣比較常看見的是泰國隕石。

黑隕石也稱為「似曜岩」或「泰國隕石」，外表雖然漆黑粗糙，不過內部卻是玻璃狀，就像是黑曜岩一樣；但是兩者在成份上卻是有些差別。

黑隕石在東南亞非常盛行，被認為是一種能夠驅邪除魔，讓所有妖物退散的礦石，許多巫師跟修行人都喜歡這種能量。在西藏與印度，黑隕石也被稱為「天火之珠」，一看就知道它肯定是從外太空來的。

能量型態

捷克隕石的能量型態就像它的形成過程一樣，帶有非常強大的震撼性。來自於星際之中的隕石，穿越了時間與空間的限制才來到地球上；它將協助我們完成那些不可能的任務，完全解放自己的束縛。它也能讓我們知道，過去生命中的失敗與低潮大部分是由自己造成的，現在它將會協助我們釋放這部分。

因為來自外太空，捷克隕石與黑隕石依然保有非常強烈的能量，許多人相信它們可以粉碎負能量以及有害於我們的負面思想。

捷克隕石與黑隕石也具有徹底將我們轉變的能力。如同從燃燒中的隕石殘渣迅速凝結為玻璃狀隕石的轉變過程，它們在短時間之內接受了生命的挑戰，並且將自己轉變為截然不同的形式，我們也能夠在它們身上學習到如何快速地轉化自己，並且改變自己的生活方式。

療癒小叮嚀
認識人造捷克隕石

近年來捷克隕石價格飆漲，也有業者以人造玻璃假冒捷克隕石，選購時應該注意認清。如果是人造捷克隕石，較厚的透光之後內部可能會呈現墨綠色或些微黑色。

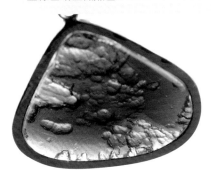

捷克隕石是隕石殘骸高速撞擊地面後迅速冷卻所形成的玻璃隕石，具有青綠色半透明的質地。

運用建議

脈輪訊息

捷克隕石對應心輪，它能夠協助我們將心輪中所有能量完全釋放並且揭露出來。

在我們生命過程中難免會有許多小秘密，某些秘密可能造成我們心靈上的負擔，讓我們感覺喘不過氣，也可能讓自己的生命逐漸偏離和諧的軌道。捷克隕石能夠將我們的能量直接進行清理與翻轉，讓我們快速經驗變動之後，也快速地適應新的能量。

有時候這一切可能太過快速，所以捷克隕石難免會讓某些人感到不舒服，通常需要花一些時間讓能量完全適應。

使用方式

一般使用者能夠配戴捷克隕石來讓自己的能量完全轉化，或者改變自己的惡習。

進行能量療癒的過程中，可以將捷克隕石放在個案的心輪上或雙手上，讓快速振動的能量粉碎固著在身上的負面能量，協助療癒工作順利進行。

使用時機
■對於現在生活感覺到厭倦時；
■感覺自己像個外星人一樣孤單；
■對於過去的生命有許多抱怨；

■渴望擁有全新的生活方式；
■渴望改善自己的體質。

淨化方式
○：香氛／煙燻、聲音、晶洞、日光（不過捷克隕石基本上需要淨化的機會較少，也不需要太多時間）。
×：海鹽、水流並不推薦。

身體對應位置

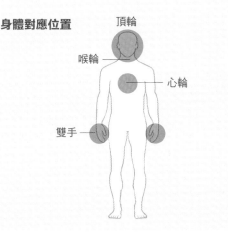

頂輪
喉輪
心輪
雙手

蛋白石
OPAL

創造力的結晶，閃耀彩虹光芒的命運之石

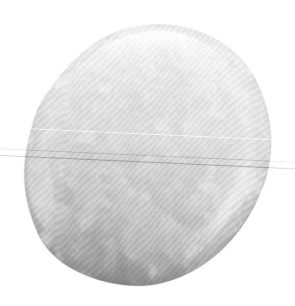

★基礎知識

顏 色	多彩、紅、黃、粉紅、黑、藍
硬 度	5.5〜6.5
解 理	無解理
化 學 式	$SiO_2 \cdot nH_2O$
結 晶 系	非晶質
主 要 產 地	澳洲、墨西哥、巴西、祕魯、非洲

蛋白石是澳洲的國寶石，目前全世界最大的產量就是在澳洲。
它也可能與樹木或貝類進行交換作用，就形成了木蛋白石（木化玉）或貝類蛋白石（螺化玉）。

外觀特徵

蛋白石的名字來自於梵語中的"upala"，意思就是「寶石」。它是非常美麗的礦石，而且必須要生長在沒有地殼變動的岩層之中，也就是幾乎不地震的地方，可以說是最嬌貴的寶石。

在蛋白石之中一個非常特別的變彩現象，這除了是因為蛋白石中含有多種金屬元素之外，更是因為其礦體之中含有水分，在光線折射下就會看見色彩的轉換。

一般來說，蛋白石分為兩種類型，第一種是有變彩效應的貴蛋白石，它會散發出彩虹般的光芒，是非常昂貴的寶石；第二種就是沒有變彩效應，整顆為同一顏色的普通蛋白石，在台灣有時候會見到黃色或粉紅色蛋白石。

在市面上我們也常見到三種蛋白石：
1. 白色蛋白石：最早被使用的蛋白石，變彩效果最佳。
2. 黑色蛋白石：二十世紀之後才被發現的蛋白石，變彩艷麗有神祕感。
3. 火蛋白石：色彩鮮艷，常見黃色或粉紅色，但是沒有變彩效應。

蛋白石因為含有水分所以保存不易，往往都會放在水中或保存起來，如果做成首飾，就要很注意保存環境的濕度問題，如果內部水分蒸發就會破裂。當初蛋白石剛進入歐洲時，就曾被喻為不幸的寶石，因為許多男女使用蛋白石作為禮物，卻因為不懂保存方式使之毀損，卻以為是對方不珍惜，應是拆散很多有情人啊。

目前市面上也有很多人工合成的蛋白石，因為人工合成較為容易。人造蛋白石的質地較不細緻，且變彩現象呈現不閃動的狀態，選購時請仔細觀察。

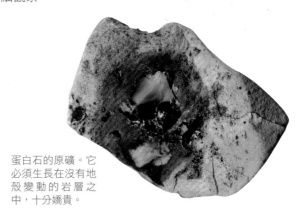

蛋白石的原礦。它必須生長在沒有地殼變動的岩層之中，十分嬌貴。

能量型態

蛋白石屬於非晶質結構的礦石，加上含有水分在裡面，能夠讓我們徹底觀照自己的情緒，面對所有情緒上的變化，在變化萬千的情緒之中發現真實的自己。同時它也能夠帶來對於愛情的期待以及活力，是典型的情感寶石；據說它會依照主人的心情來變換顏色，所以蛋白石不僅能讓我們了解自己的情緒變化，也能夠了解他人的情緒變化，有助於融入社交生活之中。

蛋白石中的普通蛋白石雖然沒有水分也沒有變彩效應，但是它們的能量十分細緻，也能夠滋養我們的脈輪，尤其是心輪與臍輪的能量。

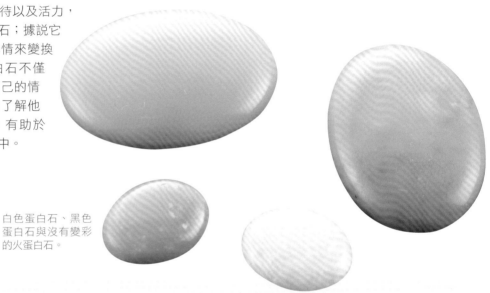

白色蛋白石、黑色蛋白石與沒有變彩的火蛋白石。

運用建議

脈輪訊息

蛋白石的變彩效應千變萬化，難怪在古代被稱為是最美麗的寶石之一。也是因為它的變化莫測，所以許多人認為它與第八脈輪的能量連結在一起。

蛋白石能夠細微的轉變我們的能量場，從我們的心靈底層開始，一層一層帶給我們轉變與力量。透過它細緻的色彩變化，也象徵我們生命中不同潛能的開發，所以蛋白石也能夠協助我們認清自己的能力，往自己適合的方向去開發。

使用方式

一般使用者能夠佩戴蛋白石來協助自己發現自己的能力，開發自己的潛能。另外也能夠改變自己的高昂情緒或過於低落的情緒，解除容易情緒化的問題，帶來穩定的心性，讓我們的溝通更有效率。

進行療癒個案時，蛋白石能夠協助個案找到自己的潛能以及靈魂上的碎片，促進能量整合，並帶來彩虹一般的和諧。我個人會使用蛋白石當作個案後的靜心石，重整自己的能量，並且反省自己是否也從這次經驗中學到了什麼。

使用時機

■生活需要創造力時；　■希望了解自己的潛能。
■情緒起伏特別大時；

淨化方式

○：香氛／煙燻、聲音、晶洞。
✕：日光、海鹽、流水皆可能造成礦體損壞。

身體對應位置

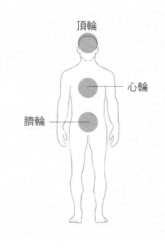

頂輪
心輪
臍輪

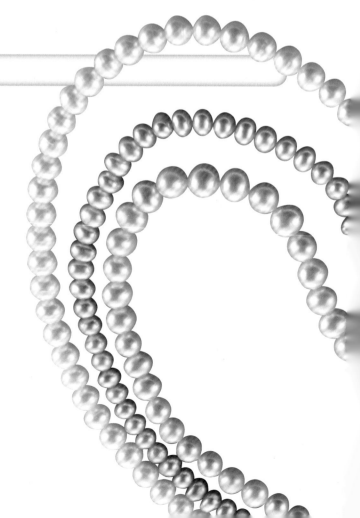

珍珠
PEARL

經由痛苦歷練為珠光，奉獻之石

★基礎知識

顏　　　色	白色、黑色、黃色、粉紅色、藍色
硬　　　度	2.5～3.5
解　　　理	無解理
化　學　式	CaCO3+有機質+H2O
結　晶　系	非晶質
主要產地	澳洲、印尼、緬甸、泰國、美國、中國

珍珠是十分珍貴的有機寶石，與硨磲、琥珀、珊瑚齊名，是有機寶石的四大貴族。目前在市面上的珍珠分為海水以及淡水兩種，幾乎都是人工養殖比較多，天然珍珠已經越來越稀有珍貴。

外觀特徵

　　珍珠是活在珠蚌殼中的軟體動物，因為異物入侵的不適感刺激，使得牠不斷分泌黏液來包覆異物，長久下來就形成了碳酸鈣的微小結晶，逐漸形成我們所說的珍珠。

　　也因為珍珠成分為碳酸鈣，所以保養起來非常費工夫；它不能接觸到強光、酸、鹼、化學藥劑，甚至是流汗過多的時候也要將珍珠擦乾；這是因為珍珠硬度低又容易與老化發黃，所以中國有句俗話：「人老珠黃」，當時間一過珍珠就會逐漸老化變黃。

　　珍珠之所以能有光澤，也就是所謂「珠光寶氣」，正是來自於珍珠中所含有的水分，所以保存時也千萬不要放在過熱或過於乾燥之處。

　　不論如何，珍珠的美麗是沒有人能夠抗拒的，被稱為有機寶石之後的珍珠本身有極高的經濟價值。在中國珍珠常拿來入藥，中醫師認為他可以清熱解毒，服用珍珠粉似乎已經成為一種保養的常態，許多女性都願意嘗試。

能量型態

珍珠的能量與大海是一致的，在水中生長的珍珠天生就具有水元素的力量，可以協助我們平衡情緒、安神定魄，讓我們能夠從驚恐或是恐懼之中全身而退。

珍珠在變化莫測的大海之中生長，代表它本身具有種安定的力量，讓它能夠在海洋的力量之中平安而且穩定的成長。所以珍珠也能將這股安定的力量放在使用者的身上，同樣讓我們感覺到精神上的安定。

因此，珍珠也常常與母親的能量連結在一起，畢竟能夠讓我們在殘酷的世界中依然感覺到穩定以及平安的，應該就是慈母的懷抱了；或許這也是為什麼珍珠總是送給母親而不是父親。

當我們獲得珍珠的能量時，我們可以感覺到生命似乎輕鬆了起來，所有的問題也能夠迎刃而解，在情緒上也不再緊張。或許這是因為珍珠中含有豐富的鈣元素，而鈣元素能夠協助我們完全放鬆的關係。

運用建議

脈輪訊息

珍珠所對應的是心輪，它能夠協助我們處理心輪能量過於虛弱、且不願意再一次投入愛的能量之中的問題。通常在這樣的狀況中我們顯得特別負面而且心生怨恨，總是覺得別人對不起自己，且無法放鬆。但是在珍珠的力量之中，我們能夠感覺到心輪能量逐漸地展開，也會願意去接受愛的頻率，甚至開始感動於生命的美好。

對於總是習慣以愛為名來控制他人的強勢人物，珍珠也能夠使他的能量軟化，進入真正奉獻的愛之中，無條件地愛著自己的愛人或親人，不再只是希望透過某些行為來表現自己的愛。

對於那些真正付出愛的人，珍珠的能量也會讓他們感覺到欣慰與滿足，因為珍珠本身就代表了無限的豐盛。

使用方式

一般使用者能夠透過配戴珍珠來讓自己感覺到被愛，感覺到心輪充滿了力量，並且讓生命的能量加入喜悅與幸福的頻率。

進行療癒個案的時候，珍珠能夠協助處理與母親有複雜課題的狀態，或者厭倦成為母親的心理狀態。對於產後憂鬱症以及產前焦慮也能夠有一定程度的舒緩效果。

使用時機

■緊張焦躁不安時；
■希望感受到無條件的愛；
■想要誠摯地奉獻自己的愛與力量；
■與母親深刻連結。

淨化方式

○：聲音法。
✕：日光與海鹽法會讓珍珠加速老化、煙燻法可能將珍珠染色、晶洞法可能弄傷珍珠。

身體對應位置

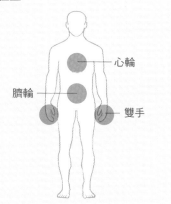

心輪
臍輪
雙手

硨磲
TRIDACNA STONE

海中白蓮花，來自海洋溫柔的守護

★基礎知識

顏　　色	白
硬　　度	3
解　　理	無解理
化 學 式	CaCO3
結 晶 系	非晶質
主 要 產 地	越南、印尼

硨磲為佛教七寶之一，純白色的貝殼讓人想到白色的蓮花。硨磲也是一種有機寶石，常用於宗教雕刻或是護身符。

外觀特徵

硨磲，又稱硨磲貝，大部分產於印度洋或西太平洋，在西方國家中比較少見。硨磲貝身為佛教七寶之一，與珊瑚、琥珀、珍珠等珍寶齊名，我們所取用的是貝殼的部分。

一般認為硨磲的能量對應到觀世音菩薩，尤其祂身穿白衣的時候，能夠為我們帶來慈悲以及同理心的能量，所以佛教徒似乎特別喜歡硨磲貝所作的念珠或宗教飾品。

在中醫的《本草綱目》中記載，硨磲有鎮心安神、涼血降壓的功效，長期佩戴對人體有益，可增強免疫力、防止老化、穩定心律、改善失眠。由此可見它具有一定效果的療癒力量，能作為中藥材使用。

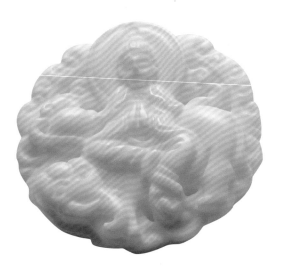

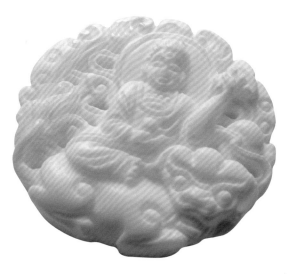

作為佛教七寶之一，硨磲常被拿來製作成具有宗教意味的小雕件。

能量型態

　　硨磲的能量是自由的，硨磲貝在肉體死亡之後，留下珍寶 ─ 貝殼給予我們，就像是一位高僧的舍利子一樣。硨磲的療癒力量能夠讓我們從心的束縛之中解脫出來，尤其是當我們受到道德壓力或是不公平的控管，所做的一切都只是為了迎合某一些目標，心靈無法感覺到自由時。

　　硨磲貝生活在大海之中，因此硨磲充滿了水的能量。水的能量與愛、慈悲的意識有關，所以當我們接觸到硨磲的力量時，我們也能夠感覺到身體與靈魂的放鬆，甚至在那些令人感覺到緊繃與痛苦的時候。

　　硨磲也是完全的碳酸鈣組合，大量的鈣元素會讓我們感覺到身體與精神上的鬆弛，當我們願意放鬆下來時，能量也就會隨著提升；相反的如果精神過於緊張，就連我們的心也會變得沉重異常。

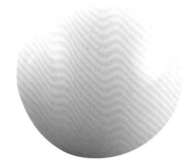

硨磲是以硨磲貝的貝殼研磨而成，質地溫潤，但也容易老化。

運用建議

脈輪訊息

　　硨磲對應第八脈輪，它能夠協助我們重新建立自己的能量場，就像硨磲貝在競爭激烈的大海之中，仍能逐漸擴大自己的身形、飽滿自己的力量，安靜地扮演好自己的角色。

　　因此，硨磲能夠協助我們穩定並且好好地建立自己的生物磁性能量場，它厚實而且穩定的能量能夠讓我們感覺到安全，並且學習如何建立一個安全的空間。這一股能量如果與我們的第八脈輪共振，將會讓我們學習到如何在險惡的環境中依然能夠站穩自己的腳步，不讓他人隨意侵犯我們。

使用方式

　　一般使用者能夠透過硨磲感受到放鬆與卸下心防的能量，在日常生活的緊張之中找到讓自己回復到正面頻率，釋放所有壓力的方式。

　　進行能量療癒工作時，硨磲能夠協助療癒者處在充滿慈悲與同理的頻率之中，在整個過程之中採取不批判與客觀的角度。其實在療癒個案之後，療癒者也可以藉由硨磲的能量來讓自己回復平靜，並且補充可能損失的能量。

使用時機
■需要放鬆時；
■需要支持的力量時；

■需要自由的時候；
■建立自己的神聖空間。

淨化方式
○：聲音法。
×：日光與海鹽法會讓硨磲加速老化、煙燻法可能將硨磲染色、晶洞法可能弄傷硨磲。

身體對應位置

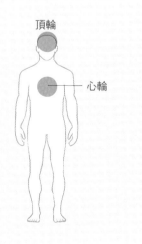

頂輪

心輪

珊瑚
CORAL

來自海洋之母的恩惠，海中的紅色黃金

★基礎知識

顏　　　色	紅色、白色、粉紅色
硬　　　度	3.5～4
解　　　理	無解理
化　學　式	CaCO3+其他有機質
結　晶　系	非晶質
主 要 產 地	地中海、台灣、日本、夏威夷、紅海

珊瑚，是佛教七寶之一，也是海中的財富象徵。最初在地中海一帶有非常多珊瑚礁，品質最好的是內外透紅，無明顯瑕疵還透出珠光的日本阿卡珊瑚。

適用領域	愛情・健康	對應脈輪	臍輪	主要性質	水元素	可得性	★★★★☆	價　格	★★☆☆☆

外觀特徵

珊瑚是由珊瑚蟲遺骸堆疊而成。這種腔腸生物仰賴浮游生物維生，死後新的一批會堆疊上去，故會聚集成許多形狀；珊瑚蟲遺骸硬化為石灰質後就是珊瑚。

古羅馬人認為珊瑚可止血、治病、退燒，船長佩戴它就不會遇到大風浪；在印度與西藏是神佛力量的象徵，與珍珠同為海中后妃。在中國珊瑚是珍寶也是良藥，可解除皮膚病及眼疾。

能量型態

珊瑚屬於非晶質結構，它的能量來自於團體合作以及團結的力量，故能協助我們在團體中成為重要角色，展現自己的能力與魅力，並且帶來與愛情有關的訊息。

雖然帶有海洋的能量，珊瑚的能量非常踏實穩定，就像是平靜的大海。在日本與歐洲都認為它能驅逐惡靈，並帶來幸福的能量。美洲印地安人的巫師也認為如果在床邊綁上紅珊瑚，在夜晚的時候就不會有人打擾，讓你可以進入美好夢境。

運用建議

脈輪訊息
珊瑚對應著臍輪，同樣是水元素的能量，但是珊瑚能夠協助我們修復親密關係，就算遇到感情上的創傷，也能夠透過團體的力量去療癒自己，所以珊瑚也會讓我們能夠在愛情之外也找到可靠的友誼。當臍輪的能量受到滋養之後，我們也會感覺豐盛的生命力似乎要甦醒過來，也就更有精神去迎接愛情與新生活。

使用方式
一般使用者能夠配戴珊瑚讓自己的氣血活絡，帶動臍輪能量並且排出身體之中的負面能量，帶來良好的人際關係。

進行能量療癒時，珊瑚可以放置在臍輪的位置來提升其能量，讓身體感受到滋養也讓靈魂休息，幫助一切逐漸穩定下來，即使一直很激動的情緒也能夠找到宣洩的出口。

使用時機
■渴望愛情；　　　　■準備懷孕；
■準備要海外旅行；　■希望增加自己的魅力。

淨化方式
○：聲音、晶洞、香氛／煙燻法。
╳：日照、海鹽、流水皆可能造成礦體的壓力。

身體對應位置

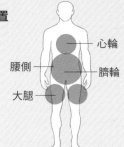

心輪
腰側
臍輪
大腿

金屬
METAL

【純粹】

單純專一的能量放大，協助人在單一層面能量的獲得。

金屬 METAL │ 純粹 │

銅
COPPER

對應｜金星　化學元素｜Cu　顏色｜紅褐色

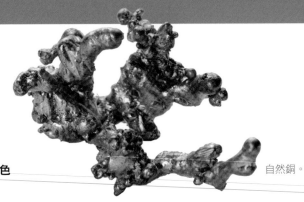

自然銅。

　　銅是人類最早發現的金屬之一，具有很好的延展性以及抗蝕性，在人類歷史的發展中佔有非常重要的地位。它能與鋅、錫、鉛、錳、鈷、鎳、鋁、鐵等金屬形成合金，形成的合金主要可分成三類：黃銅是銅鋅合金，青銅是銅錫合金，白銅是銅鈷鎳合金。因此，銅是一種實用性非常高的金屬，對於人類文明的發展有相當大的幫助。

銅的能量特性與應用

　　銅的能量對應到金星，象徵愛與美的力量，所以含有銅的療癒石（如孔雀石）本身就具有美麗鮮豔的顏色，並且能夠協助人類發展自己的愛與力量。因為銅是少數紅色的金屬，具有熱情特質，所以當銅的能量與我們合而為一時，我們也會感覺到自己的生命將會更溫暖，並逐漸看見自己的魅力。

　　銅也象徵財富，能夠協助我們找到適合自己的職業或者是賺錢的方式，進一步挖掘自己的潛能。它也能夠協助我們屏除不需要的負面思想，讓自己的能量落實穩定在工作事業的領域。在日常生活中，我們也可以嘗試佩戴玫瑰金的飾品，讓自己獲得銅元素的力量。

金
GOLD

對應｜太陽　化學元素｜Au　顏色｜紅金色

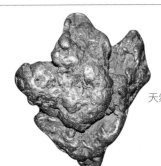

天然金，於加州發現。

　　金是金屬之中延展性最好也最不容易氧化或鏽蝕的，這也是為什麼它被稱為金屬之王，因為它與地球上大多數的物質都不容易起化學變化。據科學家的測量和估算，地球的黃金總儲量大約有48億噸，但是地球上99%以上的金都在地核中。金的分佈方式是在地球長期演化過程中形成的，所以它也成為一種非常難取得的金屬。有趣的是，不易氧化或鏽蝕的金卻非常容易與其它金屬元素形成合金。

金的能量特性與應用

　　金的能量對應到太陽。它是貴金屬之王者，更是衡量價值的一個準則，所以當我們配戴黃金時，也能夠帶領出自己的領導能力。而金的能量也與財富跟權威有關係，所以能讓我們逐漸開啟自己的豐盛意識，願意接受來自於宇宙的豐盛能量流動。

　　金的使用可以追溯回西元前五千年，由此可以知道，我們對於金的能量其實非常熟悉，後來醫學也證實了金元素對於肉體有一定程度的助益，因此我們也可以透過配戴金飾增強肉體的強度，並且讓精神的力量提升。

　　對於缺乏陽性能量或者無法與社會和諧融入的人們，金的能量可以帶領我們進入團體合作的世界，就像它能夠與眾多金屬組成合金一般。

鐵
IRON

對應｜火星　化學元素｜Fe　顏色｜銀白

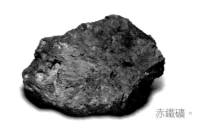

赤鐵礦。

鐵在自然界中分佈極為廣泛，但人類發現和利用鐵的開始卻比黃金和銅要慢。首先是由於天然的單質狀態的鐵在地球上非常稀少，而且容易氧化生銹，所以在人類尚無法大量獲得生鐵的時候，鐵一直被視為一種帶有神秘性的最珍貴的金屬；而鐵的發現和大規模使用，更是人類發展史上的一個光輝里程碑。在許多民族的文化中，打鐵被視為一個神聖而重要的的工作，打鐵匠也被認為是一個重要角色，在古代很受尊敬。打鐵的聲音據說可以驅趕妖魔鬼怪，讓它們遠離村莊。

鐵的能量特性與應用

鐵對應的是火星，雖然火星是一個戰爭之星，但是卻也代表了熱血激情的生命能量。因為在進行戰爭或比賽的時候，往往會激發出生命當中最火熱而且充滿動感的能量，所以如果我們接近鐵的能量，也能夠將我們原本冷淡的態度解除，對生命提起更大的興趣。

如果感覺自己的運動神經較差，或者反應太慢的時候，可以透過鐵製品的能量來協助自己。

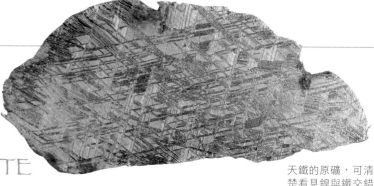

天鐵的原礦，可清楚看見鎳與鐵交錯形成的紋路。

天鐵
IRON METEORITE

化學元素｜Ni・Fe　顏色｜銀白

天鐵是一種鐵隕石，在宇宙中飄蕩了千萬年，最後墜落在地球上。表面通常因為高溫已經融化，而切開內裏拋磨之後就會看見銀白色的鎳鐵礦。天鐵所含有的成分與地球上的礦物有許多不同，尤其是含量遠高過地球礦物的鎳元素，這種現象讓科學家同意它並不是來自於地球。目前以南非與美國的天鐵最有名，在中國也有天鐵的存在，日本也是有關於隕鐵的傳說，由此可見天鐵存在於人類的歷史中其實已經很久了。

天鐵主要成分為鎳與鐵，在外太空中飛行冷卻過程中，因為鎳元素以及鐵元素的冷卻速度不同，大約一百萬年才下降一度，才能形成紋路，鐵元素為粗條狀，鎳元素則為細帶狀。這些紋路所形成的角度，後來稱為「維德曼交角」（widmanstatten pattern）。

天鐵的能量特性與應用

天鐵的能量非常特殊，能夠將人的能量直接提升，並且改變生物磁性能量場，讓我們的能量瞬間爆發，是一種特殊的金屬。有許多人會配戴天鐵來當作飾品，也能夠讓身體內的生物電流動加速，提振精神並且強化運動神經。

一般不會將天鐵當作金屬來使用，可以選擇片狀的天鐵包鑲為首飾，對於時常用腦過度或者是常感覺到疲累的人們有很好的助益。

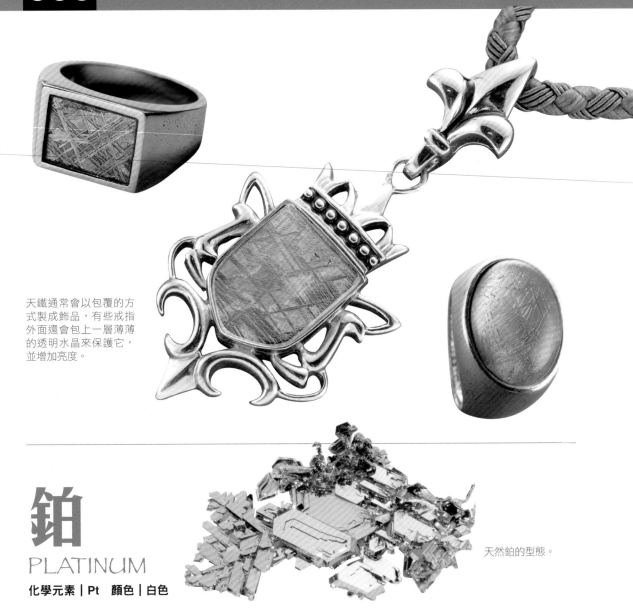

天鐵通常會以包覆的方式製成飾品，有些戒指外面還會包上一層薄薄的透明水晶來保護它，並增加亮度。

鉑
PLATINUM

化學元素｜Pt　顏色｜白色

天然鉑的型態。

　　鉑，一般也稱為「白金」，與黃金合成的白K金不同。鉑是一種天然存在的貴金屬，自然界中鉑金的儲量比黃金稀少，其價格也較黃金更加昂貴。鉑因為色澤為白色，能夠自然襯托出鑽石的光彩，因此是鑲嵌鑽石的最優材料。純鉑比較柔軟，加入銠、鈀等金屬會增加其硬度。早在幾百年前，美洲的印地安人就已經開始使用鉑來做為首飾，而埃及也找出千年前的女祭司珠寶盒就是以鉑來製作。但是歐洲人一直以為鉑是一種賤金屬，直到十九世紀才開始重視它。鉑因為非常昂貴，所以較少使用在工業用途上。

鉑的能量特性與應用

　　鉑的能量非常輕盈溫暖，它能夠帶領出我們真正的潛能與色彩，將過去隱藏在面具下的自己展露出來，誠實面對自己真正的力量，讓別人看見自己的真實色彩。

　　鉑金很適合用來襯托鑽石或其它白色、粉紅色、無色的寶石，能夠引領出在我們心裏最美善的一面。如果缺乏對自己的欣賞與耐心，也可以借用鉑的力量來讓自己喜歡自己，欣賞自己的與眾不同。

銀
SILVER

對應｜月亮　化學元素｜Ag　顏色｜銀色

　　銀，常常與金來相提並論。人類發現和使用銀的歷史至少已有兩千年了。

　　中國考古學者從近年出土的春秋時代的青銅器中，就發現鑲嵌在器具表面的銀。從漢代古墓中出土的銀器已經十分精美，由此可知人類對於銀的喜好程度是從未退減。而中國古時候所謂的白金其實就是指銀，始終是重要的貨幣流通金屬。

　　銀具有很好的延展性與柔軟度，能導電與導熱，但是在自然界中單純的銀很少，幾乎都是從化合物中分離出來的。也因此在十五世紀以前的日本，銀與金的價格是同樣的，在更早以前銀甚至比金還貴。

　　銀具有很強的殺菌力，能對抗負面能量，協助人類抵抗外來邪惡勢力。銀不會跟氧直接反應，但是會與空氣中的硫化氫反應，如果放久了還是會變黑，尤其要避開溫泉以及硫磺味重的地方。

銀的能量特性與應用

　　銀的能量與月亮相同，具有強大的陰性能量，能夠協助我們安住於自己的內心之中，守護完整的生物能量場，與自己獨處。

　　在這一股力量中，我們也可以獲得如同月亮之母守護的力量，以及月亮女神豐盛的力量，滋養自己的靈魂，優雅地行走於世界之上，沉靜而智慧的生活著。

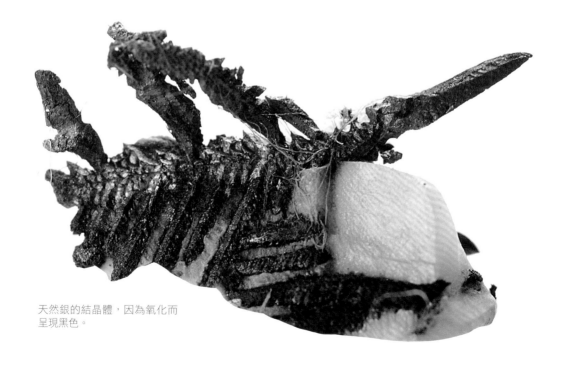

天然銀的結晶體，因為氧化而呈現黑色。

特殊靈療水晶

Special Crystals for Energy Healing

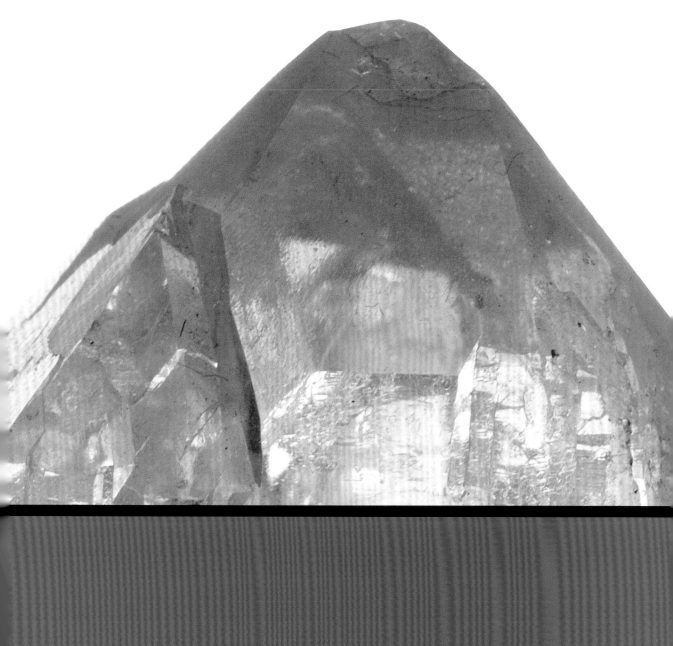

雙尖水晶
DOUBLE TERMINATED POINTS

強化訊息的增幅器

單尖水晶的能量是一進一出的力量，是平行的。而雙尖水晶能夠帶來垂直震盪的力量，讓我們的能量被擴大強化。

外觀特徵

雙尖水晶通常生長在地質較柔軟的礦床上，因為如此一來才有機會在另外一個端形成尖頭，因此而得名雙尖水晶。一般的單尖水晶只能從一個尖端放射出能量，但是雙尖水晶的能量可以從其中一端進入之後，在晶體內部來回震盪，這種震盪方式稱為複式或重複震盪。訊息經過這樣的能量震盪之後能夠被增強，並且從兩端釋放出去，在這個一來一回之中，能量訊息也就被強化了數倍。因此許多進行能量工作或對於能量有興趣的人，其實非常喜歡使用雙尖水晶。

能量型態

雙尖水晶被視為一種自由生長的水晶，就像是一個靈魂在自由自在的環境之中反而能夠激盪出更好的火花。它能夠將能量深入你的潛意識層面，將潛意識中的秘密與潛能帶回來現實層面，兩個尖端就像是精神與物質的搭配，透過它的協助，我們能夠轉化自身的矛盾感，重新整合為一個獨立自由的個體。平衡的能量是雙尖水晶的特色，就像是能量從兩個尖端放射出來一樣，雙尖水晶也能夠確保我們的生命即將走入一個平衡的狀態之中。

當我們需要將自己的生命格局再擴張，超越自己原先的設定時，一定會感覺到局限與不安，這個時候我們需要借助雙尖水晶的力量來擴大自己的格局。

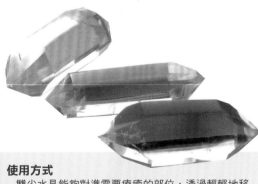

運用建議

使用方式

雙尖水晶能夠對準需要療癒的部位，透過輕輕地移動，自然會有一股能量滑過去的感覺，透過這樣的方式可以緩解身上的痠痛或不適感。

一般也會將雙尖水晶握在手上冥想，如果能夠一隻手握一個，利用雙尖水晶能量自動形成迴圈磁場的效應，能夠增強冥想時候的能量頻率。

雙尖水晶的能量非常容易共振，能夠將所有的雙尖水晶，尖端向尖端排成一個圓圈。如此以來就自動形成一個能量圈，能夠保持能量的純淨與穩定，不受外來能量干擾。

使用時機
- 生命需要平衡時；
- 覺得生命的格局需要擴大；
- 提高能量；
- 建立能量圈。

幻影水晶
PHANTOM CRYSTAL

揭開過去回憶的神秘面紗，迎向未來的光明

在台灣，幻影水晶也常被稱為幽靈水晶，也有人稱金字塔水晶，價格不斐。

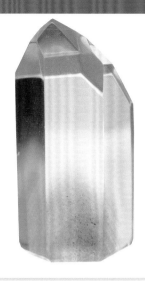

相當少見的灰幻影水晶。

外觀特徵

　　幻影水晶也就是水晶在成長過程中，遇到了地殼的運動，使得一些礦物（火山泥）附著在正在生長的水晶礦體上面，隨著水晶繼續生長就會將這些礦物包覆起來，成為內含物。而幻影水晶的內含物正好就會形成當時他依附的晶柱形狀，也因為常常看起來就像是一座山。

　　如果附著的礦物是白色火山泥，就會形成白幻影；如果是綠色火山泥，自然也會形成綠幻影。如果水晶生長階段時常遇到地殼活動，也可能會形成多層幻影，也有人稱為千層幻影水晶。

能量型態

　　幻影水晶的能量來自於生長的痕跡，這些山形的痕跡就是成長的證明，因此幻影水晶非常適合用來進行與過去的自己道別或者是利用水晶的力量，回到自己的過去。有時候我們在目前的記憶中可能遺忘了許多事情，可能是創傷經驗，也可能是愉快的經驗，但是當生活受到過去的事件影響時，我們不禁想著要如何去療癒過去的創傷。也會有人常常覺得以前的自己比較好也比較開心。像這樣無法活在當下的人，幻影水晶能夠協助我們看清楚過去曾經發生的真相，並且從其中學習到教訓，繼續走向成長的道路。

　　幻影水晶就像我們人生所有的階段其實都會留下痕跡，如果我們能夠從中學習多一點，也就足夠我們成長了。

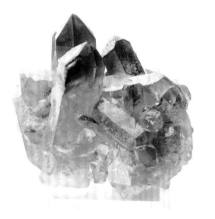

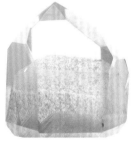

綠幻影水晶

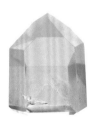

幻影水晶的山形狀態。

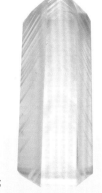

千層綠幻影水晶。

運用建議

使用方式
　　注視幻影水晶，想像自己走入水晶之中，藉由幻影的花紋進入深刻的記憶裡，看看這時候會想起些什麼，或許那就是你放不下也沒有辦法往前走的部分了。

使用時機
■需要向過去的經驗道別；
■希望從過去的經驗中記取教訓；
■走上成長的道路。

能量水晶療癒全書

彩虹水晶
RAINBOW CRYSTAL

從破滅中重生的力量

彩虹水晶協助我們將原本破碎的生命緩緩收攏聚合，那些曾經令人心碎的記憶，將變成一個個動人的彩虹光芒。

外觀特徵

　　彩虹水晶的內部在生長過程中受到了擠壓而出現了裂痕或歪斜，雖然後來繼續成長將那些裂痕補上，但是有些裂痕已經有空氣在裡面了。透過後面的結晶化之後，裂痕帶著空氣，當我們觀賞時會發現這些裂縫經過光線的折射呈現彩虹光。這一些彩虹光可能隨著角度的不同而略差異，每一個彩虹水晶的彩虹都不會一模一樣，就像是我們的成長背景每個人都不同。

能量型態

　　彩虹水晶的能量就像是從裂痕之中重新修復過來一樣，它就像是啟動了自我療癒功能，將自己內在的問題一一的修整過來。當我們接觸彩虹水晶的能量時，能夠將自己的內在力量重新開啟，並且讓那些傷害過我們的事情離開，自己拯救自己。不管眼前的情況看起來有多糟，或者讓自己感覺到非常的負面沒有希望，但是彩虹水晶依然會為我們撥開烏雲，見到大雨過後的虹光。

　　彩虹水晶也象徵我們內在的天賦往往需要透過一些災難或壓力才有辦法激發出來，因此使用彩虹水晶也能夠將我們的天賦才能連結，更加了解自己。

彩虹是一種水晶內部自然形成的現象，各種水晶中都有可能出現。此為彩虹茶晶球。

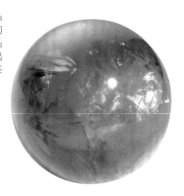

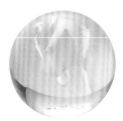

白水晶球中的彩虹現象。

運用建議

使用方式

　　使用彩虹水晶時可以看著水晶反射出彩虹的位置，感覺自己與水晶的能量互相連結，每一個細胞都與水晶一起共振，像是有一股彩虹的能量進入到所有細胞之中，並且帶來淨化的能量。讓每個細胞被淨化並且重新結晶，就算有任何擔憂或負面的想法，也會透過重新結晶而轉變。一直到感覺自己已經是一個水晶，或許你會感覺到自己有很多傷痕，但是一切都會度過而雨過天青。

使用時機

■ 遭受嚴重打擊時；

■ 無法承受面前的困難；

■ 了解自己的天賦力量。

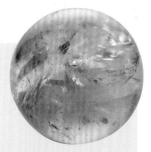

紫水晶球中的彩虹現象。

赫基蒙水晶
HERKIMER DIAMOND

震撼能量如耀眼閃電

赫基蒙水晶又稱赫基蒙鑽或閃靈鑽,英文名字來自於紐約州的赫基蒙郡,這是它的原產地。

外觀特徵

赫基蒙水晶是一種非常特別的水晶,它具有鑽石一般的八面體結晶,而且異常透亮,據說這是因為它所形成的地底石洞含有碳化氫這種能夠增強反光的成分。

赫基蒙鑽所形成的古石洞是在海底下(大約五億年前的紐約在海底),內含矽酸液體以及碳化氫等元素,透過不斷堆積的方式形成壓力,最後創造出赫基蒙鑽。也是因為它沒有任何一端接觸到岩層,所以能夠保持雙尖的型態。

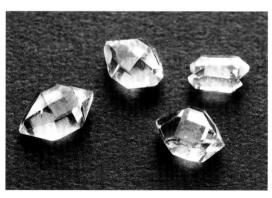

赫基蒙水晶體積雖小但異常透亮,
如同它的能量場一般讓人震撼。

能量型態

赫基蒙鑽就如同高階版的雙尖水晶,因為晶體較小,能夠縮短能量來回震盪的時間,晶體內的能量將會快速增幅;加上內部幾乎都是通透的,所以並沒有太多雜質會阻礙能量的傳遞,達到事半功倍的效果。

赫基蒙水晶的能量非常清透、高頻,它代表我們的身體、心智、靈魂等層面的完整統合,能協助我們找到各層面的深層阻塞區域,清理這些負能量,並且將療癒的能量增幅之後帶入能量體之中,提高我們的頻率以維持健康。

在靈性的部分,赫基蒙水晶象徵絕對的神性力量,它的存在也能夠為空間或團體帶來高度的能量和諧,帶領我們站上更高的視野。

運用建議

使用方式

赫基蒙水晶適合與所有的礦石搭配使用,平時佩戴只需要一小顆就能夠帶來能量的震撼,放在時常痠痛或阻塞的部位也能夠帶來舒緩的效果。

進行水晶療癒時,赫基蒙水晶能夠放置在單一部位或圍繞在某一脈輪外側一圈,能夠加速該處的能量運作,快速清理脈輪之中的深層阻塞。

雖然赫基蒙水晶個頭很小,但是能夠共振出來的能量圈卻十分驚人,也可以在脈輪上放置一個主要療癒石,將赫基蒙水晶圍繞在療癒石外。雙尖端朝著內外能夠快速清理能量,連成一圓圈則可以加速療癒能量的傳入以及負能量的清理。

使用時機
■ 對生命疲乏又缺乏夢想時;
■ 能量僵硬固著時;
■ 希望快速清理身上負能量;
■ 快速提振精神;
■ 連結宇宙高度意識。

藍針水晶

QUARTZ WITH INDICOLITE PHANTOM

傳說中，遺留人間的天使之翼

藍針水晶到目前為止都算是一個謎樣的水晶，它的形成尚有許多猜測。有些藍針是顯性的，肉眼就可辨識，有一些則是隱性的，需要以手電筒照射透光之後才會完全顯現出來。

外觀特徵

藍針水晶算是一種異象水晶，目前在白水晶族群中較常見到，主要產地為巴西與馬達加斯加，但是產量十分稀少。加上藍針辨識不易，所以可遇不可求。

藍針的形成至今依然沒有一個定論，較可信的說法是藍針水晶的針狀與絲狀內含物來自於靛藍碧璽（Indicolite）的微狀結晶，也有一說這是由內部細微裂縫所造成的。所以在白水晶中看起來就像是一片片藍色羽毛飄落，也有很多人說這是天使之翼，具有很強的能量。藍針水晶的發現需要靠一些技巧，如果看見不錯的白水晶，可以使用LED手電筒照射，使其透光之後就可以看出來內部是否具有針狀或片狀排列的藍色內含物。

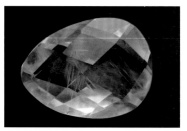

未直接打燈時，可看出藍針水晶內的靛藍碧璽微狀結晶。

能量型態

藍針水晶所含有的靛藍光芒十分珍貴，能夠協助我們快速清理累積在眉心輪的負能量，甚至固著僵化的意識能量，讓我們獲得清明的洞見。非常適合對於生命有強烈偏見或者靈性僵化的人們，許多靈性僵化的人也常常因為執著於某一些宗教信仰而四處打壓他人，無法對其他信仰保持自由的態度。而藍針水晶能夠清理這些執著，讓柔軟的能量流進來，使人逐漸軟化自己而感受到輕鬆。

藍針水晶的能量也可以協助人感覺到能量的放鬆，並且進入深度的冥想之中，對於習慣進行祈禱的人也能夠帶來寧靜與和平的品質。

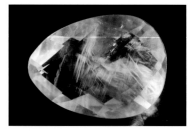

以LED手電筒照射後，藍針結晶較為明顯。

運用建議

使用方式

藍針水晶適合放在靜心冥想的空間之中，協助我們進入深度而且寧靜的頻率之中，輕盈化我們的能量，放鬆身體的細胞。它也適合握在手上感覺到溫柔但是卻直接的藍色能量，貫穿全身的磁性能量場，帶來保護類型的能量品質。

我個人喜歡看著藍針，將自己的意識投入在藍針水晶的藍色羽毛之中，輕輕拂過我的意識能量，潔淨眉心輪。在這個過程之後，我總能夠想起一些重要的事情或者領悟到更高層次的道理。

使用時機
■ 需要天使的支持；
■ 冥想與祈禱時；
■ 清理眉心輪的能量；
■ 溫柔卻直接的擴大磁性能量場；
■ 帶來保護的力量。

激光柱水晶
LASER QUARTZ

將能量集中強力發射的雷射水晶

激光柱水晶又稱為雷射水晶，是白水晶柱中最令人著迷的一群，價格也較一般白水晶高，是許多收藏家以及水晶療癒者的必備收藏品。

外觀特徵

激光柱水晶有一些常見的特色：
1. 尖端結晶呈現細窄，但是身體稍寬；
2. 晶體上有平行的生長紋路，如同階梯一般；
3. 晶體硬度較一般水晶堅硬，碰撞錢幣時能出現清脆金屬聲響。如果激光能有雙尖端那就更為完美，能量震盪比單尖激光柱更快速。

所有水晶在接受到能量之後，都會在晶體之中震盪增幅，然後從尖端釋放出來，而激光柱水晶能夠形成能量由寬身傳遞到窄頭的過程中，形成能量的加壓作用，讓釋放出來的能量更快速也更直接。加上激光柱的硬度更高些，代表抗壓力更高，能夠輸入更多能量。

激光柱晶體上常有平行生長紋，這是特色之一，也是辨認激光柱的方式。如果已經是琢磨過後的激光柱，可以利用硬幣敲擊，一般水晶的聲音較鈍，但是激光柱水晶能夠形成清脆的金屬碰撞聲，非常特別。

能量型態

激光柱水晶能夠將能量加壓加速釋放出去，是許多能量治療師用來當作靈體手術的工具之一，就像是雷射手術刀一樣。由激光柱水晶釋放出去的能量就如同雷射光柱，能夠切開能量層，將負面能量引導出來，讓能量可以回復正常流通運作。

激光柱水晶因為內部力量較強，能夠將輸出能量提高多倍，與使用者的意識有關。但是在使用上往往都能夠為使用者帶來健康的高頻能量。

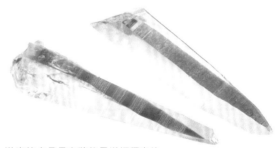

激光柱水晶具有將能量增幅釋出的特性，是許多收藏家以及水晶療癒者的必備收藏品。

運用建議

使用方式

你可以利用激光柱水晶來製作個人神聖空間，只要將激光柱水晶握在慣用手上，帶著意念將能量輸入到水晶之中，尖端向外，順時針轉動身體畫出圈圈。劃出一個自己所需要的靈性空間即可，如果要解除這個能量，就逆時針將能量回收入水晶柱內。請記住，水晶柱尖端能夠放射能量也能夠接收能量。

感覺身體不適時，可以用激光柱的尖端對準患處，用順時針旋轉的方式來修復能量或灌注正面能量，可以減緩不適感。我個人幾次拔智齒的經驗裡告訴我，

如果使用激光柱在口腔外進行療癒，傷口癒合速度確實能變快。

激光柱能量如同雷射刀，建議不要尖端朝向身體某處太久，也不要帶著負面意識用來畫破他人能量場。

使用時機
■進行能量療癒時；
■身體某部位感覺到不適時；
■需要更強大的能量。

子母水晶（連體水晶）

TANTRIC TWIN CRYSTAL

能量緊緊相連的和諧水晶

子母水晶是連體水晶的一種。另外一種連體水晶則是並生的，兩個水晶平行生長，而且體積差不多大，象徵兩個對等的關係。

外觀特徵

子母水晶是兩根水晶柱連結在一起，其中一根較大而另外一根較小，通常會感覺較小的水晶是從較大水晶中長出來的。就像是母親帶著小孩子一樣，代表親子之間的關係。

有時候子母水晶的表現方式是較大的水晶中還包覆著另外一個小水晶，也人稱為晶中晶，也就像是母親懷著孩子一樣的情況，也能夠代表親子關係。

這兩種水晶都屬於較特別的水晶，能夠進行特殊的療癒工作。

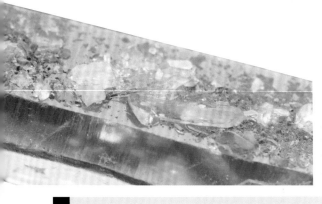

能量型態

子母水晶是典型親子關係療癒水晶，它的能量能夠顯化在所有的親子關係上，協助世代與世代之間的溝通，並且帶來和諧的氣氛。子母水晶能夠協助親子回復一個溝通連結的平台，並且處理過去曾經造成的誤解，讓彼此的心靈形成一個聯繫的狀態。當然它也能夠協助我們處理過去童年的陰影創傷，對於童年療癒有一定程度的協助。

另外一種子母水晶形式為晶中晶，大晶包小晶，他們具有協助我們療癒胎兒其受創或產道受創的力量。許多人在母胎之中就經驗過母親不希望要小孩或者父親的冷漠暴力等威脅恐懼感，進而在能量上受到創傷，出生之後與父母親關係無法親密，甚至時常懷疑自己的價值與存在意義。晶中晶能夠帶領我們回到胎兒時期的能量，解開當時的恐懼感與疏遠感，讓親子能量重新流動。

子母水晶的能量能夠幫助療癒親子關係，在世代與世代之間帶來和諧的氣氛。

運用建議

使用方式

可以將子母晶放置在家庭聚會的場所或是孩子的臥房之中，水晶的能量會帶來如父母一樣的振動頻率，減少孩子的疏遠感與焦慮感。

在與孩子相處的過程難免需要管教孩子，在真正進入管教或需要與孩子溝通之前，能夠使用子母晶來穩定自己的情緒，帶來較開明的思想。

使用時機

■ 處理親子關係；

■ 處理胎兒期受創能量；

■ 帶來和諧的親子溝通。

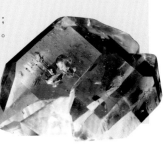

平行生長的連體水晶。

教堂水晶
CATHEDRAL QUARTZ

集合眾人意識，放射神聖之光

教堂水晶其實也是骨幹水晶的一種形態，所以教堂骨幹不分家。最大差別就是教堂外型較為特別，但是兩者都是非常有力量的靈療水晶。

外觀特徵

教堂水晶的形成是水晶生長過程中，不斷被含有矽元素的水浸泡，造成表面的結晶速度不同所形成層層疊疊的晶體外表，就像是一座結構華麗複雜的水晶教堂。因為一層一層的晶體看起來就像是不斷不斷蓋上去的堡壘，非常有趣味。加上內部往往都是清透無比，一透光就像是一座大型水晶燈。

能量型態

教堂水晶有時候也會稱為圖書館水晶或者聖殿水晶，都代表著是眾人聚集的場所，所以教堂水晶被認為是能夠集合眾人之力的高調頻水晶。當我們眾人聚在一起時候，所有人的意念都不同，加上我們都是獨立的個體，震動的頻率完全不同。但是教堂水晶能量透過他的晶體作用，當我們的意念能量一起輸入時，它能夠震動出相同的頻率，在一瞬間調整我們所有人的特殊能量，聚集在一起成為強大的共振效應。

教堂水晶也能夠放在公共空間中，帶來和諧的力量，協助眾人擁有一致的向心力，摒除個人意見而團結一心。

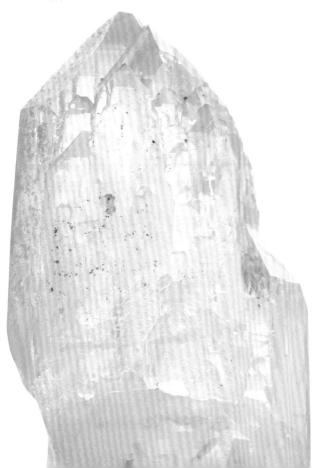

運用建議

使用方式

將教堂水晶放在靜心室之中，或是靜坐時將他放在面前，可以協助我們進入到平靜的頻率之中，毫無干擾的與高等意識合而為一，並且接受神聖力量的祝福。

在團體冥想中，教堂水晶能夠做為一個能量之柱，將我們所有人散發的能量頻率調頻為一致，集中眾人的能量進入宇宙之中，形成能量的光柱，跟宇宙的力量連結。進行集體祈福時，可以使用教堂水晶讓能量增幅，並且調整為正確精準的頻率。

使用時機
■團體冥想時；
■團結眾人的力量；
■跟宇宙力量連結。

教堂水晶與骨幹水晶不分家，層層疊疊的晶體外表就像是一座結構華麗複雜的水晶教堂。

能量水晶療癒全書

骨幹水晶
ELESTIAL

水晶中的長老，凝聚地球智慧的守護者

骨幹水晶的能量非常特殊，在靈療上面有非常多種用途，是一種非常值得研究的療癒水晶。據說在它的智慧裡，有著如何與所有水晶合作的療癒技術。

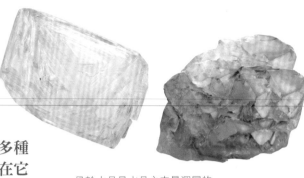

骨幹水晶是水晶之中最深層的結晶，也被稱為水晶長老。

外觀特徵

骨幹水晶被認為是水晶之中最深層的結晶，據說已經有億萬年的歷史，所以有許多人喜歡稱呼它為水晶長老。它身上的結晶就來自於不斷受壓不斷累積而形成，那些深刻的皺紋以及交疊的紋路就是它的特色，許多人認為這其中隱藏了古老的智慧。

骨幹水晶中有一些結晶方式為橫向堆疊，一層一層就像是鱷魚的皮，通常顏色也是深灰帶黑色，因此也有人稱為鱷魚水晶。骨幹水晶中也有一些含有多種特殊礦物，甚至形成三種以上不同色彩在同一塊水晶中，分別稱為三輪骨幹以及超級七骨幹（Super Seven）。可以對應到人體之中的三個或七個脈輪，因此得名。

另外近年來非常紅的草莓晶（Strawberry quartz），因為內含有纖鐵礦與赤鐵礦等，形成紅色的小斑點，也是另外一種骨幹內含物表現的形式。

能量型態

骨幹水晶的能量異常的沉穩，它的內部結構非常複雜，通常會帶有一些色彩，例如茶色或紫色。骨幹水晶的能量能夠協助我們承受沉重的壓力，對於肉體或精神上的變革能夠更怡然自得。有一些骨幹水晶還帶有遠古就封印在其中的水，那水就象徵遠古傳承自今的生命力。

骨幹水晶能夠協助我們療癒嚴重的病痛，在歐美國家被靈療師用來協助化療或脊椎疾病的陪伴石，他們能夠帶來強韌的生命力，協助病患獲得心靈上支持。

我曾經協助一些個案在重大手術之後使用骨幹水晶協助他們修復傷口，因為在重大術後，精鋼的手術刀不只切開我們的肉體，也切開了精微的能量體。因此就算手術之後肉體修復了，常常還會感覺到傷口疼痛感，但是在醫學上卻應該已經痊癒了。所以手術之後也需要進行能量的修復，而骨幹水晶正好能夠協助能量體的修復。

運用建議

使用方式

骨幹水晶能夠時常配戴在身上，協助我們獲得平穩與寧靜的能量狀態，讓我們回到生命的中心，不再感覺到自己似乎是格格不入或疏離的。

骨幹水晶也能夠帶領我們回到自己生命中最穩定的時刻，甚至有些治療師能夠回到前世某一個場景之中。但是如果我們能夠回到那些生命的閃亮時刻，時時將這股力量帶回當下，我們也就能夠更有力量。

使用時機

■需要沉穩而平靜的能量；
■療癒肉體與精神上的創傷；
■度過生命沉重痛苦的時刻。

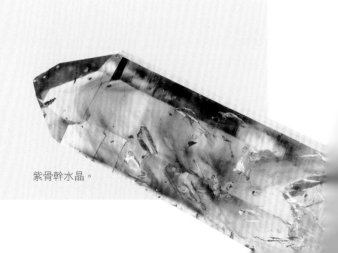

紫骨幹水晶。

艾希斯女神水晶
ISIS CRYSTAL

埃及女神祝福的靈魂療癒水晶

艾希斯女神來自於埃及的神話，在神話之中她是第一位製作木乃伊，令人起死回生的魔法女神。

外觀特徵

艾希斯水晶的特色是拋光後的天然水晶柱，其中底部兩側邊較短，上部兩側邊較長，形成一個五邊形，就像一個高高的尖帽。這樣的特徵被外國水晶靈療師們稱為艾希斯水晶，與埃及魔法女神有深刻的連結。

艾希斯女神是埃及神話中的魔法女王，眾神之后，輔佐丈夫與兒子先後坐上王座，是一位非常有智慧的女神。她的魔法使丈夫起死回生，因此她被認為是埃及的女醫神，所有疾病都能夠醫治。

艾希斯水晶的天然水晶杜會自然形成一個五邊形，就像一個高高的尖帽。

能量型態

艾希斯水晶具有強大的療癒力，它能夠協助我們療癒有關於靈魂的創傷，面對所有的打擊都不會擔憂害怕。她具有的療癒力量甚至可以帶領我們回到靈魂的世界，療癒那些已經久遠但是卻依然影響我們的靈魂印記。當我們使用艾希斯水晶也是將我們內在的魔法師特質帶領出來，認識自己真正的力量，面對挑戰與強敵都能夠以智慧取勝。

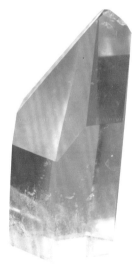

運用建議

使用方式
利用冥想靜心的方式尋求古老女神的智慧協助。在能量療癒的過程中，可以將艾希斯水晶放在空間中，讓女神將療癒能量帶入。

使用時機
感覺到迷茫時、遇到棘手問題不知所措、絕望中尋求力量

通靈水晶
CHANNELING CRYSTAL

連結高次元意識的訊息

通靈水晶、傳訊水晶、道水晶都是以水晶尖端面上的菱面邊數去辨認。基本上這些菱面的形成都是天然的，人類只是拋光處理。

外觀特徵

通靈水晶的辨認是在水晶柱的六個菱面中，有一個七邊形（不需為正七邊形），在七邊形的對面形成一個三角形。七象徵的是神祕主義以及神靈的力量，自古以來都是以七為最神聖的數字；而三象徵的是三位一體以及我們的身心靈三個層次，所以三與七都是代表奧秘的神聖力量。

運用建議

使用方式
　將通靈水晶握在手上，感覺它的能量，或者將七邊形的一面貼近我們的額頭，這個動作就是讓宇宙訊息進入到我們的身心靈(三邊形)之中，讓我們理解宇宙的奧秘(七邊形)。

使用時機
需要宇宙能量指引時、希望與高等意識層次溝通、尋找靈性的導師。

能量型態

通靈水晶能夠協助我們與其他次元的靈體溝通，適合心性穩定的人使用，對於有一些從事能量閱讀或是靈媒工作者來說，通靈水晶能夠增強他們與其它世界的溝通能力。

通靈水晶也能夠開發我們的敏感度，讓我們能夠從內心接受到宇宙來的訊息，保持一個清明的通道。

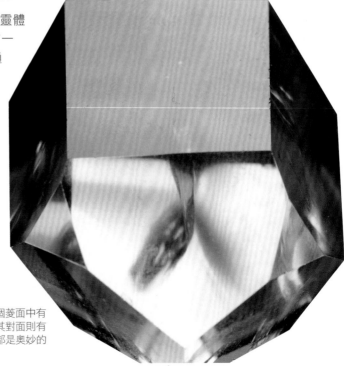

通靈水晶的六個菱面中有一個七邊形，其對面則有一個三角形，都是奧妙的數字。

傳訊水晶
TRANSMITTER CRYSTAL

將意念完整傳遞到宇宙之中

傳訊水晶與通靈水晶被認為是最完整的靈性成長工具，一個讓我們了解宇宙訊息，一個讓我們跟宇宙對話，而他們的結合版就是道水晶。

外觀特徵

　　傳訊水晶的辨認與通靈水晶正好相反，傳訊水晶是在六個菱面中，其中一個菱面為大三角形，而它的對面正好是七邊形。七象徵的是神祕主義以及神靈的力量，自古以來都是以七為最神聖的數字。而三象徵的是三位一體以及我們的身心靈三個層次，所以三與七都是代表奧秘的神聖力量。而在傳訊水晶之中，能量的運作是以我們的身心靈（三），將這股意念傳遞到宇宙的奧秘力量中（七）。

能量型態

　　傳訊水晶能夠將我們的意念清楚地傳遞出去，是用來做意念程式化水晶的最好選擇，不過傳訊水晶通常是用來向宇宙對話。以我們誠摯的意念，將自己的想法或需求或疑問，透過傳訊水晶傳遞到宇宙之中。如果宇宙的力量與我們的意念有著同

運用建議

使用方式
　　將心中想要問的問題或是想要請求宇宙協助的事情想好，將三角形貼近額頭，在心中想像你的請求圓滿完成的畫面，讓這股能量透過你的意念向七邊形放射出去，一直到你感覺到能量確實放出。

使用時機
希望願望成真、希望跟宇宙對話

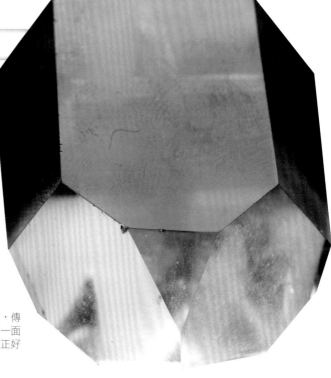

與通靈水晶正好相反，傳訊水晶的六個菱面中一面為大三角形，其對面正好是七邊形。

能量水晶療癒全書

道水晶
DOW CRYSTAL

連結高次元意識的訊息

道水晶是通靈水晶與傳訊水晶的結合體，能夠跟宇宙力量自由溝通，自從被發現以來就被許多靈療者當作是最完美的療癒水晶。

外觀特徵

道水晶的辨認方式非常簡單，就是通靈水晶與傳訊水晶的特徵合起來。在六個菱面中，其中三個為三角形，其中三個為七邊形。所以它的能量也就被認為是集合這兩種水晶的完美綜合體，目前是所有水晶治療師趨之若鶩的水晶夥伴。

道水晶也叫做杜氏水晶，它的名字來自於發現者的朋友之名Jan Ann Dow，而不像許多人猜測的與道教有關係。

能量型態

道水晶的晶面十分完整，一直以來都被認為是宇宙的傳訊者，它能夠協助我們完整的跟宇宙靈性力量溝通，增加我們的直覺力以及覺受力，讓我們時常能夠傾聽宇宙的指引。另外一方面，它也能夠隨時將我們的意識能量調整為足以跟宇宙溝通，讓我們與世界能量連結，並且擁有心想事成的力量。

在道水晶的協助下，靈性生活將會變得完整而且落實於現實之中，不再是流於空想的幻覺妄想。如果我們擁有很多想法或對於未來的期待，道水晶也能夠協助我們找到實現這些期待的機會。

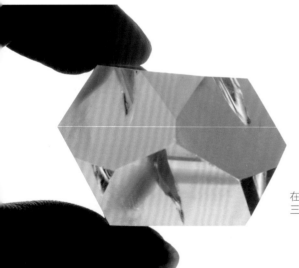

在六個菱面中三個為三角形、
三個為七邊形，就是道水晶。

運用建議

使用方式

可以利用道水晶來進行冥想，並且將自己的意念想法灌輸進道水晶中，如果心中有問題，可以直接透過道水晶傳訊給宇宙，讓宇宙透過現實生活的徵象回應你。如果你希望獲得宇宙的訊息，提升自己的精神力量，可以透過道水晶直接放置在額頭上，連結神聖的力量，獲得訊息。

使用時機

希望心靈可以全面提升、希望獲得宇宙力量的指引與支持、希望心想事成

異象水晶
MULTI-INCLUSIONS CRYSTAL

豐富的內含物，帶來多元創意的生命力

異象水晶是某些特殊現象水晶的統稱，所以
有很大的一個族群，如果可以善用它們的力
量，也將能夠獲得各種不一樣的能量。

外觀特徵

異象水晶就是含有內含物在其中的水晶，所以
像是幻影水晶算是異象水晶的一員。而異象水晶
中的礦物密度如果很高，就會形成礦物層層疊疊
的現象，看起來就像是山水畫或一個庭園景象，
這時也有人稱為庭院水晶，是很多蒐藏者熱愛的
礦物，因為世界上沒有一模一樣的庭院水晶。如
果內含物中多有綠色的礦物，看起來像苔癬一
樣，也會稱為苔癬水晶。

能量型態

異象水晶具有很不可思議的療癒力，因為它
內部含有非常多種特殊礦物，而他也將這些礦物
的能量集合在一起，形成多元而且豐富的振動頻
率。所以骨幹水晶就像是一位能量魔術師一樣，
將各種礦物不同的能量聚合在一起，形成一個能
量集合體。

異象水晶也能夠協助我們整合內在矛盾的部
分，或者分裂的精神，透過整合的方式，讓我們
與自己不同的特質和平相處

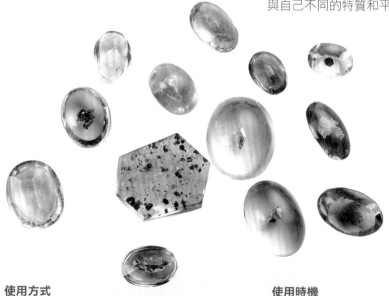

運用建議

使用方式
將異象水晶帶在身上，可以協助我們發揮自己的潛
能，將自己的黑暗面與光明面整合。這樣可以讓我們
的力量更加完整，讓我們裡外合一，不再矛盾分裂。
在團體之中可以擺放異象水晶，協助成員之間不同
的意見與想法整合，包容不同的特質，成為和諧的團
體。

使用時機
整合內在的矛盾、解除分裂的想法、發揮自己的潛能

知識補給站
能量水晶小常識

Knowledge Platform:
Something about Your Healing Stones

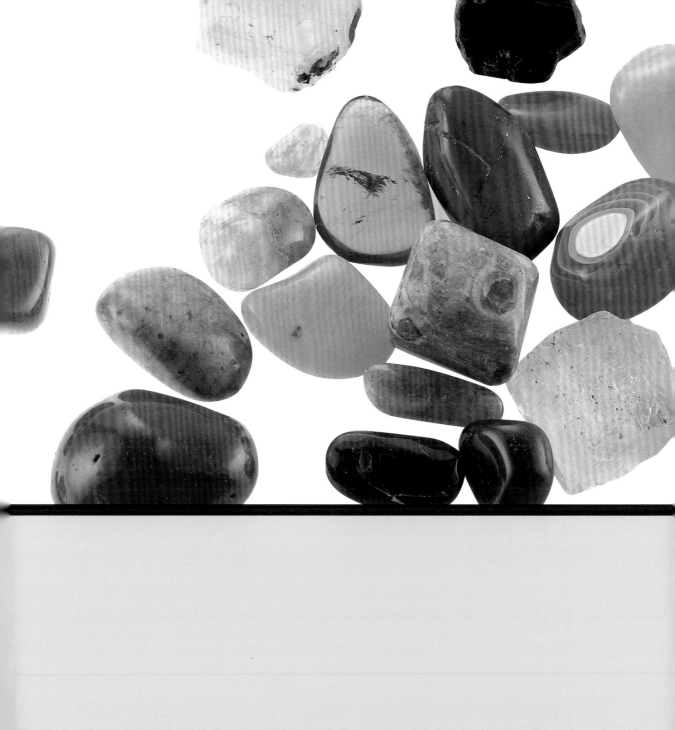

能量水晶‧礦物‧寶石的形成

療癒石是經由岩漿作用、沈積作用和變質作用而生成的，早期地球在岩漿時期，由於氟、氯、碳酸氣、水氣等礦化劑的增加，使酸性的岩漿在高溫高壓下結成晶體。經過地殼的變動而出現在地表上，又受到沉積作用或變質作用形成不同的岩石，最後也因為礦物與金屬元素的不同，所以不同的岩層也形成不同的礦物，各有其所屬。

三種主要岩層

大陸地殼的物質隨著板塊碰撞而進入上部地函，經歷了超高壓變質作用。已形成的岩石在受到外界溫度、壓力或化學環境的改變時，其組成礦物及內部的組織會發生改變，使得岩石內的礦物轉變成穩定於高溫、高壓的礦物。

在發生變質作用的過程中，往往會產出一些寶石級的礦物，例如紅寶石、藍寶石、尖晶石和董青石；在高溫低壓的作用下，會有透輝石、綠簾石、石榴石等礦物；而翡翠則是在低溫高壓的環境中形成的。

火成岩

火成岩是由地球深處的熔融岩漿直接冷凝而成的岩石，岩漿凝固的速度愈慢，所形成的晶體可能越大。在地殼深處緩慢結晶的礦物，如海水藍寶、拓帕石、紅色綠柱石、碧璽、黃水晶、紫水晶等，都是屬於晶體較大也較完整的礦物。在火成岩中也有一些寶石，是在地球內部的地函或下部地殼較深處結晶，在岩漿噴發時帶出至地表。包括鑽石、鎂鋁榴石、藍寶石、橄欖石等。

沉積岩

岩石風化後所形成的礦物經堆積、壓密、硬化而形成的岩石稱為「沈積岩」。大多數屬於次生礦物的寶石，如土耳其石、蛋白石、孔雀石。這類寶石通常無法抗高壓以及高溫，保存時候也需要特別注意。

礦床的種類

礦床依不同的形成方式，可分為砂積礦床、熱液礦床、次生礦床，所謂的礦床就是孕育出療癒石不同特質的搖籃。

砂積礦床

岩層在被風化、崩解成碎屑狀的砂礫後，因寶石比重較大，會在河流搬運的過程中，堆積在河床或海邊，而形成砂積礦床。從砂積礦床能掏洗或找到的有：鑽石、紅寶石、藍寶石、金綠寶石、鋯石、碧璽、尖晶石、拓帕石、石榴石等。

熱液礦床

岩漿活動晚期所殘留的一些含化學成分和金屬元素較高的熱溶液，當環境改變，而溫度或壓力降低時，其中的某些元素便會從熱液中析出，並形成礦床。例如哥倫比亞所產的祖母綠就是，也因此還有固體、氣體、液體三相共存。水晶、瑪瑙、玉髓、螢石、蛋白石、菱錳礦等礦物也常在熱液礦床中形成。

次生礦床

地下水會溶解礦物中的部份元素，這些元素會在接近地表常溫的環境下沈澱下來，形成新的礦物，稱為次生礦物（Secondary mineral）。土耳其石、蛋白石、孔雀石、藍銅礦、藍玉髓、綠玉髓，都是以這樣的方法形成的。

另外有其他的寶石是從有機質轉變而來的，通常是由生物轉變的，例如珊瑚、琥珀、珍珠等。

礦物基礎特性

目前我們在世界上發現的礦物有三千多種，由於成分和結構的不同，每種礦物都有自己特有的物理性質。而這些物理性質是鑒別礦物的主要依據，當然我們還需要看它的成分結構，來確定它們的真身。

顏色

顏色是礦物最明顯的物理性質。礦物在光線照射下，對於不同波長的光具有吸收、反射和透射等不同的反應，因而產生不同的顏色。少數礦物呈現單一的顏色，例如：硫磺的黃、孔雀石的綠，這些在自然界中呈現單一色系的礦物，我們稱它為「自色性礦物」。其他礦物在晶體結構中，或因些許不純物質取代原有成分，或晶體結構的問題使同一種礦物出現多種顏色，此類的礦物稱為「他色性礦物」，例如：石英家族。

光澤

光澤是礦物表面的反光能力，常分為四個類型：金屬光澤、半金屬光澤、金剛光澤及玻璃光澤。如果礦物表面不平、內部有裂紋等，可形成某種獨特的光澤，如絲絹光澤、油脂光澤、蠟狀光澤、珍珠光澤。但是礦物遭受風化或侵蝕之後，光澤強度就會有可能降低，如玻璃光澤變為油脂光澤等。

硬度

硬度是礦物抵抗外力以刻劃、壓入或研磨等方式的能力。鑒定礦物常用一些礦物互相刻劃來測定其相對硬度，一般分為10個標準等級，由軟到硬依序如下：
（1）滑石、（2）石膏、（3）方解石、（4）螢石、（5）磷灰石、（6）正長石、（7）石英、（8）黃玉、（9）剛玉、（10）金剛石。

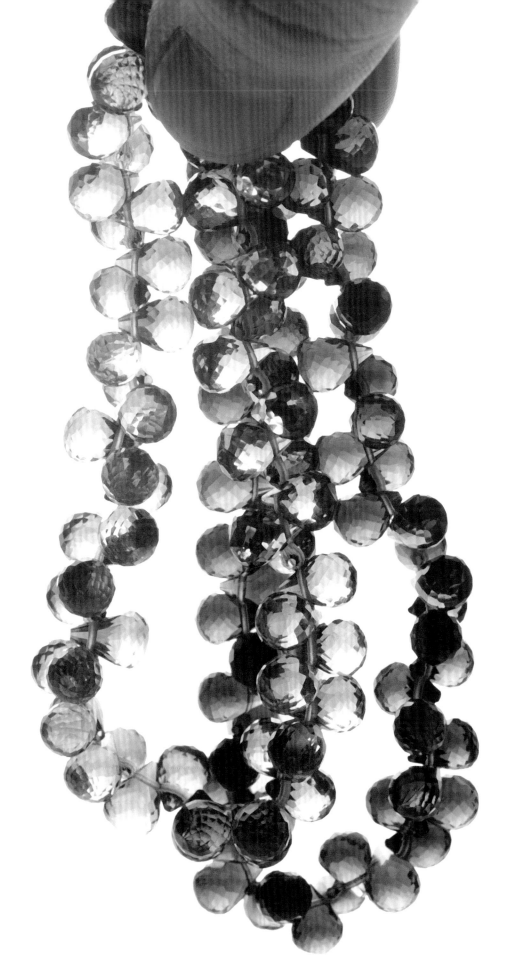

能量水晶與礦石的地質分布

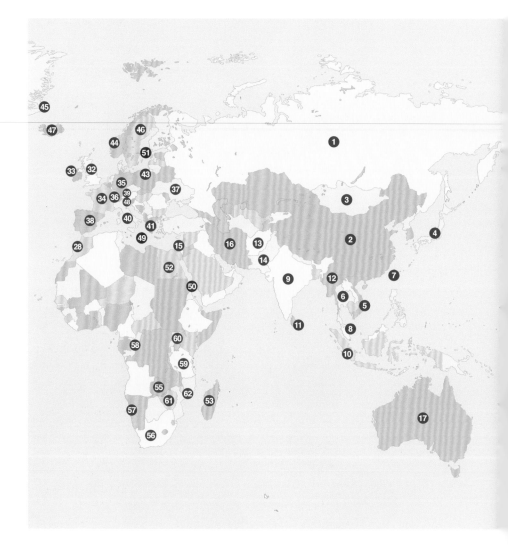

1.俄羅斯：鑽石、青金石、蘇打石、磷灰石、海水藍寶、摩根石、東菱玉、赤鐵礦、紫水晶、紅寶石、藍寶石、碧璽、空晶石、金綠石、葡萄石、藍銅礦、矽孔雀石、翡翠、軟玉、紫鋰輝石、透石膏、綠龍晶、天河石、薔薇輝石、太陽石、血石、琥珀、碧玉

2.中國：鑽石、螢石、海水藍寶、祖母綠、東菱玉、赤鐵礦、方解石、紅寶石、藍寶石、菱鋅礦、天青石、異極礦、橄欖石、葡萄石、拓帕石、孔雀石、紫龍晶、沙漠玫瑰、軟玉、鋰雲母、拉長石、土耳其石、瑪瑙、黑瑪瑙、藍玉髓、木化石、琥珀、珍珠、碧玉

3.蒙古：青金石、髮晶、煙晶

4.日本：舒俱來石、水晶、瑪瑙、珊瑚

5.越南：紅寶石、藍寶石、碎碟

6.泰國：藍寶石、珍珠、黑曜岩

7.台灣：矽孔雀石、孔雀石、軟玉、珊瑚

8.馬來西亞：孔雀石

9.印度：鑽石、石榴石、蘇打石、魚眼石、海水藍寶、祖母綠、摩根石、東菱玉、紫水晶、煙晶、紅寶石、藍寶石、虎眼石、金綠石、董青石、葡萄石、透輝石、月長石、天河石、藍晶石、太陽石、藍紋瑪瑙、黑瑪瑙、藍玉髓、光玉髓、碧玉

10.印尼：鑽石、藍玉髓、血石、碎碟、碧玉

11.斯里蘭卡：螢石、尖晶石、磷灰石、海水藍寶、水晶、紅寶石、碧璽、金綠石、董青石、拓帕石

12.緬甸：青金石、尖晶石、磷灰石、紅寶石、藍寶石、虎眼石、拓帕石、透輝石、翡翠、紫鋰輝石、月長石、珍珠

13.阿富汗：青金石、尖晶石、海水藍寶、祖母綠、紅寶石、藍寶石、鋰雲母

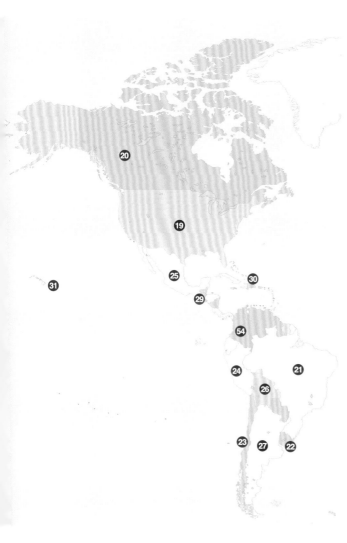

石、天河石、藍晶石、薔薇輝石、瑪瑙、藍紋瑪瑙、黑瑪瑙、藍玉髓、光玉髓、血石、蛋白石、碧玉、綠玉髓

22.烏拉圭： 紫水晶、黃水晶、黑瑪瑙、光玉髓

23.智利： 青金石、東菱玉、黃水晶、矽孔雀石、土耳其石

24.祕魯： 黃鐵礦、菱錳礦、天使石、蛋白石、黑曜岩

25.墨西哥： 魚眼石、方解石、菱鋅礦、天青石、異極礦、橄欖石、矽孔雀石、沙漠玫瑰、軟玉、透石膏、蛇紋岩、薔薇輝石、土耳其石、瑪瑙、蛋白石、琥珀、黑曜岩

26.玻利維亞： 紫黃晶

27.阿根廷： 菱錳礦

28.摩洛哥： 藍銅礦、沙漠玫瑰

29.瓜地馬拉： 翡翠

30.多明尼加： 拉利瑪

31.夏威夷： 珊瑚

32.英國： 螢石、魚眼石、方解石、煙晶、天使石、天青石、矽孔雀石、蛇紋岩

33.愛爾蘭： 藍晶石、琥珀

34.法國： 赤鐵礦、方解石、天青石、空晶石、葡萄石、藍銅礦、藍晶石

35.德國： 螢石、煙晶、琥珀

36.瑞士： 水晶、煙晶、藍晶石

37.羅馬尼亞： 菱錳礦

38.西班牙： 黃鐵礦、磷灰石、東菱玉、方解石

39.捷克： 黃鐵礦、魚眼石、煙晶、捷克隕石、葡萄石、矽孔雀石

40.義大利： 黃鐵礦、尖晶石、蘇打石、舒俱來石、粉晶、菱鋅礦、天青石、葡萄石、透輝石、軟玉、藍晶石

41.希臘： 菱鋅礦

42.比利時： 菱鋅礦

43.波蘭： 菱鋅礦

44.挪威： 蘇打石、紫蘇輝石、橄欖石、琥珀

45.格陵蘭： 蘇打石

46.瑞典： 磷灰石、赤鐵礦、紫鋰輝石、薔薇輝石

47.冰島： 方解石

48.奧地利： 異極礦、蛇紋岩

49.地中海： 珊瑚

50.紅海： 珊瑚

51.波羅的海： 琥珀

52.埃及： 橄欖石、祖母綠

53.馬達加斯加： 磷灰石、摩根石、水晶、紫水晶、黃水晶、粉晶、碧璽、天青石、紫鋰輝石、鋰雲母、月長石、天河石、拉長石、藍紋瑪瑙、海洋碧玉

54.哥倫比亞： 祖母綠、董青石

55.尚比亞： 祖母綠、黃水晶、矽孔雀石

56.南非： 鑽石、螢石、磷灰石、祖母綠、摩根石、舒俱來石、紫水晶、粉晶、菱錳礦、藍寶石、虎眼石、空晶石、紫蘇輝石、孔雀石、透輝石、蛇紋岩、天河石

57.納米比亞： 鑽石、虎眼石、碧璽、藍銅礦、矽孔雀石、藍玉髓、蛋白石

58.剛果： 螢石、異極礦、矽孔雀石、孔雀石

69.坦尚尼亞： 尖晶石、丹泉石、綠玉髓

60.烏干達： 紫水晶

61.辛巴威： 黃水晶、鋰雲母、祖母綠

62.莫三比克： 碧璽、拉長石

14.巴基斯坦： 海水藍寶、祖母綠、透輝石、天河石

15.以色列： 矽孔雀石

16.伊朗： 土耳其石

17.澳洲： 鑽石、魚眼石、祖母綠、舒俱來石、水晶、髮晶、煙晶、藍寶石、虎眼石、天青石、紫蘇輝石、葡萄石、藍銅礦、矽孔雀石、孔雀石、珍珠、蛋白石、碧玉、綠玉髓

18.紐西蘭： 蛇紋岩、黑曜岩

19.美國： 螢石、青金石、尖晶石、蘇打石、魚眼石、海水藍寶、祖母綠、摩根石、粉晶、紫水晶、東菱玉、赤鐵礦、舒俱來石、方解石、水晶、菱錳礦、菱鋅礦、碧璽、天使石、天青石、空晶石、異極礦、紫蘇輝石、橄欖石、葡萄石、拓帕石、藍銅礦、矽孔雀石、孔雀石、沙漠玫瑰、透輝石、白紋石、翡翠、軟玉、紫鋰輝石、鋰雲母、月長石、透石膏、綠龍晶、蛇紋岩、天河石、藍晶石、拉長石、太陽石、薔薇輝石、土耳其石、瑪瑙、藍玉髓、光玉髓、木化石、阿帕契之淚、珍珠、黑曜岩、碧玉、赫基蒙鑽

20.加拿大： 青金石、蘇打石、魚眼石、磷灰石、赤鐵礦、紫水晶、白紋石、軟玉、鋰雲母、天河石、藍晶石、拉利瑪、太陽石、黑曜岩

21.巴西： 螢石、蘇打石、魚眼石、海水藍寶、祖母綠、摩根石、東菱玉、水晶、紫黃晶、紫水晶、黃水晶、粉晶、髮晶、煙晶、虎眼石、碧璽、金綠石、董青石、橄欖石、拓帕石、透輝石、紫鋰輝

水晶礦物相關推薦書

以下推薦一些與能量水晶及礦石有關的讀物，也是我學習療癒石的重要導師。

中文書籍

堀秀道（2001）《快樂礦物圖鑑1.2》台北 成陽出版社
塚田真弘（2001）《天然石與寶石鑑賞圖鑑》台北 楓書坊文化出版社
茱蒂・霍爾（2006）《水晶能量全方面使用圖鑑》台北 天鏡出版股份有限公司

英文書籍

Scott Cunningham (1988) Cunningham's Encyclopedia of Crystal, Gem and Metal Magic U.S.A Llewellyn Publications
William C . Stuber (2001) Gems of the Seven Color Rays: A Comprehensive Guide to Healing with Gems U.S.A Llewellyn Publications
Judy Hall (2003) The Crystal Bible Great Britain Godsfield Press Ltd
Judy Hall (2006) The Encyclopedia of Crystals Great Britain Hamlyn, an divison of Octopus Publishing Group Ltd
Robert Simmons (2009) Stones Of The New Consciousness Canada Heaven and Earth Publications LLC

Stone Dream 美石夢想曲

天然石・風格手作り 專門店

精心 嚴選 天然美石

透過獨特巧思與金屬線材、皮革、繩編等多種素材結合

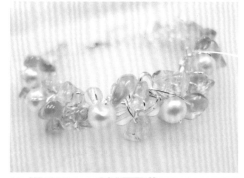

創作出獨一無二的風格飾品

編織出最迷人的 美石夢想曲

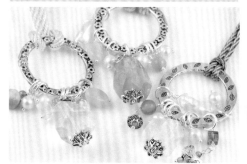
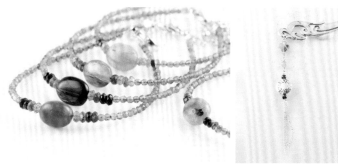

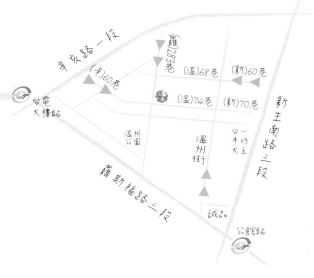

20% OFF

- 憑本券至美石夢想曲
  單次消費可享【8折優惠】

- 本優惠限〈能量水晶療癒全書〉使用
  不得與其他優惠併用，蓋章後無效

2/1～4/30　　5/1～7/30　　8/1～10/31　　11/1～1/31

台北市溫州街74巷8號　　02-2368-9073　　http://blog.stonedream.net

能量水晶療癒全書

頻率對了，你的人生就對了！找出你身心靈的能量調音師

Style

作者	思 逸	SEER
礦石提供 / 顧問	美石主義	
責任編輯	林怡君	Ariel Lin, Deputy Managing Editor
資深叢書編輯	黃薇潔	Amber Huang, Senior Editor
版權副理	朱明璇	Ellery Chu, Foreign Rights Deputy Manager
日文編輯	詹雯婷	Yedda Chan, Japanese Editor
特約美術編輯	羅雲高	Loui Lo, Contributing Art Editor
企畫副理	洪聖妮	Sany Hung, Marketing Manager
資深企劃專員	李雯婷	Sandra Lee, Senior Marketing Specialist
企畫專員	林婉怡	Doris Lin, Marketing Specialist
社長	王嘉麟	George Wang, President
總經理	吳濱伶	Stevie Wu, Managing Director
首席執行長	何飛鵬	Fei-Peng Ho, CEO

出版　城邦文化事業股份有限公司
Published by Cite Publishing Limited

發行　英屬蓋曼群島商家庭傳媒股份有限公司城邦分公司
Distributed by Home Media Group Limited Cite Branch

地址　104 台北市民生東路二段 141 號 7 樓
7F No. 141 Sec. 2 Minsheng E. Rd. Taipei 104 Taiwan

電話　+886 (02) 2518-1133
傳真　+886 (02) 2500-1902
E-mail　photo@hmg.com.tw

讀者服務專線　0800-020-299 週一至週五 9:30-12:00、13:30-17:00
讀者服務傳真　(02) 2517-0999 · (02) 2517-9666
城邦客服網　http://service.cph.com.tw
城邦書店　104 台北市民生東路二段 141 號 1 樓
電話　(02) 2500-1919
營業時間　週一至週五 9:00-20:30
ISBN　978-986-306-078-9（平裝）
版次　2014 年 6 月初版 4 刷
定價　新台幣 600 元 港幣 200 元

製版 / 印刷　凱林彩印股份有限公司

國家圖書館出版品預行編目 (CIP) 資料

能量水晶療癒全書 / 思逸著 . -- 初版 . -- 臺
北市 : 城邦文化出版 : 家庭傳媒城邦分公司
發行 , 2013.02
　面 ;　公分
ISBN 978-986-306-078-9(平裝)

1. 另類療法 2. 水晶 3. 寶石 4. 能量

418.99　　　　　　　　　　101027017